HURRA, SCHWANGER!

Ganz entspannt durch die 40 Wochen

KIRSTEN KHASCHEI

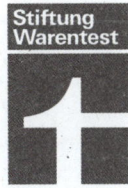

SO FUNKTIONIERT DAS BUCH

Jede Schwangerschaft ist ein Abenteuer. Mit allem Drum und Dran. Ungeahnte Gefühle, verrückte Momente, Neugier und Angst, kleine und große Wunder, faszinierende Fakten und unbekannte Grenzerfahrungen. Die warten in den nächsten Wochen und Monaten darauf, entdeckt und gelebt zu werden. Eine Schwangerschaft ist für alle – die werdenden Eltern, Familie und Freunde – eine besondere und intensive Zeit.

Fragen über Fragen

Ein Baby im Bauch schafft eine neue Situation, an die sich alle erst gewöhnen müssen. Von heute auf morgen stellen sich jede Menge kleine und große Fragen: An was muss ich, müssen wir jetzt unbedingt denken? Wer soll die Neuigkeit zuerst erfahren? Was, wenn wir uns streiten? Wird das Geld reichen? Wie wirkt sich die Schwangerschaft auf mich und meinen Job aus? Manche Fragen sind kompliziert, und Sie werden bestimmt nicht sofort eine Antwort parat haben. Keine Panik. Das ist vollkommen normal. Gerade in den ersten Wochen und Monaten fühlt sich vieles neu und manches auch ungewiss an. Vertrauen Sie darauf: Mit der Zeit werden Sie sich sicherer fühlen.

Nur ein Schlückchen Sekt? Essen für zwei? Baby-Kino und Reizüberflutung? **BESSER NICHT!** Was Sie lieber meiden sollten, steht auf der linken Buchseite.

Das Wichtigste im Doppelpack

Dafür tauchen jetzt andere, ganz lebenspraktische Fragen auf, die sich ganz klar beantworten lassen: Was kann ich bedenkenlos essen und trinken? Was lieber nicht? Wie finde ich eine Hebamme? Wo soll mein Baby zur Welt kommen? Wer kann mit zur Geburt kommen? Und was braucht ein Baby wirklich?

In diesem Buch haben wir die wichtigsten Antworten auf solche Fragen zusammengestellt und nach den Bereichen Schwangerschaft, Geburt und Wochenbett sortiert. Dabei setzen wir auf ein eingängiges Doppelseiten-Prinzip: In allen fünf Kapiteln werden Sie gegensätzliche Bildpaare entdecken. Die linke Seite zeigt einen Irrtum oder ein Pro-

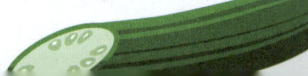

blem, die rechte Seite korrigiert den Irrtum oder liefert die Lösung. Ergänzt werden die Bilder durch kompakte Texte. So bekommen Sie auf einen Blick viele einprägsame Tipps im Doppelpack, die Ihnen und dem heranwachsenden Baby guttun und den neuen Alltag leichter machen.

Überblick tut einfach gut

Hin und wieder sind Sie vielleicht von der Flut an Eindrücken, Möglichkeiten, Informationen und Entscheidungen überfordert. Mit diesem Buch wollen wir die nächste Zeit ein bisschen einfacher machen. Auf Übersichtsseiten präsentieren wir eine kleine, aber feine Auswahl an Möglichkeiten und Dingen, mit denen Sie die Schwangerschaft, Geburt und die ersten Tage und Wochen zu Hause gut gestalten können. In unsere Tipps und Empfehlungen ist das Wissen von zahlreichen Hebammen, Ärztinnen und Ärzten eingeflossen und natürlich haben wir auch die persönlichen Erfahrungen von Eltern berücksichtigt.

Hilfreiches Expertenwissen

Wie ist es eigentlich, wenn es Ihnen mal nicht so gut geht: Dürfen Sie ruhig noch eine Kopfschmerztablette nehmen? Und welche Schmerzmittel unterstützen Sie bei der Geburt? Die Tipps in diesem Buch basieren auf jahrelangen, kontinuierlichen Medikamententests der Stiftung Warentest.

Trinken gerne, aber alkoholfrei. Essen, was guttut. Den Ultraschall der Vorsorge wahrnehmen und schöne Momente bewusst genießen. **VIEL BESSER!** Die Tipps auf der rechten Buchseite liefern aktuelles Wissen und sind zum Nachmachen empfohlen.

Praktisch und nachhaltig

Welche Anschaffungen sind wirklich nötig? Es ist wichtiger denn je, Kaufentscheidungen nachhaltig zu treffen. Egal, ob es um Schwangerschaftskleidung, Baby-Accessoires oder Kinderwagen und Tragetuch geht. Statt kostenintensivem Besuch in einer Baby-Boutique plädieren wir für den ressourcenschonenden Baby-Flohmarkt, Wegwerf-Feuchttücher ersetzen wir – ganz altmodisch – durch handwarmes Wasser, einen Waschlappen und gutes Pflanzenöl.

Viel Spaß beim Blättern und Lesen

Entdecken Sie – für sich oder gemeinsam – die neuen, anderen Umstände, die in den nächsten Wochen und Monaten Ihr Leben bestimmen werden. Finden Sie heraus, was Sie persönlich brauchen, damit Sie sich rundum wohlfühlen.

INHALTSVERZEICHNIS

1. – 12. Woche:
Schwanger, wie verrückt!

8   Hurra, schwanger! Ähm, und jetzt?
10   Wolke 7? – Bodenhaftung!
13   Jetzt übernehmen die Hormone…
14   Schwangerenvorsorge
16   Geburtstermin? – Geburtszeitraum!
18   Eimer am Bett? – Snack im Bett!
20   Ganz schön übel?
22   Nur ein Schluck? – Ordentlich bechern!
24   Getränke zum Wohlfühlen
26   Multivitaminpillen? – Folsäure & Jod!
28   Her mit den natürlichen Vitaminbomben
30   Gemüsesticks? – Pommes!
32   Geht's auch vegetarisch?
34   Was darf ich essen?
37   „Also, wenn du mich fragst…"
38   Passt noch? – Zwickt nicht!
40   Sechs Allroundtalente
42   Die kommenden Monate
44   Ihr Baby von der 1. bis zur 40. Woche
48   Babynamen suchen? – Hebamme suchen!
51   Hebamme gesucht? Gefunden!
52   Ins Tierheim? – Ins Körbchen!

13. – 27. Woche:
Jetzt geht es langsam rund!

56   Der Bauch wächst, die Zeit verfliegt
58   Funktionieren? – Pausieren!
60   Gut für Körper und Seele

62   Beine hoch? – Beine stärken!
64   Sanfte Bewegungen
65   Einfache Übungen zum Wohlfühlen
66   Yoga tut gut
68   Nestbau? – Reisezeit!
70   Unterwegs und auf Reisen
73   Sex? Na, wieso nicht?!
75   Zeit für Zweisamkeit
76   Aspirin? – Paracetamol!
78   …und wenn Sie krank sind?
80   Das Wichtigste über Medikamente
81   Impfen – ja oder nein?
82   Für zwei? – Für mich!
85   Gesund genießen im Team
87   Da sind Nährstoffe drin!
88   Baby-Fernsehen? – Ultraschall!
91   Jetzt geht's richtig rund
92   Wellness für zu Hause
95   Welcher Sport ist okay?
96   Stress und Zeitnot? Lieber durchatmen!
98   Reizüberflutung? – Schöne Momente!
100   Geldsorgen oder andere Probleme?

28. – 40. Woche:
Durchatmen für den Endspurt!

104   Das dritte Trimester:
      Was ist jetzt wichtig?
106   Entspannt aus dem Job
      in den Mutterschutz
107   Das hilft bei der Planung
108   Baby-Boutique? – Baby-Flohmarkt!
110   Die Erstausstattung
112   Richtig cool? – Einfach praktisch!

115 Schlaf Kindchen, schlaf…
117 Der perfekte Wickelplatz
118 Kinderwagen, Babyschale und Tragetuch
120 Handgepäck? – Handliches Gepäck!
122 Was muss alles mit?
124 Dr. Online? – Echte Expertise!
127 Zum Schlafen brauchen Sie Kissen!
129 So geht's: Bewegen mit Babybauch
130 Wenn es beschwerlich wird,…
132 …helfen diese Tipps
134 Klopapier? – Handbidet!
136 Vorräte anlegen für die erste Zeit zu dritt
138 Mutterschutz, Elternzeit, Elterngeld & Co

Um die 40. Woche: Es geht los!

144 Fragen zu Geburt & Geburtsvorbereitung
146 Mann muss mit? – Mann kann mit!
148 Wo soll Ihr Baby zur Welt kommen?
150 Wichtige Entscheidung: Wo und wie?
152 Persönliche Dinge für ein
    gutes Bauchgefühl
155 Wer begleitet die Geburt?
156 Taxi rufen? – Tee trinken!
159 Auf sich selbst vertrauen
160 Geburt nach Plan? – Geburtsplan!
162 Was passiert bei einem Kaiserschnitt?
164 Der Umgang mit dem Schmerz
166 Zu früh? Zu spät? Was heißt das jetzt?
168 Und falls die Wehen eingeleitet werden?
169 Die Phasen einer Geburt
170 Hallo Kleines, willkommen auf der Welt!
171 Das Baby wird untersucht

Wochenbett: Und wieder alles neu!

174 Die allerersten Tage mit Baby zu Hause
176 Eingemummelt? – Hautkontakt!
179 Die erste Zeit zu dritt
180 Was tun bei Babyblues?
182 Surfen? – Schlafen!
184 Stillen oder Fläschchen?
186 Frisch kochen? – Clever auftauen!
188 Wieder alles neu:
    Ihr Körper nach der Geburt
190 Tipps bei Not im Wochenbett
192 Besuchszeit? – Ruhezeit!
194 Oh wie süß? – Oh wie nützlich!
196 Gute Dinge fürs Baby
198 Windelbeutel? – Windeleimer!
200 Feuchttücher? – (Bio-Oliven)öl!
202 Schritt für Schritt: Wickeln einfach erklärt
204 Wippen lassen? – Liegen lassen!
206 Abnehmen? – Rückbilden!
209 Jetzt: Körper stärken!
210 Mental Load: unsichtbare Arbeit
    fair verteilen
212 Babadadah? – Hallo Barbara!
215 Netzwerken gegen Alltagsfrust

Service

218 Rat und Hilfe per Mausklick
220 Stichwortverzeichnis

224 Impressum

Vor Glück auf Wolke 7? Vielleicht auch geschockt?
Oder beides auf einmal? Die ersten zwölf Wochen
einer Schwangerschaft bringen viele Gefühle, Fragen
und neue Umstände mit sich: Worauf sollte ich,
sollten wir jetzt achten? Woran unbedingt denken?
Wer und was kann bei einem guten Start in die
Schwangerschaft helfen? Hier erst einmal das
Wichtigste: Herzlichen Glückwunsch!

1.–12. WOCHE:

SCHWANGER, WIE VERRÜCKT!

HURRA, SCHWANGER! ÄHM, UND JETZT?

Sie sind schwanger! Und plötzlich ist alles ganz anders. Irgendwie verrückt?! Keine Sorge, absurderweise ist es gerade zu Beginn einer Schwangerschaft ziemlich normal, sich „unnormal" zu fühlen.

Vielleicht ist mit dem Feststellen der Schwangerschaft endlich ein langersehnter Wunsch in Erfüllung gegangen. Vielleicht zählt das positive Testergebnis zu den schönsten Momenten der letzten Monate? Vielleicht war die Schwangerschaft aber auch gar nicht geplant und kommt deshalb erst einmal mit einem Schreck daher.

Die Gefühle spielen verrückt

Gefühlschaos zu Beginn einer Schwangerschaft ist nichts Ungewöhnliches. Der neue Zustand kann nämlich sehr unterschiedliche Gefühle und Reaktionen auslösen. Manche werdenden Eltern fühlen sich durchaus an eine Achterbahnfahrt oder einen Besuch auf der Kirmes erinnert – so intensiv, mitreißend und überraschend können die Eindrücke sein.

Von einem auf den anderen Tag bekommen die nächsten Wochen und Monate plötzlich eine vollkommen neue Bedeutung.

Das fühlt sich manchmal irgendwie fremd und ein bisschen unwirklich an.

Jede und jeder für sich oder zusammen werden Sie jetzt viele neue Situationen und Umstände erleben. Sie sind in „anderen Umständen", wie es so schön heißt.

Vorbereitung auf andere Umstände

Psychologisch gesehen sind die vielen unterschiedlichen Gedanken, Fantasien, Eindrücke, Gefühle und Zustände sinnvoll. Wie in einem Kaleidoskop bringen sie erst einmal das gewohnte Bild durcheinander und tragen dann Teilchen für Teilchen dazu bei, dass ein überraschendes Muster entsteht, aus dem schließlich ein neues Gesamtbild wird – eine neue Realität, in der man sich wieder gut zurechtfindet.

Zum Glück sind es in der frühen Schwangerschaft nur wenige Dinge, um die Sie sich zeitnah kümmern sollten. Wir haben das Wichtigste für Sie in vier kompakten Tipps zusammengefasst. Die meisten anderen Dinge haben noch Zeit. Sie können also entspannt bleiben. Auch wenn das wahrscheinlich leichter gesagt ist als wirklich getan.

TIPP 1: Vorsorge sicherstellen

Mit der offiziellen Feststellung der Schwangerschaft in einer gynäkologischen Praxis oder bei einer Hebamme beginnt die Schwangerenvorsorge.

Gut zu wissen: Fast alle Vorsorgeuntersuchungen bis auf den Ultraschall können sowohl von Hebammen als auch von Ärztinnen und Ärzten durchgeführt werden – und alle Untersuchungsergebnisse werden im Mutterpass dokumentiert (siehe S. 14).

Prüfen Sie bei den ersten Terminen, ob Sie sich gut behandelt und verstanden fühlen. Falls nicht, sprechen Sie Ihren Eindruck an oder wechseln Sie die Praxis. Die Termine sind schließlich wichtig und finden ab jetzt monatlich statt. Berufstätige Schwangere müssen für die Vorsorge übrigens von der Arbeit freigestellt werden.

TIPP 2: Krankenkasse prüfen

Ob Sie gesetzlich oder privat krankenversichert sind: Rufen Sie bei Ihrer Krankenkasse an und finden Sie heraus, wie genau und mit welchen Leistungen und Extras Sie dort als Schwangere versichert sind.

Erkundigen Sie sich nach den genauen vertraglichen Leistungen und Angeboten: angefangen bei Fragen zu der Vorsorge und möglichen zusätzlichen Vorsorgeuntersuchungen über zusätzliche persönliche Hebammenbetreuung und Geburtsvorbereitung bis hin zur Nachsorge- und Rückbildungsgymnastik.

TIPP 3: Klären, wer's wann erfährt

Wer darf es schon wissen? Wer noch nicht? Und wer soll es wann von wem erfahren? Tauschen Sie sich in Ruhe aus, und legen Sie eine Strategie für Ihre „Öffentlichkeitsarbeit" fest. Mit genug Zeit zum Abwägen.

Manche Paare entscheiden sich auch, die Neuigkeit erst dann bekannt zu machen, wenn die Schwangerschaft weitgehend stabil ist. Das ist nach ungefähr 12 Wochen bzw. drei Monaten der Fall.

TIPP 4: Arbeitgeber informieren

Sind Sie berufstätig, dehnt sich die Frage auch auf Kolleginnen, Kollegen und den Arbeitgeber aus. Vielleicht macht es Sinn, noch ein wenig mit der Bekanntmachung zu warten? Grundsätzlich müssen Sie den Arbeitgeber nicht sofort informieren.

Haben Sie jedoch Kontakt zu Gefahrstoffen (z. B. chemische Stoffe, Sprays, Farben, Reinigungs- und Lösungsmittel) oder Biostoffen, ist Ihre Arbeitsumgebung belastend (z. B. in Räumen mit Überdruck oder sauerstoffreduzierter Atmosphäre) oder sind Sie Strahlen, Vibrationen, Lärm, Hitze, Kälte oder Nässe ausgesetzt, sollten Sie den Arbeitgeber frühzeitig informieren. Gleiches gilt, wenn Ihre Arbeit körperlich sehr anstrengend ist oder Sie im Akkord arbeiten.

Durch das Mutterschutzgesetz (siehe S. 138) genießen Sie dann nämlich ab sofort besondere Sicherheiten sowie Kündigungsschutz am Arbeitsplatz.

WOLKE 7?

SUPER HARMONISCH — so stellen sich viele werdende Eltern die kommenden Monate vor. Diese Erwartung kann Stress auslösen.

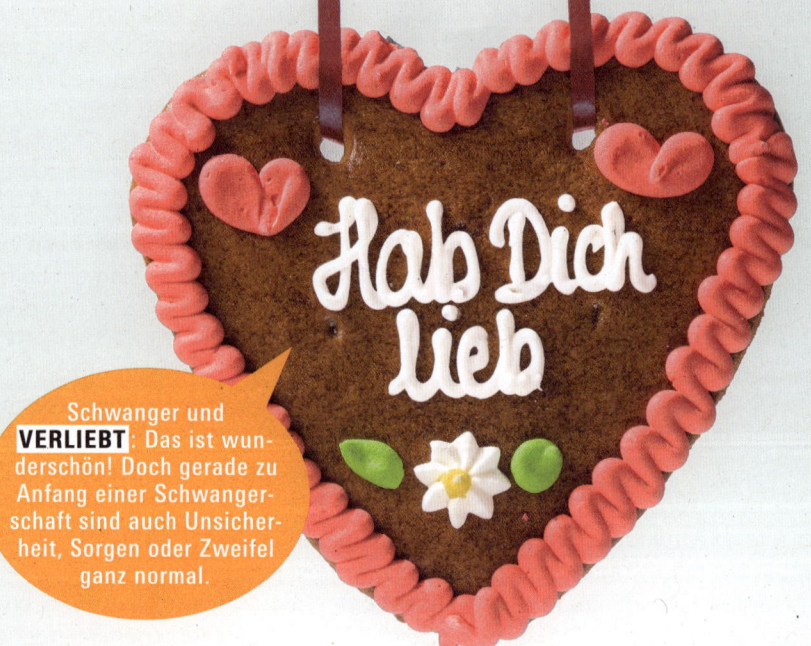

Schwanger und **VERLIEBT**: Das ist wunderschön! Doch gerade zu Anfang einer Schwangerschaft sind auch Unsicherheit, Sorgen oder Zweifel ganz normal.

PURE GLÜCKSELIGKEIT?! In der Beziehung läuft alles perfekt, die Schwangerschaft löst bei beiden nichts als Freude aus und bei der Namenssuche sind sie sich sofort einig. Natürlich werden auch alle Babysachen zusammen ausgesucht und neue Aufgaben im Haushalt werden partnerschaftlich geteilt. Wunderbar, wenn das so ist. Aber auch gar nicht schlimm und ziemlich normal, wenn die Realität anders aussieht. Denn nur weil Sie ein gemeinsames Kind erwarten, heißt das nicht, dass sie plötzlich im absoluten Gleichklang sein müssen.

BODENHAFTUNG!

DER BEZIEHUNGSALLTAG GEHT WEITER. Meinungsverschiedenheiten auch während einer Schwangerschaft sind ganz normal.

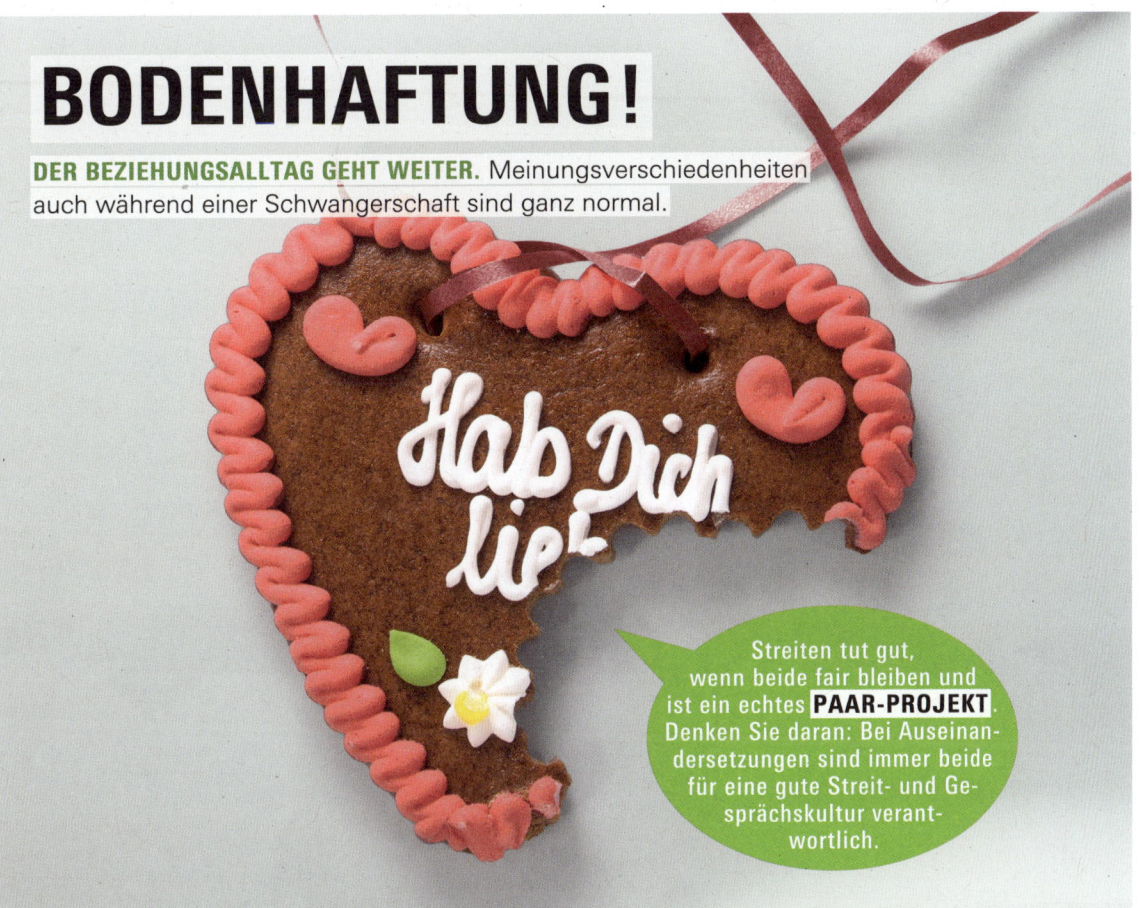

Streiten tut gut, wenn beide fair bleiben und ist ein echtes **PAAR-PROJEKT**. Denken Sie daran: Bei Auseinandersetzungen sind immer beide für eine gute Streit- und Gesprächskultur verantwortlich.

STREIT GEHÖRT DAZU. Konflikte und Meinungsverschiedenheiten in einer Partnerschaft sind vollkommen in Ordnung. Stellen Sie sich deshalb neben dem Schweben auf Wolke 7 in den nächsten Monaten auch auf solide Bodenhaftung ein. Das bedeutet: Es muss längst nicht alles harmonisch laufen. Heißen Sie einen guten und klärenden Streit in Ihrer Partnerschaft willkommen. Auseinandersetzungen können nämlich helfen, gegenseitige Fragen zu klären und Probleme oder Missverständnisse aus dem Weg zu räumen.

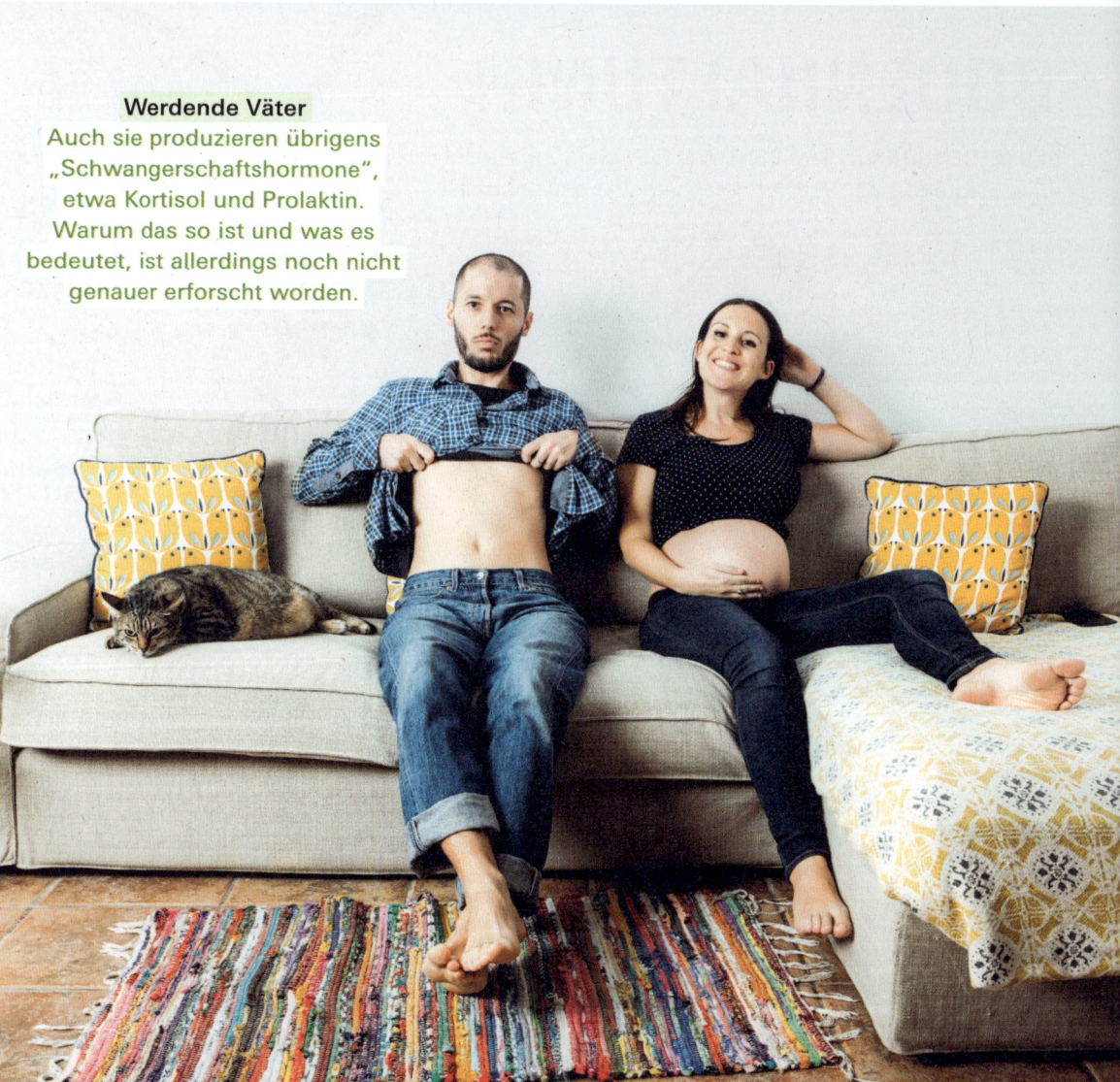

Werdende Väter
Auch sie produzieren übrigens „Schwangerschaftshormone", etwa Kortisol und Prolaktin. Warum das so ist und was es bedeutet, ist allerdings noch nicht genauer erforscht worden.

JETZT ÜBER-NEHMEN DIE HORMONE…

Hormone, unsere körpereigenen Botenstoffe, haben die Aufgabe, Informationen zu übermitteln und verschiedene Vorgänge zu regulieren. Zu Beginn der Schwangerschaft werden die meisten Hormone in den Eierstöcken und dort im Gelbkörper produziert. Ab der 8. Schwangerschaftswoche übernimmt die Plazenta die Hauptrolle. Sie bildet selbst Hormone und regt andere Drüsen zur Hormonproduktion an.

Ein komplexes Zusammenspiel verschiedener Hormone sorgt dafür, dass sich die Schwangerschaft stabilisiert und sich das Baby im Bauch gesund entwickelt. Insgesamt unterstützen Hormone die große körperliche und seelische Umstellung, die eine Schwangerschaft bedeutet. Progesteron, auch Gelbkörperhormon genannt, macht zum Beispiel entspannter, gelassener und wirkt wie ein natürliches Beruhigungsmittel, Östrogene sorgen für ein feineres Hautbild und heben die Stimmung.

1 HCG: Das Hormon mit dem komplizierten Vollnamen „Humanes Choriongonadotropin" ist das Schwangerschaftshormon. Mit einem Schwangerschaftstest lässt es sich schon früh, meist wenige Tage nach Ausbleiben der Monatsblutung, im Urin nachweisen. In den ersten Wochen steigt die HCG-Konzentration stetig, ungefähr alle zwei Tage verdoppeln sich die Hormonwerte. Nicht selten führt das zu Übelkeit (s. S. 18).

2 MSH: Noch so ein Wortungetüm. Das „Melanozyten-stimulierende Hormon" trägt zur Pigmentierung und Verdunklung der Brustwarzen, der Schamlippen und Entstehung der Linea Nigra bei. Das ist die senkrechte Linie, die sich etwa ab der 24. Woche unterhalb des Bauchnabels bildet. Manchmal sind auch leichte Hautverfärbungen im Gesicht bemerkbar. Sonnenstrahlen verstärken die Pigmentierung, deshalb sollten Sie sich jetzt gut vor der Sonne schützen.

3 Östrogene gehören zu den wichtigsten weiblichen Sexualhormonen. Sie steigern die Durchblutung der inneren Organe und sind zudem zuständig für das Wachstum der Gebärmutter, die Entwicklung der Milchdrüsen sowie die Ausbildung von Fettgewebe. Haare wirken jetzt mitunter voluminöser und seidig schimmernd.

Mehr Infos zu den Hormonen Progesteron, Oxytocin und Prolaktin finden Sie auf der Seite 91.

SCHWANGERENVORSORGE: SIE SIND DIE NUMMER EINS!

Alle Schwangeren haben einen gesetzlichen Anspruch auf begleitende Vorsorgeuntersuchungen während der Schwangerschaft. Sie dienen der Gesundheit von Mutter und Baby. Die insgesamt zehn Untersuchungen finden laut Mutterpass anfangs monatlich, später alle zwei Wochen statt. Sie basieren auf geburtshilflicher Erfahrung sowie medizinischen Erkenntnissen und werden regelmäßig aktualisiert.

Falls Sie das nicht ohnehin schon erledigt haben: Zur Feststellung Ihrer Schwangerschaft vereinbaren Sie am besten einen Termin. Sie können sich aussuchen, ob eine Hebamme, eine Ärztin oder ein Arzt die erste Untersuchung durchführen soll. Zudem dürfen Sie entscheiden, ob die späteren Untersuchungen im Wechsel von Hebamme und Ärztin/Arzt gemacht werden sollen oder nur von einer Berufsgruppe.

Wer soll die Vorsorge übernehmen?

Selbstverständlich können Sie sich an die gynäkologische Praxis wenden, bei der Sie bereits Patientin sind. Sollten Sie sich dort nicht gut aufgehoben fühlen, suchen Sie nach Alternativen. Egal, ob Sie einen Untersuchungstermin in einer gynäkologischen Praxis oder bei einer Hebamme vereinbaren: Meist beginnt das Kennenlernen mit einem Gespräch. So können Sie herausfinden, ob die „Chemie" zwischen Ihnen stimmt und ob Ihre Erwartungen, die Sie an eine fachlich kompetente und verständnisvolle Betreuung während der nächsten Wochen und Monate haben, von Ihrem Gegenüber auch erfüllt werden. Schließlich sind Sie die Hauptperson, um die sich bei den Vorsorgeterminen alles dreht.

Neuer Begleiter: der Mutterpass

Ob Blutdruck, Gewicht, kindliche Herztöne, Urin oder Blut: Alle Befunde und Ergebnisse der Vorsorgeuntersuchen sowie mögliche Besonderheiten werden im Mutterpass eingetragen.

Den bekommen Sie bei der ersten Untersuchung ausgehändigt und Sie sollten ihn in den kommenden Monaten möglichst immer dabei haben. Die medizinischen Angaben, die im Pass eingetragen werden, informieren Sie und das medizinische Fachpersonal über die erhobenen Befunde während der Schwangerschaft. Mit diesen Angaben können Ärzte und Hebammen den Verlauf Ihrer Schwangerschaft sowie mögliche Risiken schnell erfassen.

Drei Ultraschalluntersuchungen

Alle vorgesehenen Untersuchungen können von Hebammen, Ärztinnen oder Ärzten durchgeführt und im Mutterpass eingetragen werden. Einzige Ausnahme sind die insgesamt drei eingeplanten Ultraschalluntersuchungen: in der 9. bis 12. SSW (Schwangerschaftswoche), in der 19. bis 22. SSW und in der 29. bis 32. SSW.

Beim ersten Ultraschall wird geschaut, ob der Herzschlag erkennbar ist und ob einer oder mehrere Embryos in der Gebärmutter liegen. Anhand der Größe des Embryos wird ein voraussichtlicher Geburtstermin errechnet (siehe S. 16).

Weitere Vorsorgeleistungen

Neben der bereits recht umfangreichen Basis-Vorsorge, die der Mutterpasse vorgibt, gibt es noch weitere, teilweise unüberschaubare Angebote verschiedenster Vorsorgeleistungen: Dazu gehören pränataldiagnostische Methoden oder Individuelle Gesundheitsleistungen (IGeL), die Sie privat bezahlen müssen.

Ganzheitlich orlentiert: Hebammen

Während sich Gynäkologen und Gynäkologinnen vor allem auf die medizinische Betreuung schwangerer Frauen konzentrieren, nehmen sich Hebammen häufig einer eher ganzheitlichen Beratung an.

Es gibt freie Hebammen, Klinikhebammen oder Beleghebammen. Das klingt erst mal kompliziert, ist es aber eigentlich nicht: Hebammen können freiberuflich und selbstständig arbeiten – oder sie sind in einer Klinik angestellt. Und dann gibt es noch die Beleghebammen. Das sind freiberufliche Hebammen, die mit einer oder mehreren Kliniken einen Vertrag geschlossen haben, um die Kreißsäle für Geburten zu nutzen.

Lernen sich Hebamme und werdende Eltern schon vor der Geburt kennen wie bei den Vorsorgeuntersuchungen oder im Geburtsvorbereitungskurs, so kann im Laufe der Monate ein hilfreiches und bei der Geburt unterstützendes Vertrauensverhältnis entstehen. Wer mit einer „eigenen" Beleghebamme in die Klinik kommt, muss sich nicht mit einem Wechsel der Betreuung während der Geburt arrangieren.

Gut zu wissen

Stets aktuelle, unabhängige Informationen zum Thema Schwangerenvorsorge finden Sie unter www.familienplanung.de, einem Angebot der Bundeszentrale für gesundheitliche Aufklärung (BZgA). Geben Sie den Suchbegriff IGeL Leistungen ein, so kommen Sie zu einer Übersichtsseite mit Erklärungen und Links – auch zu Pränataldiagnostik und zu einer ausführlichen Beschreibung des Mutterpasses.

GEBURTSTERMIN?

NUR DIE ALLERWENIGSTEN KINDER werden tatsächlich an dem vorab errechneten Termin geboren.

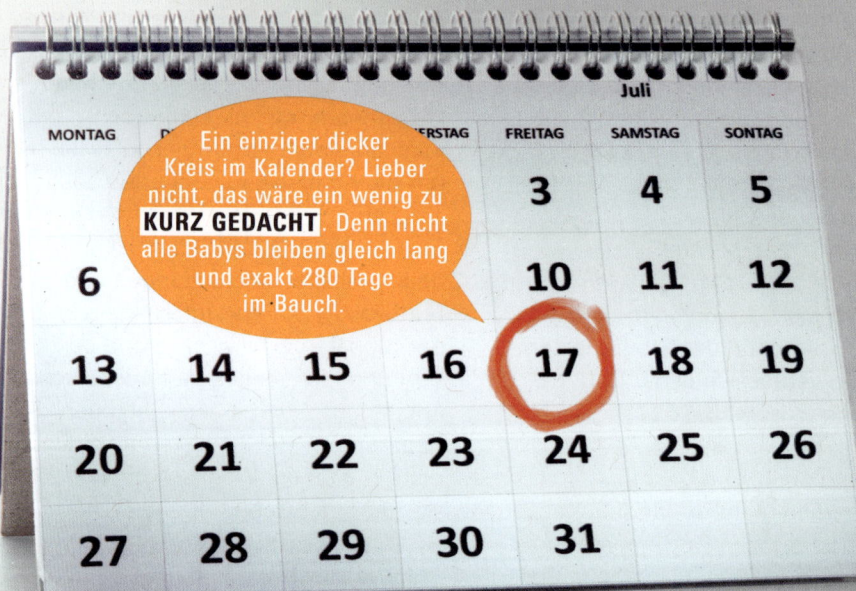

Ein einziger dicker Kreis im Kalender? Lieber nicht, das wäre ein wenig zu **KURZ GEDACHT**. Denn nicht alle Babys bleiben gleich lang und exakt 280 Tage im Bauch.

SAVE THE DATE? Merken Sie sich diesen einzigen Tag vor und richten alles darauf aus? Besser nicht, denn die Fixierung auf den sogenannten errechneten Geburtstermin macht nur Stress. Es handelt sich dabei nämlich um einen statistischen Mittelwert. Die Wahrscheinlichkeit, dass Sie an diesem Tag vergeblich auf Geburtswehen warten, ist überaus groß. Nur vier von hundert Babys kommen an genau diesem Tag zur Welt. Alle anderen richten sich nicht nach der Statistik, sondern folgen den eigenen körperlichen Signalen.

GEBURTSZEITRAUM!

DIE ERWARTETE GEBURTSSPANNE orientiert sich dagegen am wirklichen Leben.

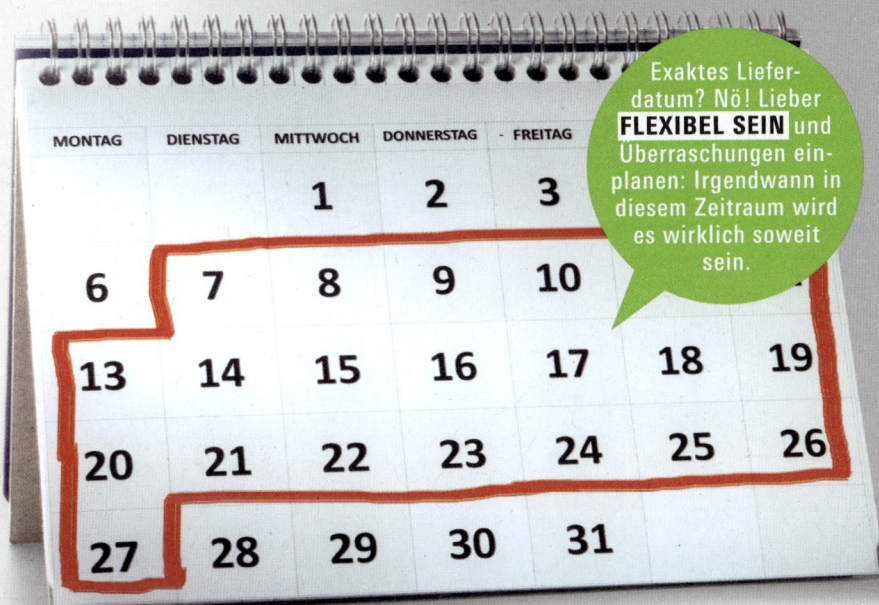

Exaktes Lieferdatum? Nö! Lieber **FLEXIBEL SEIN** und Überraschungen einplanen: Irgendwann in diesem Zeitraum wird es wirklich soweit sein.

SAVE SOME TIME! Planen Sie lieber reichlich Zeit ein. Denn Sie können viel entspannter bleiben, wenn Sie sich auf einen Geburtszeitraum einstellen. Tatsächlich kommen rund 80 Prozent aller Babys zum errechneten Termin plus minus 10 bis 14 Tage auf die Welt. Vielleicht ist das schon ein erster Hinweis, dass sich mit Babys manches nicht ganz so gut planen lässt. Das sollten Sie auch als werdender Vater bedenken, wenn es darum geht, im Job die Übergabe zu planen – unter Umständen müssen Sie ganz plötzlich aufstehen und „Tschüss" sagen.

EIMER AM BETT?

„HILFE, MIR IST SO SCHLECHT!" – Ein Eimer am Bett kann praktisch sein, wirkt der morgendlichen Übelkeit aber nicht aktiv entgegen.

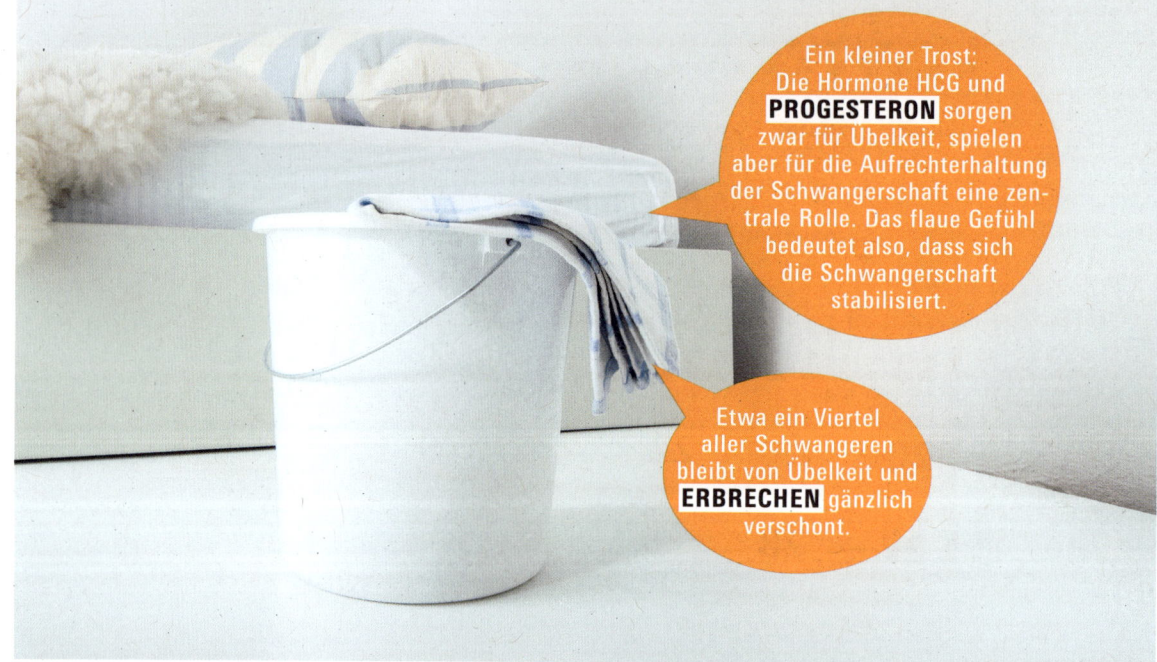

Ein kleiner Trost: Die Hormone HCG und **PROGESTERON** sorgen zwar für Übelkeit, spielen aber für die Aufrechterhaltung der Schwangerschaft eine zentrale Rolle. Das flaue Gefühl bedeutet also, dass sich die Schwangerschaft stabilisiert.

Etwa ein Viertel aller Schwangeren bleibt von Übelkeit und **ERBRECHEN** gänzlich verschont.

DIE HORMONELLE UMSTELLUNG im ersten Schwangerschaftsdrittel ist der Übeltäter. Sie sorgt häufig für morgendliches Unwohlsein. Flaue Gefühle, manchmal auch über den ganzen Tag verteilt, gehören neben dem Ausbleiben der Monatsblutung zu den ersten Anzeichen einer Schwangerschaft. Der niedrige Blutzuckerspiegel am Morgen kann die Symptome verstärken. Wenn es sein muss, spricht natürlich nichts gegen einen Eimer am Bett. Noch besser ist es, schon vor dem Aufstehen etwas gegen die Übelkeit zu unternehmen.

SNACK IM BETT!

EINE KLEINIGKEIT VOR DEM AUFSTEHEN und Entschleunigung am Morgen machen den Start in den Tag deutlich angenehmer.

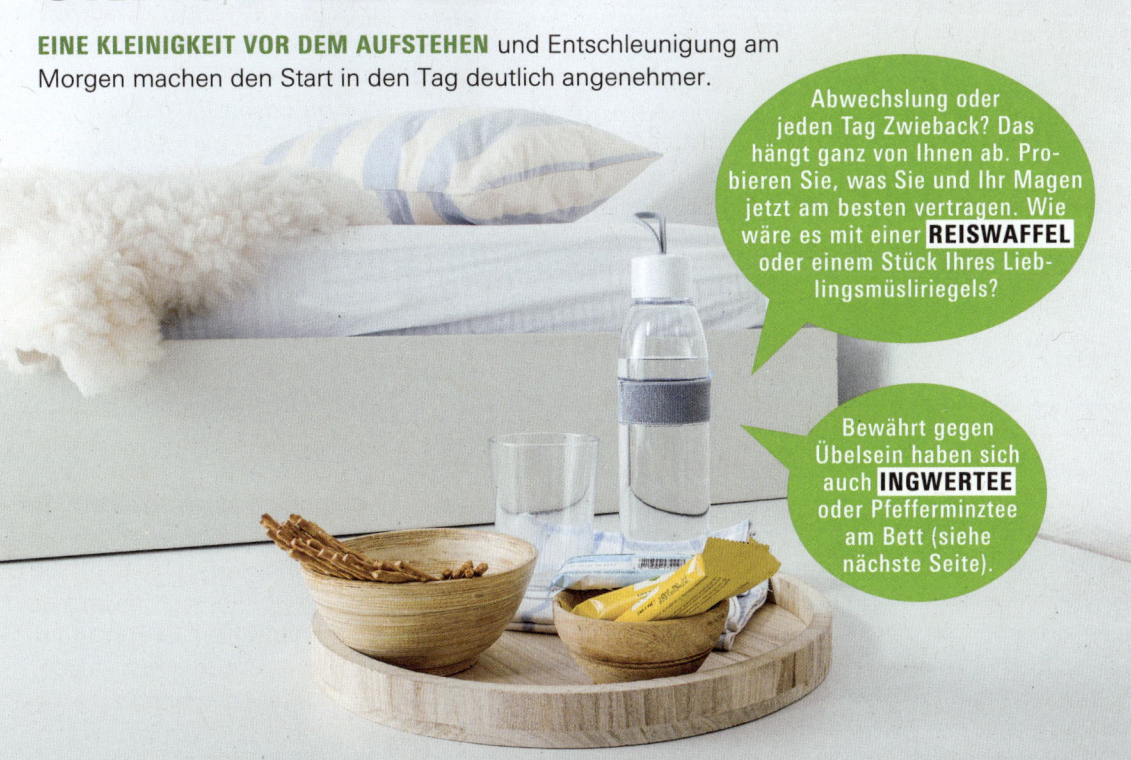

Abwechslung oder jeden Tag Zwieback? Das hängt ganz von Ihnen ab. Probieren Sie, was Sie und Ihr Magen jetzt am besten vertragen. Wie wäre es mit einer **REISWAFFEL** oder einem Stück Ihres Lieblingsmüsliriegels?

Bewährt gegen Übelsein haben sich auch **INGWERTEE** oder Pfefferminztee am Bett (siehe nächste Seite).

LASSEN SIE ES LANGSAM ANGEHEN! Vermeiden Sie Hektik und Stress am frühen Morgen ebenso wie abruptes Aufsetzen. Strecken und räkeln Sie sich stattdessen lieber genüsslich in den Federn und gönnen Sie sich einen Early-Morning-Snack, um den Blutzuckerspiegel zu heben. Stellen Sie sich unbedingt schon am Abend ein kleines Tablett oder eine Schale mit Kleinigkeiten in greifbarer Nähe bereit. Tipp: Manchmal tut es auch gut und hilft bei flauen Gefühlen, noch am Abend oder auch mitten in der Nacht einen Happen zu essen.

GANZ SCHÖN ÜBEL?

Wenigstens etwas Gutes hat das Übelsein in den ersten Wochen: Es ist der klare Beweis dafür, dass die Schwangerschaft sich stabilisiert und voranschreitet. Zwar leidet rund die Hälfte aller werdenden Mütter an Übelkeit und Erbrechen in der Frühschwangerschaft und rund ein Viertel nur an Übelkeit – doch zum Glück hält das selten während der gesamten Schwangerschaft an. Das Baby bekommt davon übrigens meistens auch nichts mit.

Tag für Tag Probieren Sie aus, was Ihnen persönlich guttut. Das kann sich mit der Zeit durchaus ändern.

Gute Düfte Sie können auch Ihre erhöhte Geruchssensibilität zu Ihren Gunsten nutzen (siehe S. 61).

Ingwer

Das hilft: Ingwertee – am besten aus frischem Bio-Ingwer – ist ein bewährtes Hausmittel gegen Übelkeit. Ingwerwurzel wurde früher gegen Seekrankheit gekaut.

So geht's: Ein Stück der Knolle abschneiden, abbürsten, in Scheiben schneiden und sofort mit heißem Wasser übergießen, mindestens fünf Minuten ziehen lassen. Ingwer gibt es auch als Lutschbonbons, Tabletten, Saft, Kekse oder in kandierter Form.

Extra-Tipp: Manche bekommen von Ingwer auch Sodbrennen oder Kopfweh. Dann versuchen Sie es lieber mit einem frischen Pfefferminztee. Am besten in vielen kleinen Schlucken trinken.

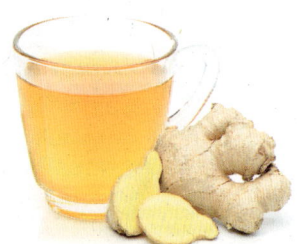

Gesalzene Brühe

Das hilft: Um den Wasser- und Salzverlust auszugleichen, der häufig mit Erbrechen einhergeht, tut es grundsätzlich gut, viel zu trinken – gern auch etwas Salzhaltiges wie Gemüse- oder Hühnerbrühe.

So geht's: Mehrere kleine Schlücke sowie kleinere Mahlzeiten über den Tag verteilt sind verträglicher als große, fettreiche Portionen.

Extra-Tipp: Gekochte oder eingemachte Speisen sind grundsätzlich verträglicher als Rohkost. Das gilt auch für Obst und Gemüse zwischendurch. Bevorzugen Sie außerdem eher magere, mild gewürzte Speisen.

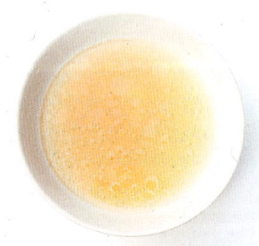

Akupressur

Das hilft: Unter Umständen hilft Ihnen auch – ähnlich wie bei Reiseübelkeit – die Stimulation des Akupressurpunktes P 6. Er liegt auf dem inneren Unterarm, etwa drei Fingerbreit unterhalb der Handgelenksfalten.

So geht's: Mit Akupressur-Armbändern können Sie diesen Punkt dauerhaft stimulieren. Ein wissenschaftlich geprüfter Nutzen für diese Methode steht allerdings aus.

Extra-Tipp: Klassische Akupunktur zeigte in einzelnen Studien ebenfalls geringe Hinweise auf einen Nutzen gegen Übelkeit, insgesamt wird ihre Wirksamkeit aber als „unklar" bewertet.

Medikamente

Ärztlicher Rat hilft: Leiden Sie unter anhaltender großer Übelkeit oder müssen Sie mehrmals am Tag stark erbrechen, sprechen Sie Ihre Ärztin oder Ihren Arzt an.

Bei schwerer Schwangerschaftsübelkeit (Hyperemesis gravidarum) müssen einige Patientinnen ins Krankenhaus. Dort bekommen sie Infusionen, um Flüssigkeitsverluste auszugleichen. Kurzfristig (bitte nicht dauerhaft!) können Arzneimittel mit Wirkstoffen wie Dimenhydrinat und Diphenhydramin eingenommen werden.

Extra-Tipp: Mehr über alle Mittel, die schlimme Symptome lindern, finden Sie auf test.de – das Stichwort für die Suche ist „Schwangerschaftsübelkeit".

Entlastung/Haushaltshilfe

Beschäftigungsverbot Bei starker Übelkeit können Ärztin oder Arzt zu Ihrer Entlastung auch ein schriftliches Attest für ein individuelles Beschäftigungsverbot ausstellen. Fragen Sie danach, wenn es Ihnen sehr schlecht geht.

Haushaltshilfe Sind Sie gesetzlich krankenversichert, haben Sie in Notsituationen in der Schwangerschaft (und auch danach) Anspruch auf eine Haushaltshilfe. Sie brauchen auch dazu ein ärztliches Attest und stellen den Antrag bei Ihrer Krankenkasse.

Extra-Tipp: Rufen Sie Ihre Krankenkasse direkt an und/oder bitten Sie Ihre Hebamme um Unterstützung.

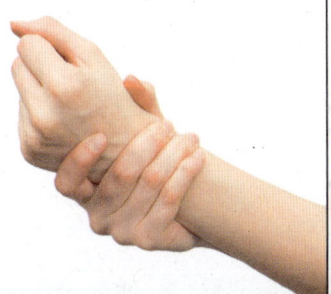
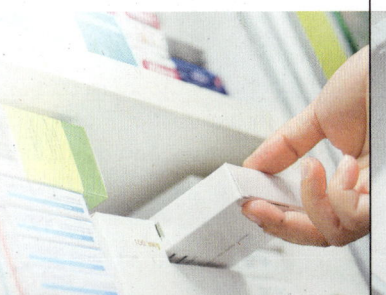
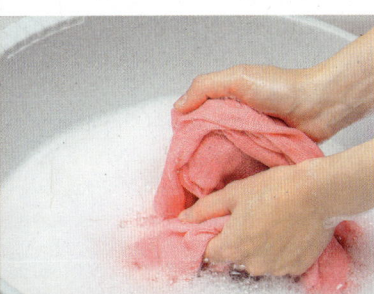

NUR EIN SCHLUCK?

EIN KLEINES GLÄSCHEN SEKT IST GAR NICHT SCHLIMM?
Stimmt nur, wenn der angebotene Sekt alkoholfrei ist.

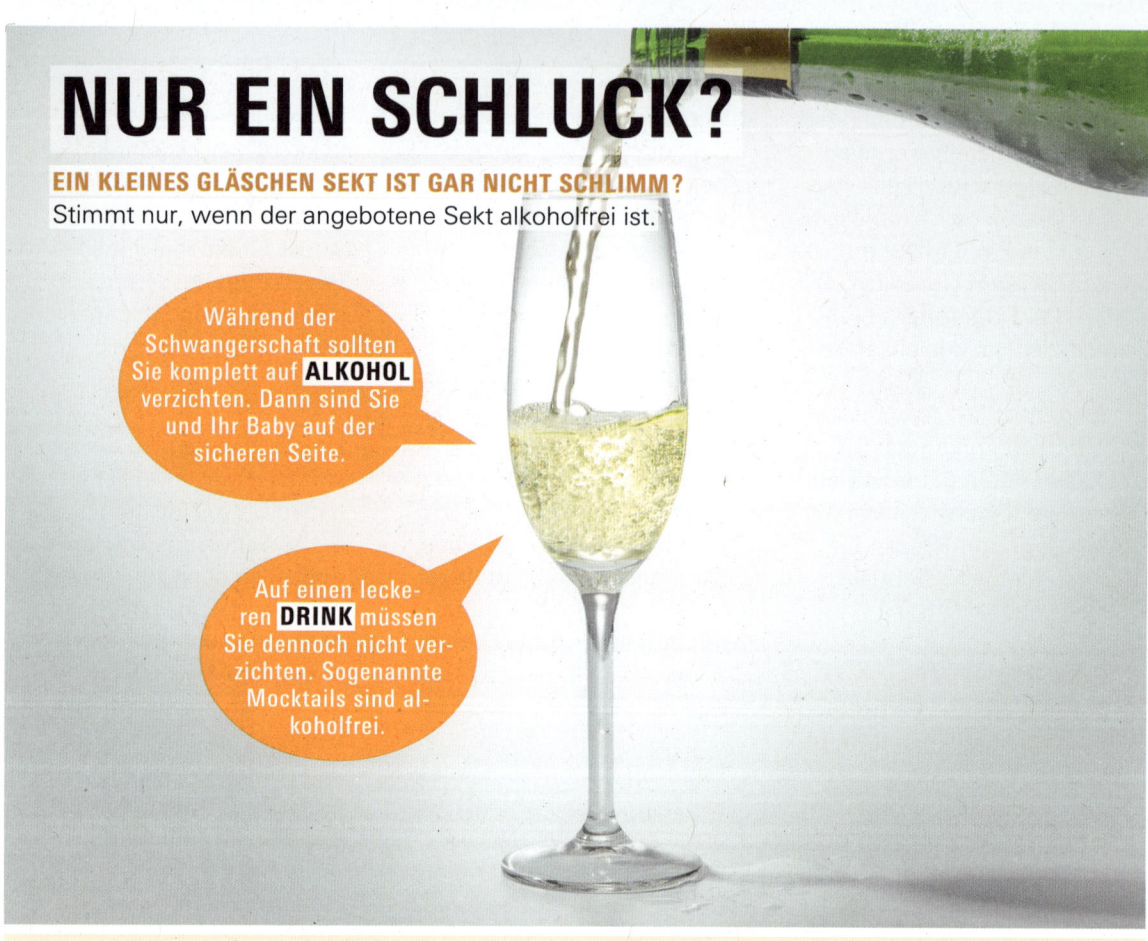

Während der Schwangerschaft sollten Sie komplett auf **ALKOHOL** verzichten. Dann sind Sie und Ihr Baby auf der sicheren Seite.

Auf einen leckeren **DRINK** müssen Sie dennoch nicht verzichten. Sogenannte Mocktails sind alkoholfrei.

DIREKTE VERBINDUNG: Wenn Sie ein Glas Sekt oder etwas anderes Alkoholisches zu sich nehmen, gelangt der Alkohol aus Ihrem Blutkreislauf über die Plazenta direkt in das kindliche Blut. Das bedeutet: Ihr Baby hat stets den gleichen Alkoholspiegel wie Sie. Doch der winzige Organismus kann den Alkohol viel schwerer abbauen. Also sollten Sie Ihrem Kind zuliebe konsequent auf Alkohol verzichten. Gut zu wissen: In den ersten fünf Wochen nach der letzten Blutung ist der Embryo noch nicht voll an den mütterlichen Blutkreislauf angeschlossen.

ORDENTLICH BECHERN!

GREIFEN SIE BEHERZT ZU und haben sie immer eine Flasche dabei.
Trinken Sie viel Wasser, möglichst 1,5 bis 2 Liter pro Tag.

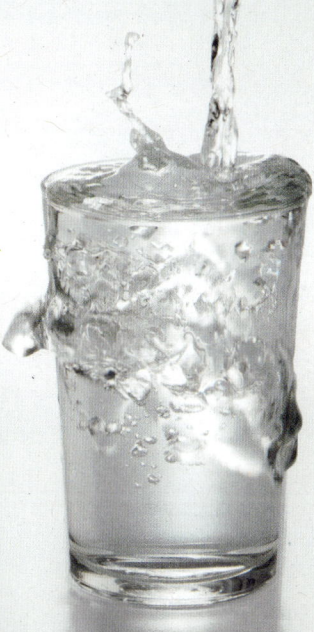

Damit Sie nicht das abgestandene **WASSER** aus der Leitung trinken, lassen Sie es am besten kurz ablaufen.

Bei den örtlichen Wasserwerken können Sie die **QUALITÄT** Ihres Trinkwassers erfragen.

TRINKEN, TRINKEN, TRINKEN! Am besten, Sie verlassen das Haus ab jetzt nur noch mit einer Flasche Wasser im Rucksack oder in der Tasche. Ausreichend Flüssigkeitszufuhr, ob in Form von Wasser, Saftschorlen oder ungesüßten Früchte- und Kräutertees, ist nicht nur sehr gesund, sondern hilft auch, typischen Schwangerschaftsbeschwerden wie Müdigkeit, schweren Beinen oder Verdauungsproblemen vorzubeugen. Auch das Baby im Bauch bechert schon kräftig mit: Im 6. Monat sind es täglich etwa 400 Milliliter Fruchtwasser.

GETRÄNKE ZUM WOHLFÜHLEN

HAUPTSACHE VIEL TRINKEN: Direkt nach dem Aufstehen bis kurz vor dem Schlafengehen. Versorgen Sie sich rund um die Uhr mit Wasser, Tee und Co.

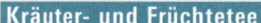

Kräuter- und Früchtetee

Selbst aufgegossen und zubereitet schmeckt der Tee am besten. Im Sommer auch gern als erfrischender Eistee, im Winter als wärmender (alkoholfreier) Fruchtpunsch.

Wasser

Das ist jetzt die beste Wahl: Schönes klares Wasser geht immer und tut dem Körper gut! Es hat weder Kalorien noch Zusatzstoffe. In Deutschland zählt Leitungswasser übrigens zu den am häufigste kontrollierten Lebensmitteln.

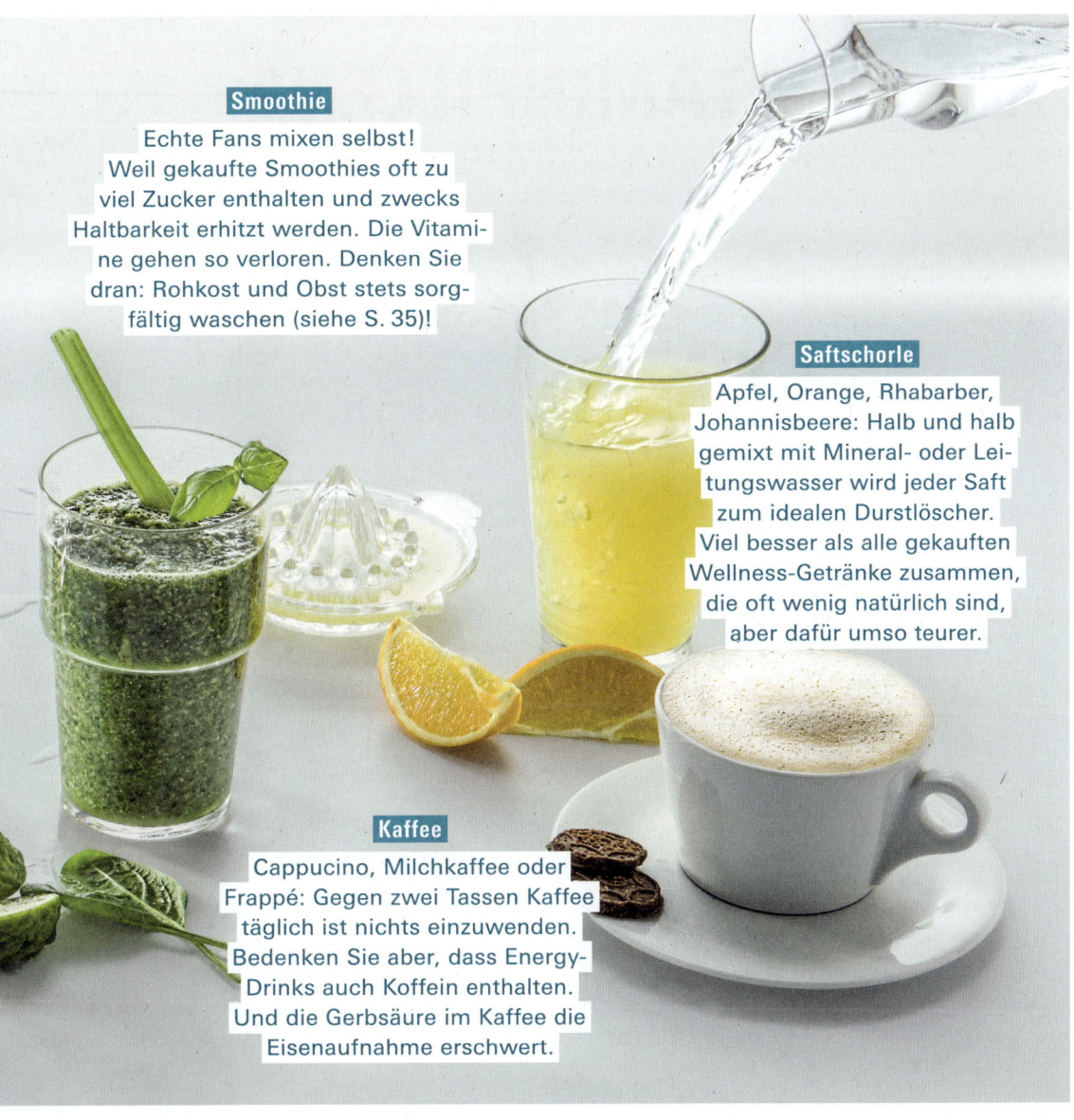

Smoothie

Echte Fans mixen selbst!
Weil gekaufte Smoothies oft zu
viel Zucker enthalten und zwecks
Haltbarkeit erhitzt werden. Die Vitamine gehen so verloren. Denken Sie
dran: Rohkost und Obst stets sorgfältig waschen (siehe S. 35)!

Saftschorle

Apfel, Orange, Rhabarber,
Johannisbeere: Halb und halb
gemixt mit Mineral- oder Leitungswasser wird jeder Saft
zum idealen Durstlöscher.
Viel besser als alle gekauften
Wellness-Getränke zusammen,
die oft wenig natürlich sind,
aber dafür umso teurer.

Kaffee

Cappucino, Milchkaffee oder
Frappé: Gegen zwei Tassen Kaffee
täglich ist nichts einzuwenden.
Bedenken Sie aber, dass Energy-
Drinks auch Koffein enthalten.
Und die Gerbsäure im Kaffee die
Eisenaufnahme erschwert.

MULTIVITAMINPILLEN?

VIEL HILFT NICHT UNBEDINGT VIEL. Experten raten von Vitamin-kombipräparaten ab, sie können sogar schädlich sein.

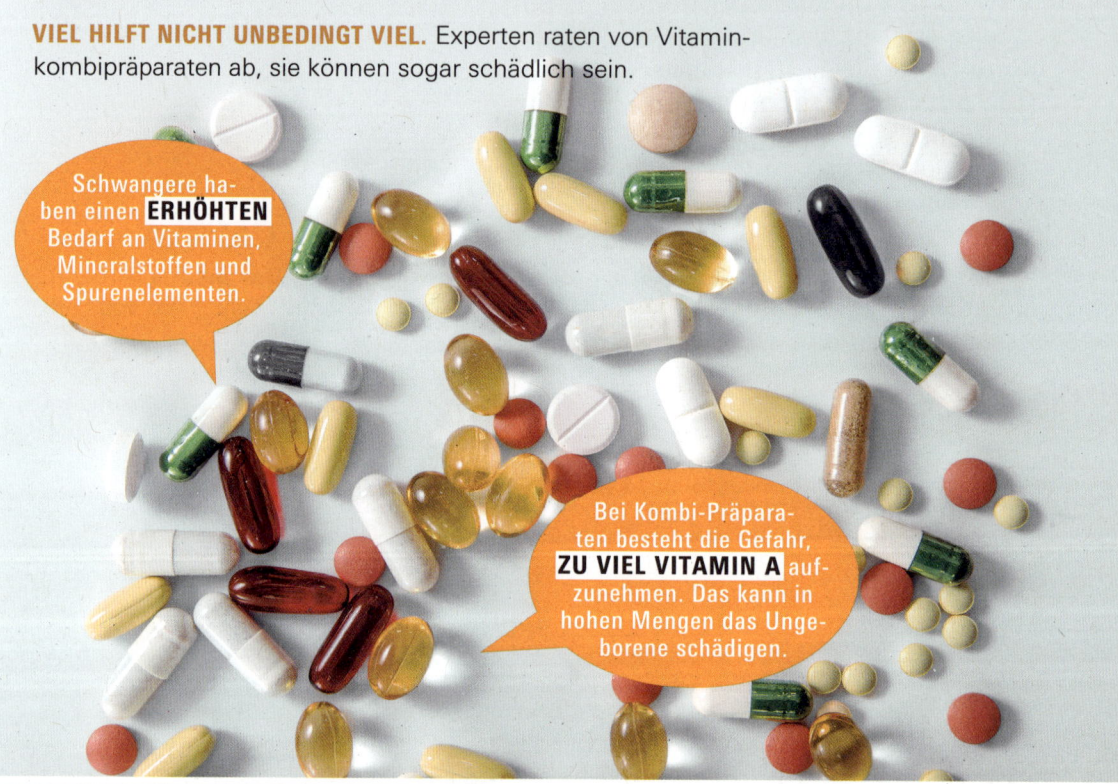

Schwangere haben einen **ERHÖHTEN** Bedarf an Vitaminen, Mineralstoffen und Spurenelementen.

Bei Kombi-Präparaten besteht die Gefahr, **ZU VIEL VITAMIN A** aufzunehmen. Das kann in hohen Mengen das Ungeborene schädigen.

BLOSS NICHT DEN ÜBERBLICK VERLIEREN: Natürlich ist eine gute Versorgung mit Vitaminen für Schwangere von Anfang an wichtig. Ob Folsäure, Eisen, Jod, Kalzium oder Magnesium: Der Körper selbst kann sie nicht produzieren, sondern nimmt sie aus der Nahrung auf. Eine gesunde Mischkost mit viel Gemüse und Obst liefert bereits die meisten wichtigen Vitamine und Nährstoffe. Experten raten, keine der oft teuren Multivitaminmischungen, sogenannte Kombipräparate, ohne ärztliche Rücksprache einzunehmen (siehe dazu auch test 6/2019).

FOLSÄURE UND JOD!

NAHRUNGSERGÄNZUNGSMITTEL GEZIELT EINZUNEHMEN ist gesünder und zudem günstiger, als wahllos Multivitamine zu schlucken.

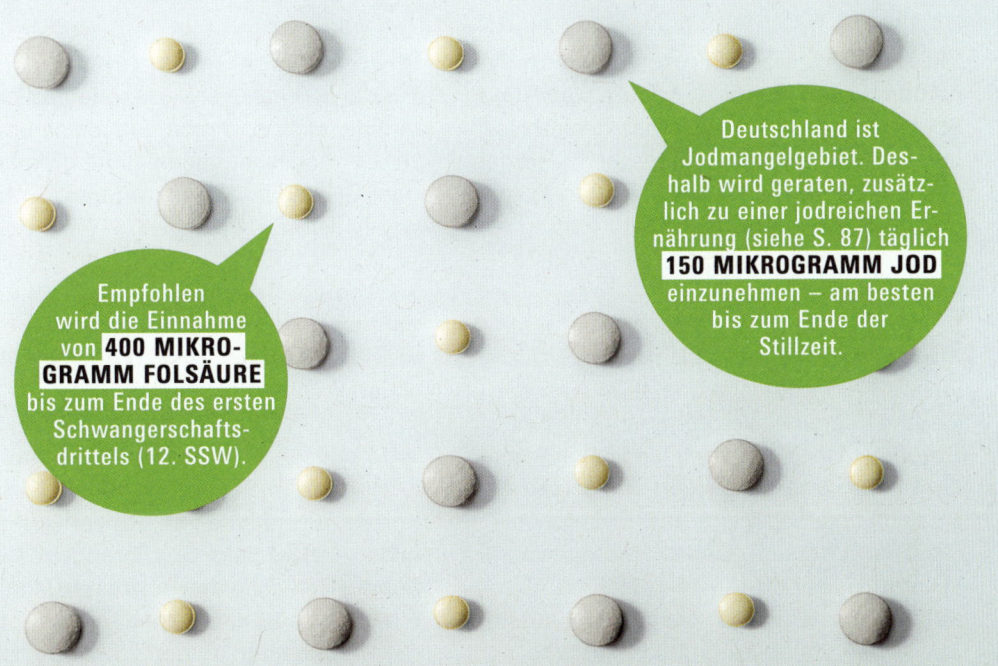

Empfohlen wird die Einnahme von **400 MIKRO- GRAMM FOLSÄURE** bis zum Ende des ersten Schwangerschafts- drittels (12. SSW).

Deutschland ist Jodmangelgebiet. Des- halb wird geraten, zusätz- lich zu einer jodreichen Er- nährung (siehe S. 87) täglich **150 MIKROGRAMM JOD** einzunehmen – am besten bis zum Ende der Stillzeit.

NIMM ZWEI! Mittel Nr. 1 ist Folsäure, wichtig für die Blutbildung sowie für alle Zellteilungs- und Wachstumsprozesse. Sie verringert das Risiko für einen Neuralrohrdefekt (offener Rü- cken) des Kindes und sollte schon vier Wochen vor der Zeugung eingenommen werden, min- destens aber im ersten Trimester. Jod sollte in der Schwangerschaft und bis zum Ende der Stillzeit eingenommen werden. Weitere Zusatz- präparate ergänzen Sie besser nicht in Eigen- regie, sondern nur bei nachgewiesenem Man- gel und nach ärztlicher Empfehlung.

HER MIT DEN NATÜRLICHEN VITAMINBOMBEN

Mit fast allem, was Sie essen, nehmen Sie natürlich auch Vitamine, Mineralstoffe und Spurenelemente zu sich. Diese beeinflussen und unterstützen das Immunsystem, sorgen für optimale Stoffwechselabläufe im Körper und dienen unter anderem dem Aufbau von Zellen, Blutkörperchen, Knochen und Zähnen.

Eine kleine Vitaminkunde

Es gibt vier fettlösliche und neun wasserlösliche Vitamine. Der Körper nimmt beide Gruppen nicht nur unterschiedlich auf, sondern transportiert, speichert und scheidet sie auch unterschiedlich aus. Die wasserlöslichen Vitamine (siehe Hitliste rechts) speichert der Körper nur in kleinen Mengen. Am besten stehen sie täglich auf dem Speiseplan, da sie aufgrund ihrer Wasserlöslichkeit auch schnell wieder aus dem Körper ausgeschieden werden.

Die vier fettlöslichen Vitamine kann der Körper am besten in Kombination mit Fett verwerten: Das sind die Vitamine A (enthalten z. B. in Milchprodukten), D (in Eigelb), E (in Pflanzenölen und Margarine) und K (in grünem Gemüse).

Vitamine sind Teamplayer

Für die optimale Verwertung fettlöslicher Vitamine reicht es schon, Sie mit einem Spritzer Öl (möglichst ungesättigtes wie Leinöl oder Olivenöl) oder einem Stück Butter zu kombinieren.

Vitamin C hilft dem Körper, Eisen aufzunehmen: Salate und Hülsenfrüchte gern mit etwas Zitronensaft zubereiten, beispielsweise im Dressing, Vollkornmüsli mit frischen Früchten mischen.

Vitamin D aus der Nahrung (z. B. aus fettem Fisch oder Eigelb) deckt nicht den notwendigen Bedarf. Vitamin D kann der Körper nur mithilfe von Sonnenlicht selbst bilden — etwa beim Spazierengehen in der Sonne. Gerade in den dunkleren Jahreszeiten kann es zu einer Unterversorgung kommen. Am besten ab und zu kontrollieren lassen: Serumwerte unter 30 nmol/l (unter 12 ng/ml) bilden eine mangelhafte Vitamin-D-Versorgung ab; Werte von 30 bis unter 50 nmol/l (12 bis unter 20 ng/ml) eine suboptimale Versorgung.

Extra-Info: Mini-Steckbriefe von weiteren Vitaminen und dazu passende Ernährungstipps finden Sie auch auf den Seiten 86 f..

HITLISTE

LUST AUF GESUNDE ERNÄHRUNG? NA LOGISCH! Dann greifen Sie bei diesen neun wasserlöslichen B-Vitaminen am besten täglich zu.

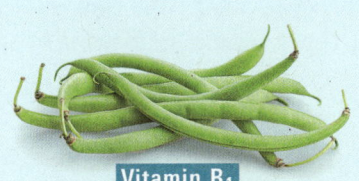

Vitamin B$_1$
Thiamin

Vollkorn, Thunfisch,
Hülsenfrüchte

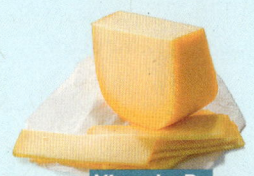

Vitamin B$_2$
Riboflavin

Milchprodukte,
Käse, Gemüse, Hefe

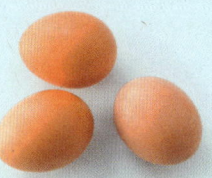

Vitamin B$_3$
Niacin

Fisch, Fleisch, Geflügel,
Eier, Milchprodukte

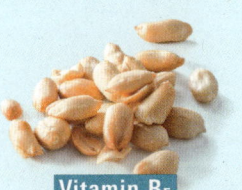

Vitamin B$_5$
Pantothensäure

Vollkornprodukte,
frische Erdnüsse

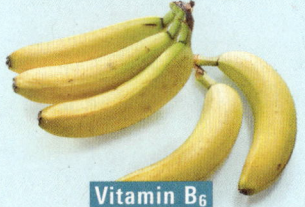

Vitamin B$_6$
Pyridoxin

Vollkorn, Vollwertreis,
Kartoffeln, Bananen

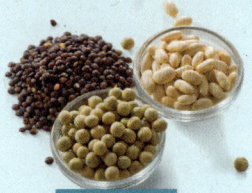

Vitamin B$_7$
Biotin

Hülsenfrüchte, Nüsse,
Haferflocken

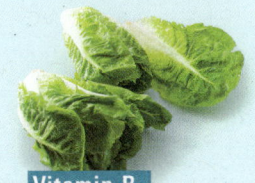

Vitamin B$_9$
Folsäure

Grüne Blattgemüse,
grüne Salate

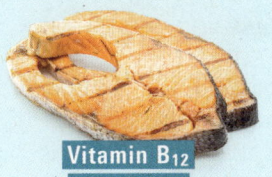

Vitamin B$_{12}$
Cobalamin

Fisch, Fleisch,
Eier, Milchprodukte

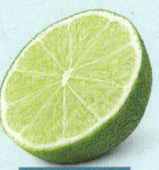

Vitamin C
Ascorbinsäure

Zitrusfrüchte,
Johannisbeeren

GEMÜSESTICKS?

ROHKOST KANN SO EINLADEND AUSSEHEN. Aber was, wenn's einem davor graust? Dann schlägt man die Einladung aus.

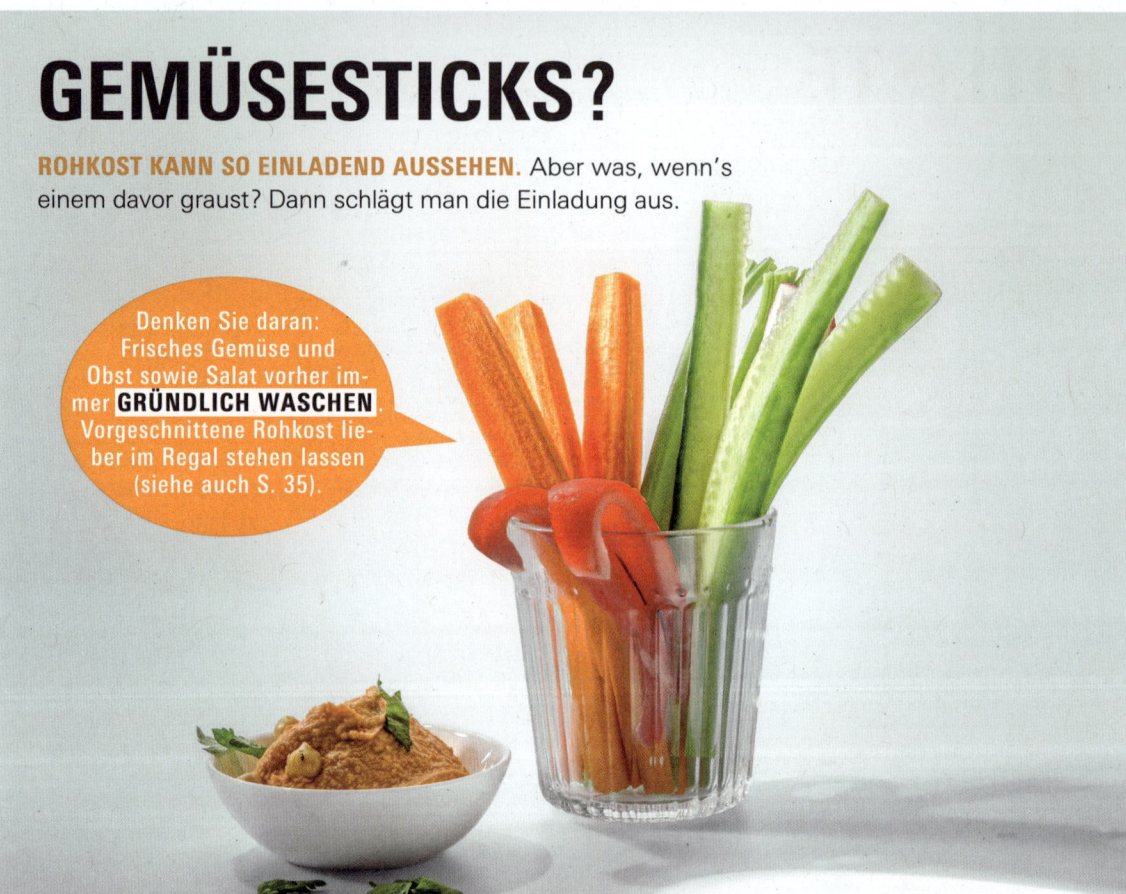

Denken Sie daran: Frisches Gemüse und Obst sowie Salat vorher immer **GRÜNDLICH WASCHEN**. Vorgeschnittene Rohkost lieber im Regal stehen lassen (siehe auch S. 35).

ROHES GEMÜSE IM GLAS ist sicher gesund, sieht toll aus (das Auge isst schließlich mit!), und überhaupt zählt Gemüse zu den absoluten Basics einer gesunden Ernährung. Trotzdem kann es sein, dass etwas überaus Gesundes, das Ihnen immer gut geschmeckt hat, plötzlich Abneigung oder sogar Abscheu hervorruft. Lassen Sie sich davon nicht zu sehr irritieren. Das ist nur vorübergehend und nicht schlimm. Es spricht nichts dagegen, gerade jetzt auf den Körper zu hören und sich auch beim Essen auf das eigene Bauchgefühl zu verlassen.

POMMES!

KARTOFFELN SIND AUCH GEMÜSE, also greifen Sie ruhig zu: Hauptsache, Sie essen mit Lust und Appetit.

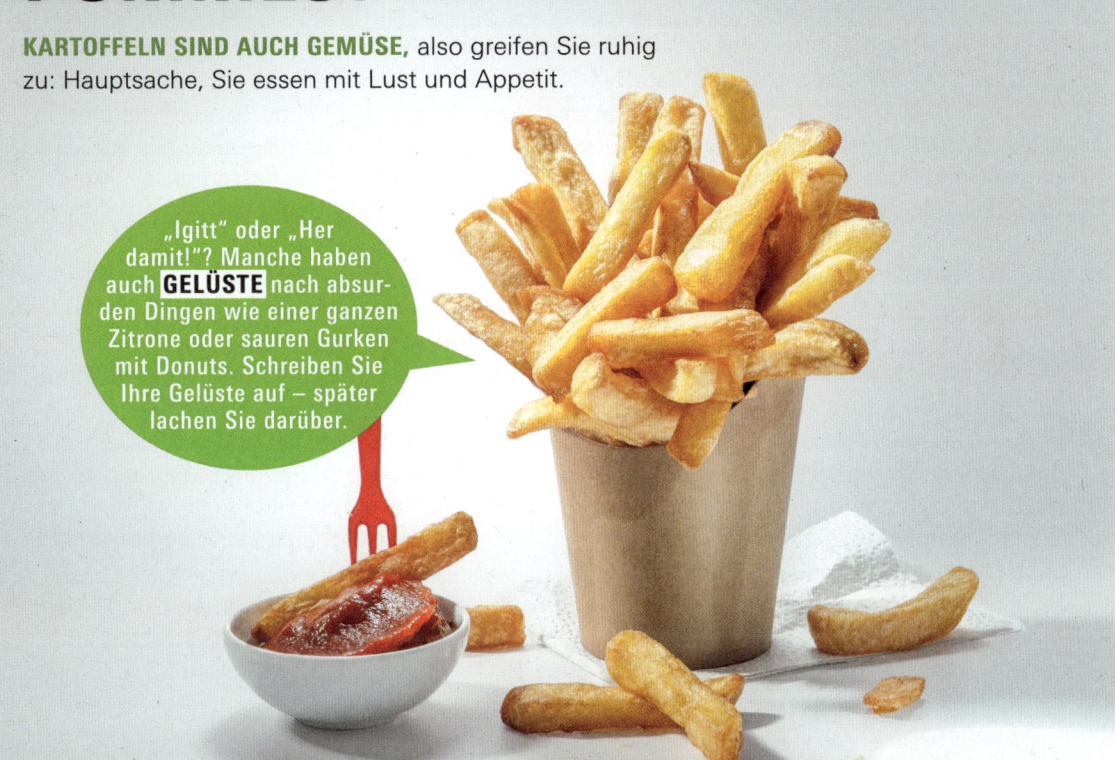

„Igitt" oder „Her damit!"? Manche haben auch **GELÜSTE** nach absurden Dingen wie einer ganzen Zitrone oder sauren Gurken mit Donuts. Schreiben Sie Ihre Gelüste auf – später lachen Sie darüber.

ABER SIND POMMES NICHT UNGESUND? Nicht, wenn sie frisch sind und das Fett gut abgetropft ist. In der Schwangerschaft kann die Lust auf bestimmte Sachen schwanken. Folgen Sie ruhig Ihrer Lust. Viele Schwangere haben Bedürfnisse nach genau den Lebensmitteln, die der Körper gerade braucht. Quälen Sie sich in Sachen Ernährung nicht unnötig mit einem schlechten Gewissen. Das kann nämlich auch belasten. Achten Sie lieber darauf, dass Sie regelmäßig und abwechslungsreich essen. Vielleicht mal Pommes mit Hummus?

GEHT'S AUCH VEGETARISCH?

Ganz klar: Die Versorgung mit Nährstoffen und Vitaminen in der Schwangerschaft ist wichtig – für Sie genauso wie für eine gute Entwicklung Ihres ungeborenen Kindes. Und: Jeder Mensch hat seine eigenen Ernährungsgewohnheiten, Überzeugungen und persönlichen Geschmacksvorlieben – jede und jeder isst anders.

Pflanzliche Ernährung ist gesund

Aktuelle Erkenntnisse aus der Gesundheits- und Ernährungsforschung sprechen dafür, dass es gesund ist, sich überwiegend pflanzlich zu ernähren. Außerdem führen Klimawandel und der zunehmende Ruf nach Umweltschutz und artgerechter Tierhaltung zu alternativen Sichtweisen auf die Ernährung. So wird heute in Deutschland beispielsweise insgesamt deutlich seltener Fleisch gegessen als noch vor fünf Jahren.

Ernährungsgesellschaften und medizinische Verbände in Nordamerika, Europa und Australien halten eine vegetarische und sogar eine vegane Ernährung für jeden Lebensabschnitt inklusive Schwangerschaft und Stillzeit zwar für möglich – setzen aber eine bedarfsdeckende Zusammenstellung der Ernährung voraus. Dazu gehören angereicherte Lebensmittel, Nahrungsergänzungsmittel, aber oft auch fachliche Begleitung

oder gar Laborkontrollen. In Deutschland gibt es keine flächendeckende Anreicherung von Lebensmitteln mit entsprechenden Nährstoffen. Die Erkenntnisse lassen sich also nicht übertragen.

Vegetarisch geht gut

Wenn Sie sich ausgewogen vegetarisch ernähren mit viel Gemüse, Obst, Vollkorn- und Milchprodukten sowie Eiern und außerdem gleichzeitig weder zu viel Zucker noch zu viel Fett zu sich nehmen, brauchen Sie sich keine Sorgen um Ihre Ernährung zu machen. Ihr Körper wird auch während der Schwangerschaft ausreichend mit allen wichtigen Nährstoffen versorgt – mit Ausnahme von Eisen, Kalzium, Zink und Vitamin B_{12}, sowie generell Folsäure und Jod in Deutschland (siehe S. 27 und S. 87).

Gefahr: Eisenmangel

Als Vegetarierin können Sie schneller unter Eisenmangel leiden, da der menschliche Organismus Eisen aus Fleisch leichter und besser verwerten kann als aus Pflanzen. Daher ist es besonders wichtig, auf eine ausreichende Eisenzufuhr zu achten – etwa mit Hülsenfrüchten wie Linsen und Bohnen, Produkten aus Vollkorngetreide sowie Roter Bete und Nüssen. Auch Fruchtsaft aus roten

Trauben ist ein guter Eisenlieferant. Kombiniert man diese Lebensmittel mit Vitamin C, zum Beispiel mit einem Glas Orangensaft oder ein paar Spritzern frisch gepresstem Zitronensaft, erhöht das außerdem die Eisenaufnahme.

Vegan ist nicht empfehlenswert

Eine vegane Ernährung in der Schwangerschaft ist mit einem höheren Risiko für einen Nährstoffmangel verbunden. Das kann die kindliche Entwicklung schädigen. Deshalb empfiehlt die Deutsche Gesellschaft für Ernährung, in der Schwangerschaft und Stillzeit auf eine vegane Ernährung zu verzichten. Informieren Sie deshalb Ihre Ärztin und Hebamme (später auch unbedingt die Kinderärztin oder den Kinderarzt), falls Sie sich während Schwangerschaft und Stillzeit vegan ernähren.

Sie möchten aber gerne vegan leben? Dann achten Sie unbedingt auf Ihren Eisen- und Eiweißbedarf, indem Sie Hülsenfrüchte, Haferflocken, Hirse und andere pflanzliche Proteinträger wie Nüsse, Keime, Getreide, Soja und Tofu zu sich nehmen. Zudem wissen Sie sicher, dass es wichtig ist, die verschiedenen Eiweißlieferanten so zu kombinieren, dass sich ihre biologische Wertigkeit erhöht. Dennoch wird Ihr Körper, insbesondere durch den Verzicht auf Milchprodukte, höchstwahrscheinlich nicht ausreichend mit einigen wichtigen Vitaminen und Nährstoffen versorgt.

Lassen Sie daher regelmäßig ärztlich überprüfen, wie gut Sie mit kritischen Nährstoffen wie Vitamin B_{12}, B_2 und D, Zink, Eisen, Eiweiß, Kalzium, Jod, Selen und Omega-3-Fettsäuren versorgt sind. Sie sollten auf jeden Fall Vitamin B_{12} einnehmen – und sich bei einem diagnostizierten Mangel unbedingt mit weiteren Nährstoffen in Form von Nahrungsergänzungsmitteln oder angereicherten Lebensmitteln versorgen.

Extra-Tipp: Für schwangere Veganerinnen empfiehlt sich eine individuelle Ernährungsberatung.

Allergisch? Essen Sie vielseitig!

Fast jede fünfte Schwangere leidet heute unter allergischen Erkrankungen wie Heuschnupfen, Neurodermitis, allergischem Asthma oder Urtikaria (Nesselsucht). Deshalb müssen werdende Mütter aber nicht auf eine spezielle allergenarme Kost achten, wie es früher immer hieß.

Der Allergieinformationsdienst rät zu einer vollwertigen und vielseitigen Kost und schreibt: „Studien zeigen, dass das Vermeiden von Lebensmitteln, die besonders häufig Allergien auslösen, keine Schutzfunktion für das Kind hat." Der Verzehr von Meeresfisch in der Schwangerschaft und Stillzeit kann das Allergierisiko sogar senken. Zudem wird empfohlen, auf ein normales Körpergewicht zu achten. Auf der Webseite des Allergieinformationsdienstes gibt es aktuelle Informationen zum Thema (siehe Service S. 218).

WAS DARF ICH ESSEN?

GENUSS OHNE RISIKO! Vom frischen Gemüse bis zum knusprigen Vollkornbrötchen: Alles, was Sie hier sehen, können Sie bedenkenlos essen. Guten Appetit!

Milch, Joghurt, Quark und Käse

Alles aus pasteurisierter oder wärmebehandelter Milch ist eine prima Wahl. Für Käse gilt: Mit harten Sorten gehen Sie kein Risiko ein. Tabu: Rohmilchprodukte, weiche Käse wie Gorgonzola, vorgefertigter Reibekäse.

Antipasti und feine Sachen

Oliven im Glas sind ein Genuss ohne Risiko. Auf Antipasti aus offenen Gefäßen (etwa im Restaurant) lieber verzichten. Tabu: Feinkostsalate mit Matjes oder Feta.

Fleisch, Geflügel, Wurst & Co

Sonntagsbraten oder Mortadella: Gut gegart, gebrüht oder gekocht sollen sie sein. Tabu: Rohes oder rosa gebratenes Fleisch, Mett, Tatar, Rohwürste wie Salami sowie geräucherter Schinken und Leber.

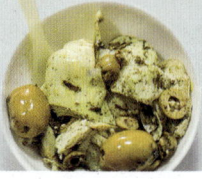
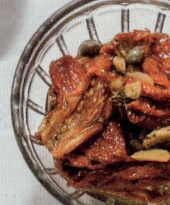

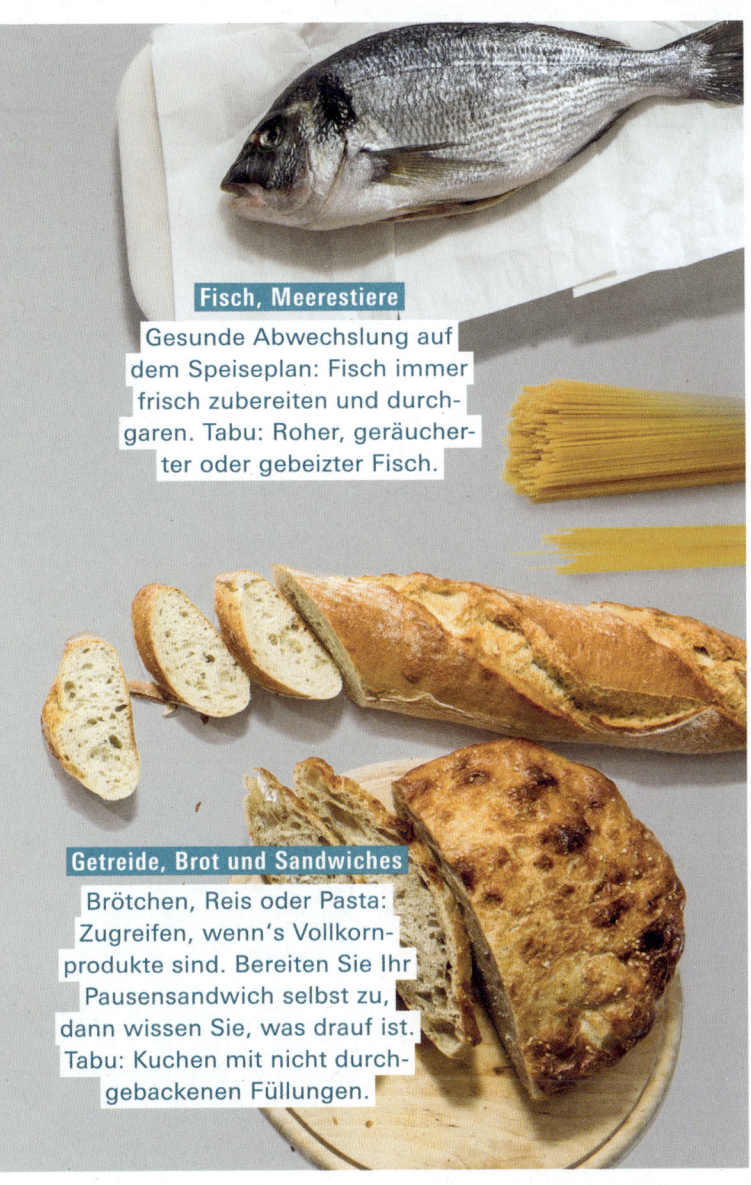

Fisch, Meerestiere

Gesunde Abwechslung auf dem Speiseplan: Fisch immer frisch zubereiten und durchgaren. Tabu: Roher, geräucherter oder gebeizter Fisch.

Getreide, Brot und Sandwiches

Brötchen, Reis oder Pasta: Zugreifen, wenn's Vollkornprodukte sind. Bereiten Sie Ihr Pausensandwich selbst zu, dann wissen Sie, was drauf ist. Tabu: Kuchen mit nicht durchgebackenen Füllungen.

„WAS DARF ICH ESSEN?" ist wohl eine der drängendsten Fragen für Schwangere. Solange Sie die drei wichtigsten Regeln beachten, sind Sie auf der sicheren Seite.

■ **Immer frisch zubereitet:** Obst, Salate und Gemüse gründlich waschen. Bereiten Sie möglichst viel selbst zu. Vorgewaschene, verpackte Salate, vorgeschnittenes Obst oder Smoothies lieber im Regal stehen lassen.

■ **Hauptsache gut gegart:** Alle tierischen Produkte, ob Fleisch, Fisch oder Eier, gut garen oder grillen. Leider sind momentan weder Sushi noch weich gekochte Eier oder saftige Omelettes zu empfehlen.

■ **Rohmilch ist tabu!** Aber: Alle Milch- und Käseprodukte aus pasteurisierter Milch dürfen Sie bedenkenlos verzehren – und das sind sehr viele.

■ **Double Check:** Der Flyer „Listeriose und Toxoplasmose – Sicher essen in der Schwangerschaft" des Bundeszentrums für Ernährung liefert noch mehr Tipps für Auswahl, Einkauf und Zubereitung.

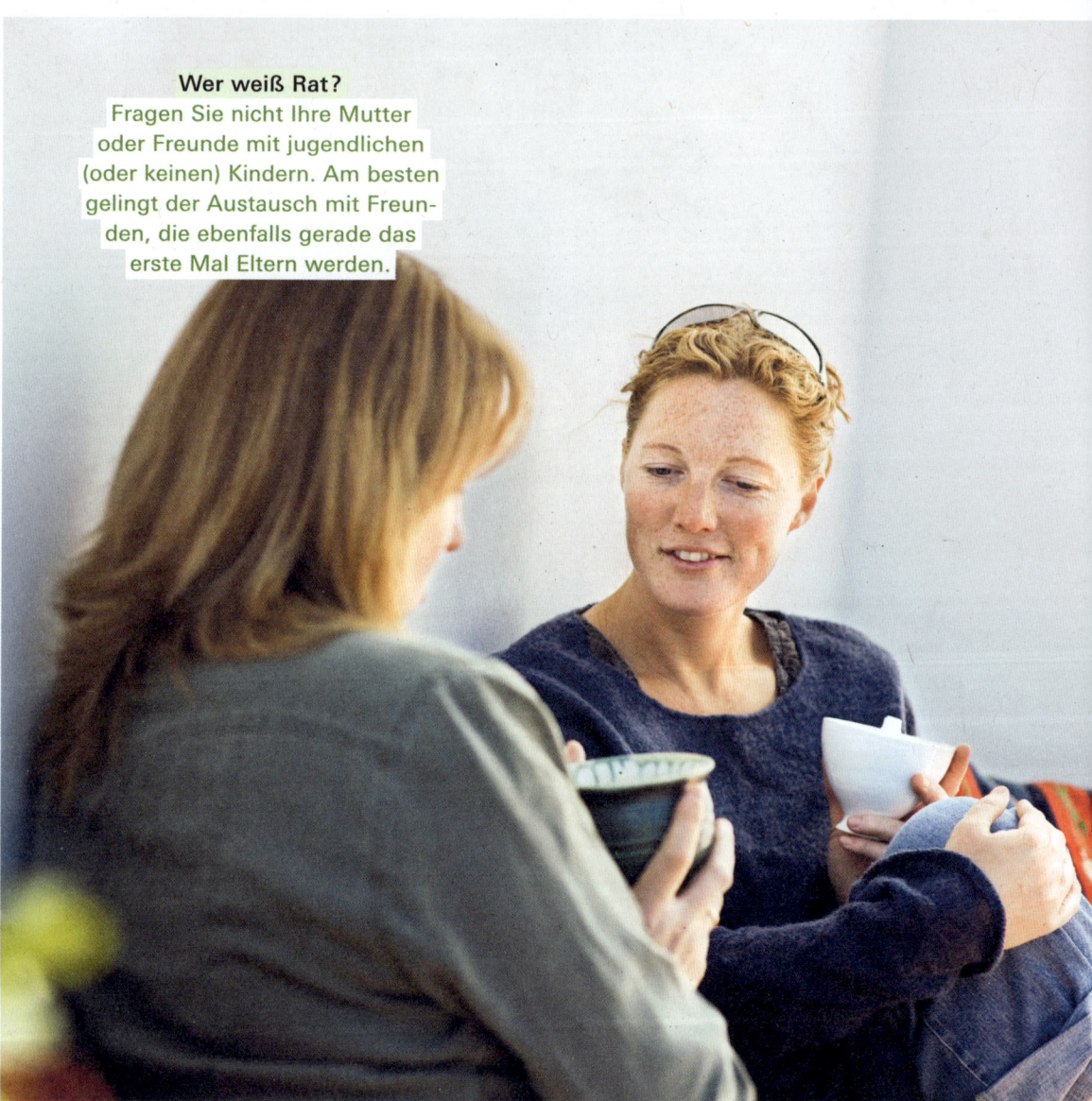

Wer weiß Rat?
Fragen Sie nicht Ihre Mutter oder Freunde mit jugendlichen (oder keinen) Kindern. Am besten gelingt der Austausch mit Freunden, die ebenfalls gerade das erste Mal Eltern werden.

„ALSO, WENN DU MICH FRAGST…"

Du isst Salami? Du gehst noch Reiten? Du besuchst ein lautes Konzert? Kritische oder besorgte Fragen, tadelnde Blicke, ungebetene Ratschläge und übergriffige Bemerkungen können nerven. Was steckt dahinter? Und wie reagieren Sie am besten?

Menschen sind sozial. Das bedeutet: Wir interessieren uns füreinander und sind oft auch ziemlich neugierig. Ist jemand frisch verliebt oder sichtbar schwanger, so ist das für andere eine besonders anziehende Lebenssituation – und das kann die unterschiedlichsten Fragen und Reaktionen hervorrufen.

Nicht persönlich nehmen. Stellen Sie sich darauf ein, dass auch Sie unter Umständen den einen oder anderen unerwünschten Ratschlag bekommen und mit sonderbaren Fragen oder Kommentaren konfrontiert werden. Buchen Sie das einfach als „soziales Interesse" ab, und nehmen Sie es nicht persönlich.

Gelassenheit üben: Solche Situationen sind eine gute Gelegenheit, sich in innerer Gelassenheit zu üben. Es kann unterhaltsam sein, befragt zu werden und von den Schwangerschaftserfahrungen anderer zu hören. Aber es kann eben auch nerven, belasten oder verärgern. Dann hilft, klare Grenzen zu setzen und sich innerlich zu sagen: „Ich sammele/wir sammeln unsere eigenen Erfahrungen."

1 Freundlich abgrenzen: „Interessant. Für mich/für uns ist es gerade so, wie es ist, genau richtig." Eine kurze Antwort, die fast immer passt. Wichtig: Keine Rechtfertigung anschließen, sondern einfach so stehen lassen.

2 Spielerisch aufnehmen: „Na, das ist ja eine ungewöhnliche Frage/ein amüsanter Rat/eine witzige Idee." So antworten Sie mit einem unverfänglichen Gegenkommentar und können daraufhin das Thema wechseln.

3 Schweigen: Nur weil Sie komische Fragen gestellt bekommen, müssen Sie nicht unbedingt darauf antworten. Sie dürfen Fragen auch einfach „überhören" und von sich aus mit einem neuen Thema das Gespräch fortführen.

4 „Nein" darf sein: „Darf ich mal deinen Bauch anfassen?" Hier ist eine ehrliche Antwort gefragt. Hören Sie auf Ihr Bauchgefühl. Sagen Sie ohne schlechtes Gewissen einfach „Nein", wenn Sie das nicht möchten. Sie müssen nicht erklären, warum. Denn: Nein heißt Nein. Und bedarf tatsächlich keiner weiteren Erklärung.

PASST NOCH?

DAS T-SHIRT SPANNT? DIE HOSE ZWICKT? Viele Teile sind noch nicht zu klein, aber schon unbequem. Sie zu sehen, macht nur schlechte Laune.

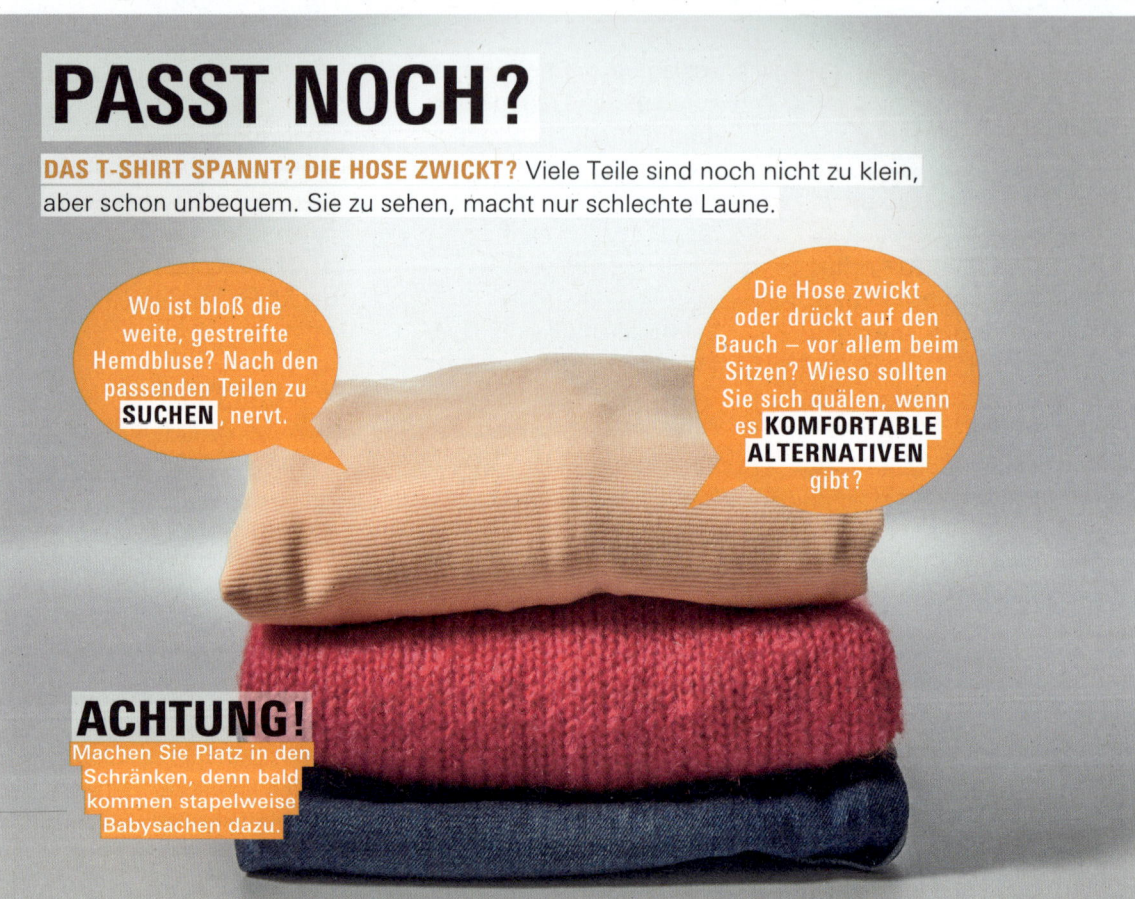

Wo ist bloß die weite, gestreifte Hemdbluse? Nach den passenden Teilen zu **SUCHEN**, nervt.

Die Hose zwickt oder drückt auf den Bauch – vor allem beim Sitzen? Wieso sollten Sie sich quälen, wenn es **KOMFORTABLE ALTERNATIVEN** gibt?

ACHTUNG!
Machen Sie Platz in den Schränken, denn bald kommen stapelweise Babysachen dazu.

DER BAUCH IST LÄNGST NICHT RUND und trotzdem stapeln sich vermutlich Kleidungsstücke in den Fächern, die Sie jetzt ungern tragen oder vielleicht noch nie getragen haben, weil Sie sich in ihnen nicht rundum gut fühlen. Das kurze Kleid, die viel zu enge Stretchhose… Und jetzt kommt erschwerend hinzu, dass die Teile möglicherweise auch gar nicht mehr so sitzen wie ursprünglich gewünscht. Ganz schön frustrierend, wenn der wertvolle Platz im Kleiderschrank mit Sachen belegt ist, die einem gar nicht mehr so richtig gefallen oder passen.

ZWICKT NICHT!

RAUS AUS DEM SCHRANK UND AUF WIEDERSEHEN!

Behalten Sie nur noch, was Ihnen gefällt und komfortabel ist.

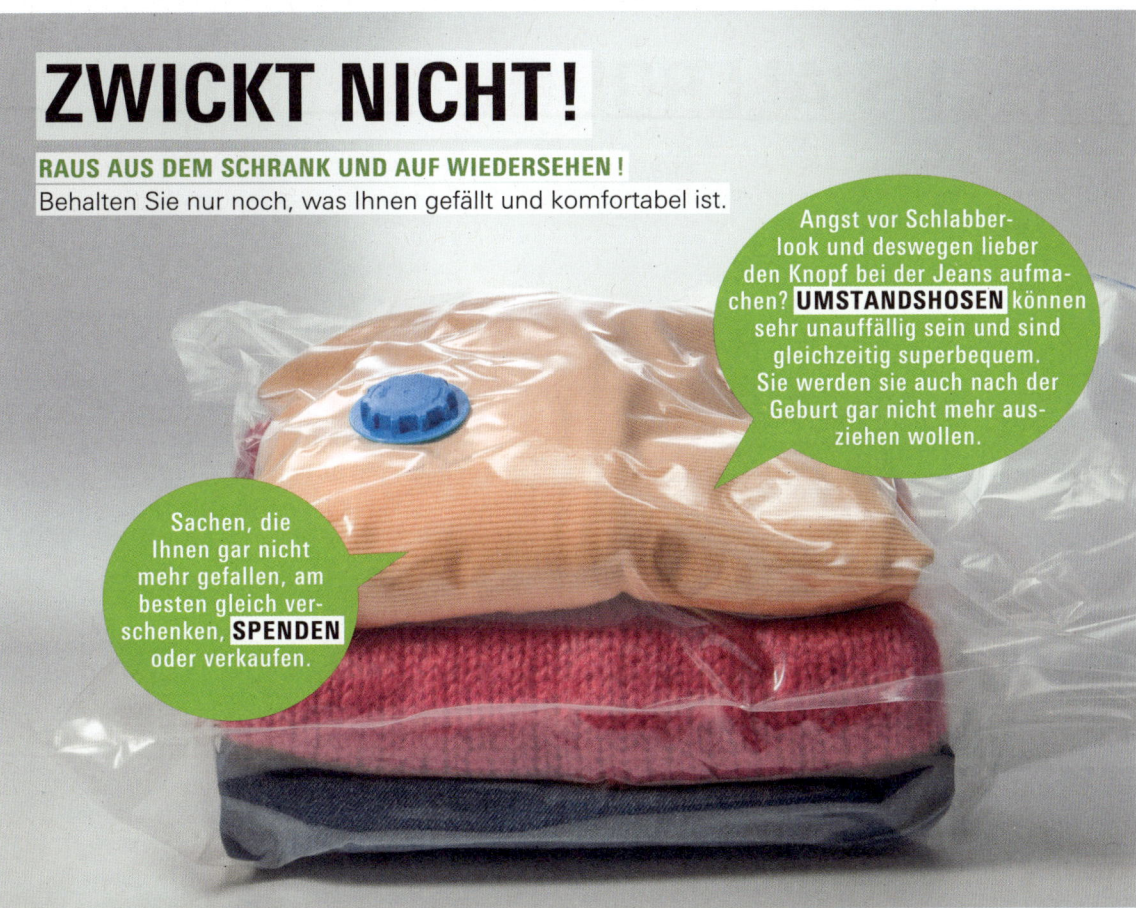

> Angst vor Schlabber-look und deswegen lieber den Knopf bei der Jeans aufma-chen? **UMSTANDSHOSEN** können sehr unauffällig sein und sind gleichzeitig superbequem. Sie werden sie auch nach der Geburt gar nicht mehr aus-ziehen wollen.

> Sachen, die Ihnen gar nicht mehr gefallen, am besten gleich ver-schenken, **SPENDEN** oder verkaufen.

AUCH WENN NOCH NICHT HALBZEIT IST: Leeren Sie Ihren gesamten Kleiderschrank und legen Sie alles, was Ihnen jetzt und erst recht während der kommenden Monate nicht mehr passt oder Ihnen kein gutes Tragegefühl gibt, auf einen Stapel. Anschließend die frisch gewaschenen Teile sorgsam in eine Kiste oder Tüte packen, um sie im trockenen Keller oder auf dem Dachboden zu verstauen. So sorgen Sie dafür, dass Sie in jedes Kleidungsstück hineinpassen und sich die nächsten Wochen und Monate in Ihren Sachen rundum wohlfühlen.

SECHS ALLROUNDTALENTE

WARUM WARTEN, WENN'S JETZT SCHON PASST? Sie können es schon ab sofort rundum bequem haben – mit diesen Lieblingsteilen für Schwangere.

Edles Lieblingsteil

Eine schöne Strickjacke lässt sich gut kombinieren und funktioniert auch im Büroalltag. Ebenfalls eine gute Investition: ein klassischer Blazer in Grau, Blau oder Schwarz.

Baumwolle-Seide-Tops

Tops aus Baumwolle, Seide oder Baumwoll-Seide-Mix sind angenehm auf der Haut und machen Temperaturschwankungen super mit.

Elastische Hosen

Weiche Schwangerschaftshosen schmeicheln mit breitem Bund und ohne störende Knöpfe. Und: Ein Hoch auf bequeme Leggings aus Baumwolle. Ein blickdichtes Modell in Schwarz ist besonders vielseitig.

Der erste Still-BH

Still-BHs sind weich, bequem, einfach zu öffnen, haben keine zwickenden Bügel – und man kann sie auch schon locker in der Schwangerschaft tragen.

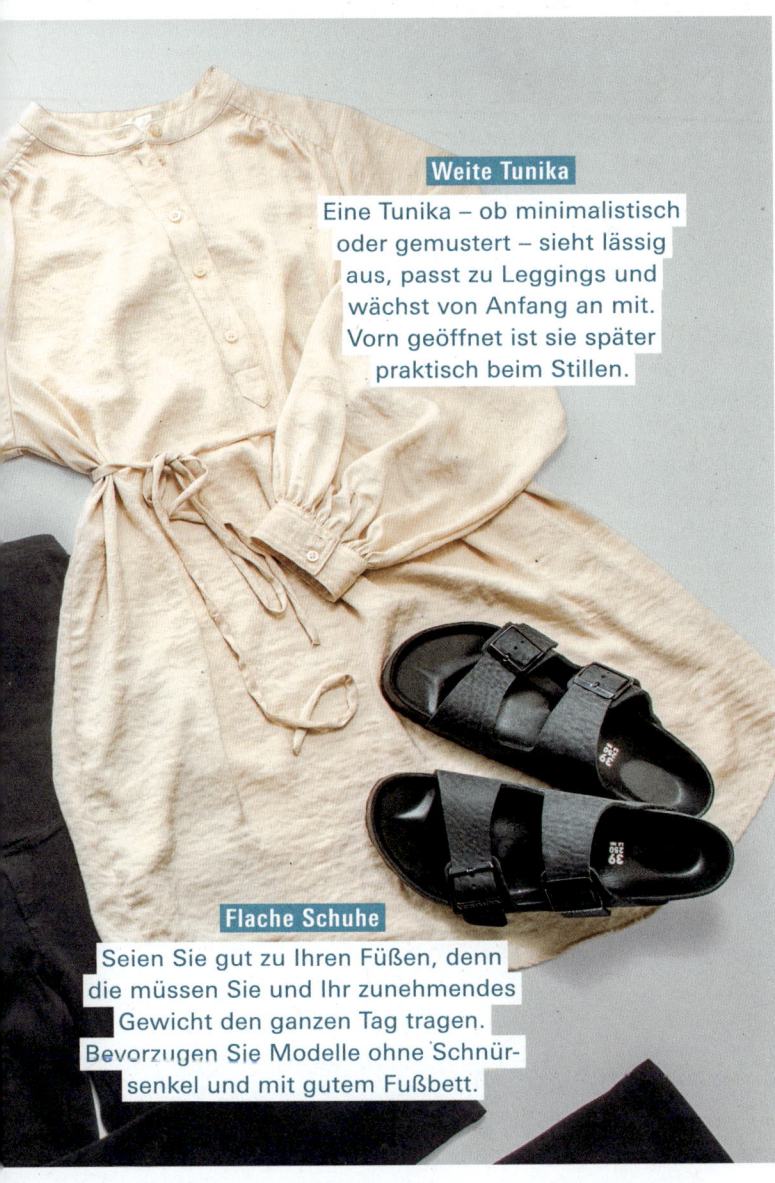

Weite Tunika

Eine Tunika – ob minimalistisch oder gemustert – sieht lässig aus, passt zu Leggings und wächst von Anfang an mit. Vorn geöffnet ist sie später praktisch beim Stillen.

Flache Schuhe

Seien Sie gut zu Ihren Füßen, denn die müssen Sie und Ihr zunehmendes Gewicht den ganzen Tag tragen. Bevorzugen Sie Modelle ohne Schnürsenkel und mit gutem Fußbett.

DER FRÜHE VOGEL: Zugegeben, in den ersten drei Monaten der Schwangerschaft sind die sichtbaren körperlichen Veränderungen noch nicht besonders spektakulär. Trotzdem kann es sein, dass der BH, der bisher immer bequem war, plötzlich nicht mehr passt. Die Schuhe enger geworden sind, und die Knöpfe an der Jeans auf einmal unangenehm drücken. Das alles sind Signale dafür, schon jetzt an die nächsten Monate zu denken und sich von Anfang an Bequemlichkeit zu gönnen.

■ **Lagen-Look:** Top, Tunika, Leggings – alles passt ganz nach Lust, Laune und Wetter über- und untereinander. Schön, modisch und flexibel.

■ **Qualität:** Achten Sie beim Kauf auf gute Qualität, damit die wenigen neuen Teile einige Monate durchhalten.

■ **Nachhaltigkeit:** Der Global Organic Textile Standard (Gots) hat im Test am meisten überzeugt. (test 07/19) Das Siegel fordert zum Beispiel die Verwendung von Bio-Baumwolle und garantiert sichere Arbeitsbedingungen.

DIE KOMMENDEN MONATE – EIN KURZER ÜBERBLICK

Das Gute an einem Fahrplan ist: Er beinhaltet bestimmte Zeiten und Haltestellen, an denen Sie sich bei der eigenen Reise orientieren können. Hier finden Sie einige wichtige Stationen für werdende Eltern. Und auf den folgenden vier Doppelseiten entdecken Sie, wie sich in dieser Zeit das Baby von der Empfängnis bis zur Geburt entwickelt.

Der erste Ultraschall

Eltern werden – das passiert zum Glück nicht von heute auf morgen, sondern ist ein Prozess, der sich über Wochen und Monate erstreckt. Bewusst los geht die Reise meist mit dem positiven Ergebnis des Schwangerschaftstests etwa zwei bis drei Wochen nach der Empfängnis.

Ärztlich festgestellt wird die Schwangerschaft meist um die siebte, achte Woche. Das ist auch der Moment, in dem die werdende Mutter ihren Mutterpass bekommt. Spätestens in der neunten bis zwölften Woche findet dann der erste Ultraschall statt. Spannend für alle, die es gern wissen wollen: Nach Ablauf der zwölften Woche dürfen Ihnen die Ärztin oder der Arzt das Geschlecht des ungeborenen Babys mitteilen. Ungefähr zu dieser Zeit dürfen Sie auch damit rechnen, dass sich flaue Gefühle und Übelkeit endlich wieder aus Ihrem Alltag verabschieden.

Urlaubsansprüche klären

Etwa ab der 16. Woche, so zeigen Erfahrungen, beginnt häufig eine recht beschwerdefreie Phase der Schwangerschaft, die bis zur 26. Woche anhält. Eine gute Zeit, um das Leben ohne Baby noch einmal richtig zu genießen, sich auf die kommenden körperlichen Herausforderungen vorzubereiten und vielleicht sogar, um zu verreisen. Berufstätige sollten jetzt außerdem ihre Urlaubsansprüche klären.

Extra-Info: Für Schwangere gilt ihr Urlaubsanspruch bis zum Ende der Mutterschutzfrist. Alter Urlaub darf sogar bis zum Ende der Elternzeit (siehe S. 139 ff.) aufgehoben werden.

Wichtige Entscheidungen treffen

Wo soll das Kind geboren werden? Wollen wir noch heiraten? Und was ist mit dem Sorgerecht? Mit dem Fortschreiten der Schwangerschaft rücken neue und wichtige Fragen in den Mittelpunkt der Aufmerksamkeit. Gemeinsam will überlegt und entschieden werden, wo das Baby das Licht der Welt erblicken soll (siehe S. 148 f.).

Wenn Sie nicht verheiratet sind, sollten Sie zusammen überlegen, wie Sie sich die Zukunft Ihrer Familie vorstellen. Unverheiratete Männer können ihre Vaterschaft zum Beispiel schon vor der Geburt beim Standes- oder Jugendamt anerkennen. Auch das gemeinsame Sorgerecht können werdende unverheiratete Eltern bereits jetzt beim Jugendamt beantragen.

Bürokratie und dann Endspurt

Ab der 30. Woche finden die Schwangerenvorsorgeuntersuchungen alle zwei Wochen statt. Ein erstes Zeichen dafür, dass es bis zur Geburt nun nicht mehr lange dauern wird. Etwa ab jetzt können Sie sich auch um einen Antrag auf Elterngeld kümmern (siehe S. 139).

Frühestens sieben Wochen vor dem errechneten Geburtstermin (siehe S. 16) schicken Sie eine Bescheinigung über Ihren erwarteten Termin an Ihren Arbeitgeber und Ihre Krankenkasse. Soll die Elternzeit direkt nach dem Mutterschutz beginnen, steht jetzt die Anmeldung an (siehe S. 139). Der Mutterschutz beginnt sechs Wochen vor dem errechneten Geburtstermin (in der 34. Woche).

Langsam können Sie daran denken, den Klinikkoffer zu packen (siehe S. 122 f.) und sich damit beschäftigen, Wohnung und Haushalt für die erste gemeinsame Zeit mit Baby zu organisieren (siehe S. 174). Das Warten auf die Geburt kann sich über einen längeren Zeitraum erstrecken (siehe S. 16 f.). Gut, wenn Sie das von vornherein einplanen. Direkt nach der Geburt wird Ihr Baby das erste Mal untersucht (siehe S. 171) und Sie bekommen neben dem Mutterpass nun auch ein Vorsorgeheft für Ihr Kind.

Wochenbett und Neubeginn

Das Wochenbett ist wie der Beginn einer Schwangerschaft erneut eine Zeit der Umstellung, und es ist gut, wenn Sie sich und dem Baby in diesen ersten Wochen viel Erholung und Ruhe gönnen können. Der gesetzliche Mutterschutz umfasst acht Wochen nach der Geburt.

Innerhalb einer Woche nach der Geburt müssen Sie die Geburtsanzeige beim Standesamt erledigen, die Geburtsurkunden abholen und Ihr Kind bei der Krankenkasse anmelden (siehe auch Checkliste für alles Organisatorische auf S. 105).

Auch Kinder- und Elterngeld sind zeitnah zu beantragen, und beim Finanzamt ist die Lohnsteuerkarte zu ändern.

Eltern werden ist also neben der persönlichen Vorbereitung auch mit einigen organisatorischen und bürokratischen Aufgaben verbunden. Zum Glück haben Sie noch genug Zeit, sich um all diese To-dos zu kümmern.

IHR BABY VON DER 1. BIS ZUR 40. WOCHE

Etwa 40 Wochen: So lange dauert es, bis aus einer winzigen Zellkugel ein Kind mit unverwechselbaren Eigenschaften wird.

In der nächsten Zeit der Schwangerschaft passieren viele kleine und große Entwicklungsschritte.

Der Chromosomensatz des Vaters bestimmt schon bei der Empfängnis, ob das Kind ein Mädchen oder Junge wird. Insgesamt bilden rund 40 000 Gene eine Grundlage für das Aussehen und die vielen verschiedenen Eigenschaften und Eigenarten, die jeden Menschen so einzigartig machen.

Babybauch-Shooting:
Wie wäre es, wenn Sie den Fortschritt der Schwangerschaft fotografisch festhalten? Am besten alle vier Wochen, so entsteht im Laufe der Monate eine persönliche Dokumentation. Mit den folgenden Tipps steht die „Entwicklung" im Mittelpunkt der Fotos:

Tipp 1: Überlegen Sie vorab, wer auf das Foto soll: die Mutter mit Bauch? Das werdende Elternpaar? Und schließlich auch das Baby im Arm?

Tipp 2: Wählen Sie immer den gleichen Bildausschnitt. Auch Perspektive und Hintergrund sollten gleich sein.

Tipp 3: Tragen Sie am besten immer dasselbe – gern dehnbare Sachen, die auch im 10. Monat noch passen oder einfach Unterwäsche.

Tipp 4: Termine im Kalender eintragen, damit's niemand vergisst.

1. Monat (1. – 4. Woche)

Der Embryo entwickelt sich. Mit der Befruchtung der Eizelle durch eine Samenzelle entsteht zunächst eine Zelle mit zwei Zellkernen. Bis zum Ende der 4. Woche entwickelt sich daraus eine winzige Kugel, die aus mehreren Hundert Zellen besteht und sich weiter teilt.

Was passiert? Mit der auf den Eisprung folgenden Befruchtung beginnt die Schwangerschaft. Klarer Hinweis: Die monatliche Blutung bleibt aus. Das Schwangerschaftshormon HCG kann für erste flaue Gefühle im Magen sorgen.

Gut zu wissen: Schwangersein beginnt mit einer intensiven Phase der Anpassung an die neuen Umstände – körperlich und seelisch.

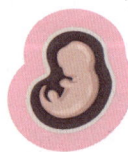

2. Monat (5. – 8. Woche)

Der Embryo entwickelt sich weiter. In der 5. bis 7. Woche entstehen Herz und Lungen. Den Herzschlag sehen Sie im Ultraschall. Auch Gehirn und Nervensystem bilden sich.

Was passiert? Bis zur 8. Woche bildet sich die Fruchtblase, die Fruchtwasser produziert. Darin ist der Embryo gut geschützt, zum Beispiel vor Stößen, Erschütterungen oder Lärm.

Gut zu wissen: In diesem Monat folgt meist die Feststellung der Schwangerschaft durch Frauenärztin, Frauenarzt oder Hebamme. Sie sind nun durch das Mutterschutzgesetz geschützt.

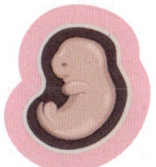

3. Monat (9. – 12. Woche)

Der Fötus wächst von ca. 2,5 auf ca. 5 Zentimeter. Jetzt entwickelt sich das Gesicht mit Augen, Ohren, Nase, Lippen und Zunge. Auch die inneren Organe bilden sich: Magen, Leber und Nieren, die sogar schon Urin ausscheiden.

Was passiert? Im Durchschnitt werden pro Minute 250 000 Nervenzellen neu gebildet. Ein Wunder!

Gut zu wissen: Laut Mutterpass findet in der 9. – 12. Woche die erste Ultraschalluntersuchung statt. Und: Ab jetzt gelten in der Arbeitswelt für manche Berufe besondere Regeln (siehe S. 138).

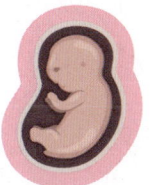

4. Monat (13. – 16. Woche)

Das Baby misst gegen Ende des Monats schon etwa 12 Zentimeter. Es kann strampeln und die Hände zu einer winzigen Faust ballen. Auch manche Reflexe wie der Schluckreflex funktionieren bereits gut.

Was passiert? Das Ungeborene dreht und bewegt sich in der Fruchtblase munter hin und her – spürbar sind diese Bewegungen aber noch nicht. Und: Der Schluckreflex funktioniert jetzt auch schon.

Gut zu wissen: Nun liegen die ersten kritischen Anpassungsprozesse schon hinter Ihnen. Es kann gut sein, dass Ihr Appetit jetzt langsam wächst.

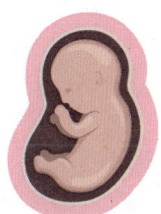

5. Monat (17. – 20. Woche)

Das Baby legt zu, es ist nun schon etwa 25 Zentimeter groß und rund 400 Gramm schwer. Dank der ständigen Bewegungen in der Fruchtblase trainiert es seine Muskeln, Knochen und den Gleichgewichtssinn unermüdlich.

Was passiert? Das Kleine kann jetzt sogar schon am Daumen lutschen. Und es hört mit, wenn die Eltern miteinander lachen, diskutieren oder Musik hören.

Gut zu wissen: Gegen Ende dieses Monats ist die Hälfte der Schwangerschaft bereits vorbei. Laut Mutterpass steht der zweite Ultraschall an.

6. Monat (21. – 24. Woche)

Das Baby nimmt ab jetzt wöchentlich 100 Gramm zu, ab der 22. Woche trinkt es schon täglich etwa 400 Milliliter Fruchtwasser. Noch hat es mit seinen etwa 30 Zentimetern in der Gebärmutter viel Platz, um zu turnen oder mit der Nabelschnur zu spielen.

Was passiert? Jetzt können Sie die Bewegungen schon recht gut spüren. Und Sie stellen vielleicht fest, dass das Baby immer genau dann aktiv wird, wenn Sie selbst gern schlafen möchten.

Gut zu wissen: Langsam rückt die Frage und Entscheidung näher, wo das Baby zur Welt kommen soll.

7. Monat (25. – 28. Woche)

Das Baby bereitet sich weiter auf das Leben außerhalb der Fruchtblase vor: Es wächst unermüdlich weiter, das Skelett wird stabiler und härter und deshalb kann das kleine Bewegungswunder auch deutlich spürbarer zutreten. Hat Sie das schon erschreckt?

Was passiert? Vielleicht können Sie jetzt zum ersten Mal einen kleinen Fuß, Arm oder Po tasten.

Gut zu wissen: Sie können Ihren Blutzucker unter Belastung testen lassen, um einen möglichen Schwangerschaftsdiabetes frühzeitig zu erkennen.

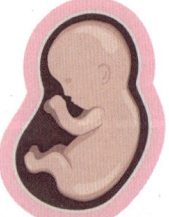
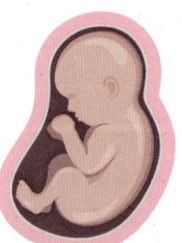
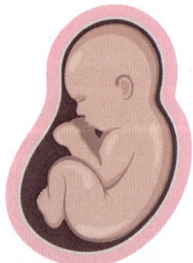

8. Monat (29.–32. Woche)

Das Baby sieht gegen Ende dieses Monats schon fast so aus wie bei der Geburt, es muss nur noch etwas größer und dicker werden. Es ist nun etwa 40 Zentimeter lang und 1100 bis 1400 Gramm schwer.

Was passiert? Gehirn und Nervensystem reifen im Eiltempo weiter, alle Organe bis auf die Lunge sind beinahe vollständig entwickelt. Bis zur Geburt startet nun die Zeit der größten Wachstums- und Gewichtszunahme.

Gut zu wissen: Die meisten Babys können sich noch gut hin- und herdrehen, aber wenn sie jetzt turnen, bewegt sich Ihr ganzer Bauch.

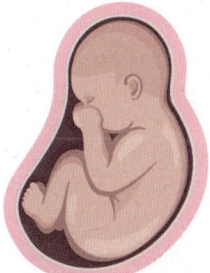

9. Monat (33.–36. Woche)

Das Baby speichert kräftig Körperfett, um noch größer und widerstandsfähiger zu werden: im Durchschnitt rund 200 Gramm pro Woche.

Was passiert? Die meisten Kinder liegen jetzt mit dem Kopf nach unten in der Gebärmutter und rutschen so tiefer in das Becken hinein Richtung „Geburtsstart". In den Lungen entsteht eine Substanz, die dafür sorgt, dass die Lungenbläschen des Neugeborenen nicht zusammenfallen. Dadurch wird die Lungenfunktion stabilisiert.

Gut zu wissen: In der 34. Woche beginnt der Mutterschutz.

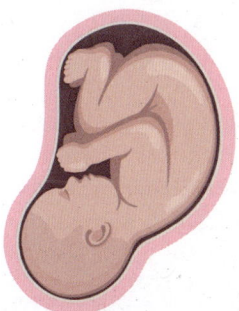

10. Monat (37.–40. Woche)

Das Baby bekommt jetzt noch wichtige Nährstoffe und Antikörper der Schwangeren mit auf den Weg. So ist es vor Infektionen und Krankheiten geschützt, gegen die Sie selbst bereits immun sind.

Was passiert? Das Baby nimmt jetzt noch mal etwa 900 Gramm zu. So baut es eine Fettschicht auf, damit der kleine Körper außerhalb der Gebärmutter nicht zu schnell auskühlt.

Gut zu wissen: Auch die Lungen sind jetzt ausgereift. Alle Weichen sind gestellt für die Geburt. Schon bald werden Sie Ihr Kind in den Armen halten.

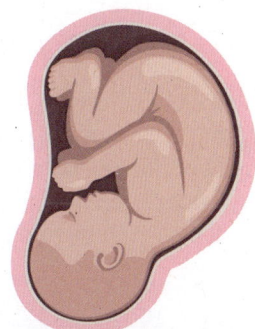

BABYNAMEN SUCHEN?

HANNAH? EMMA? MIA? ODER: NOAH? BEN? PAUL? Namen suchen und diskutieren gehört zu den Lieblingsgedankenspielen werdender Eltern.

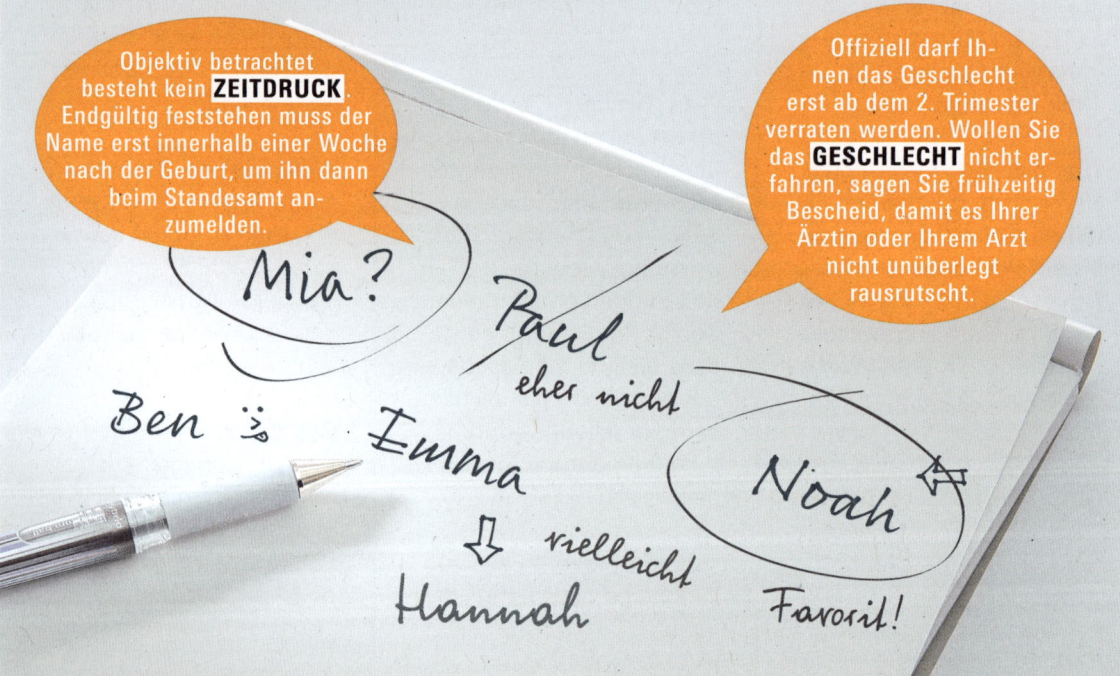

> Objektiv betrachtet besteht kein **ZEITDRUCK**. Endgültig feststehen muss der Name erst innerhalb einer Woche nach der Geburt, um ihn dann beim Standesamt anzumelden.

> Offiziell darf Ihnen das Geschlecht erst ab dem 2. Trimester verraten werden. Wollen Sie das **GESCHLECHT** nicht erfahren, sagen Sie frühzeitig Bescheid, damit es Ihrer Ärztin oder Ihrem Arzt nicht unüberlegt rausrutscht.

DAS KIND BRAUCHT EINEN NAMEN! Aber zum Glück nicht sofort. Sie haben noch viel Zeit, um immer wieder neuen und vielleicht auch eher ungewöhnlichen Namensinspirationen zu folgen – oder auch mal aneinanderzugeraten, weil Sie sich einfach nicht auf einen gemeinsamen Vorschlag einigen können. Im Familien- und Freundeskreis gibt es sicher viele interessante Geschichten darüber, wann, warum und von wem Kinder ihren Namen bekommen haben. Sie können auch zunächst einen „Projektnamen" wie Knöpfchen oder Sonne vergeben.

HEBAMME SUCHEN!

VERLIEREN SIE KEINE WERTVOLLE ZEIT: Starten Sie Ihre Suche nach einer Hebamme am besten sofort.

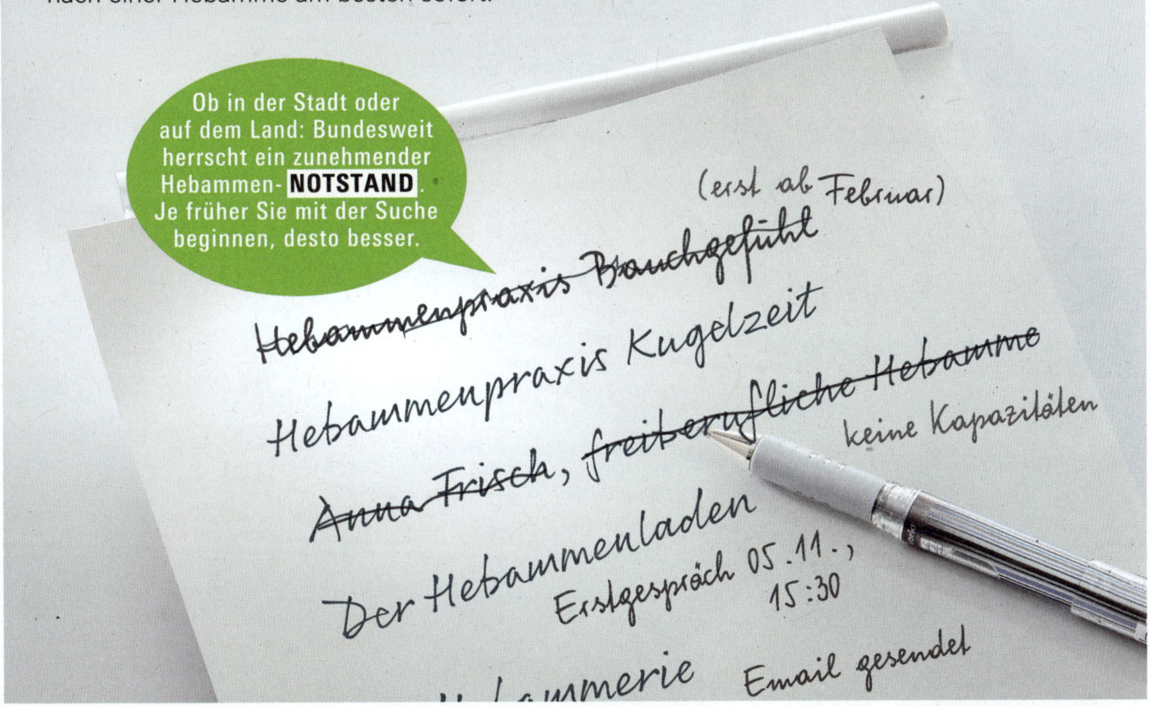

Ob in der Stadt oder auf dem Land: Bundesweit herrscht ein zunehmender Hebammen-**NOTSTAND**. Je früher Sie mit der Suche beginnen, desto besser.

(erst ab Februar)

~~Hebammenpraxis Bauchgefühl~~

Hebammenpraxis Kugelzeit

~~Anna Frisch, freiberufliche Hebamme~~ keine Kapazitäten

Der Hebammenladen Erstgespräch 05.11., 15:30

...Lammerie Email gesendet

DIE ELTERN BRAUCHEN EINE HEBAMME! Namenssuche, Kliniksuche, die Anschaffung eines Babybetts oder Wickeltischs: Vieles hat noch viel Zeit. Aber einiges Wenige muss sofort erledigt werden. Zu dem Wenigen gehört das Suchen einer Hebamme, die zu Ihnen passt. Bringen Sie deshalb so schnell wie möglich in Erfahrung, wie Sie an Ihrem Ort am besten eine Hebamme finden können. Hebammen leisten sehr viel mehr als nur Geburtshilfe. Auf der folgenden Seite finden Sie Tipps, wie Sie bei der Suche am besten vorgehen.

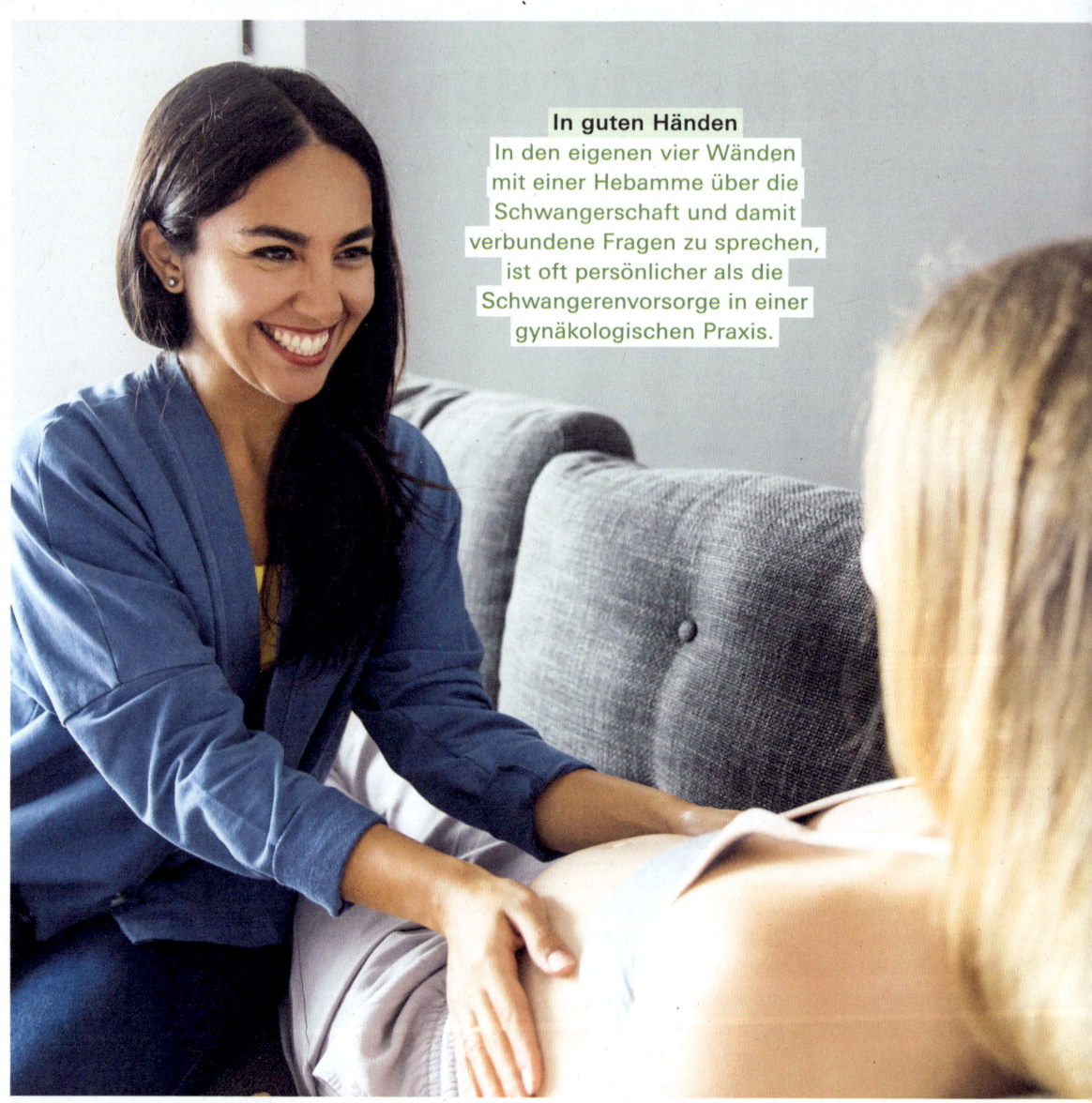

In guten Händen
In den eigenen vier Wänden mit einer Hebamme über die Schwangerschaft und damit verbundene Fragen zu sprechen, ist oft persönlicher als die Schwangerenvorsorge in einer gynäkologischen Praxis.

HEBAMME GESUCHT? GEFUNDEN!

Hebammen sind seit jeher die Fachfrauen für alle Fragen und Bedürfnisse rund um Schwangerschaft, Geburt, Wochenbett und Babypflege in den ersten Monaten. Jede Schwangere kann die Unterstützung und Hilfe einer Hebamme annehmen. Sind Sie privat krankenversichert, fragen Sie am besten bei Ihrer Krankenkasse nach der Kostenübernahme in Bezug auf Art und Umfang der Hebammenbetreuung. Private Kassen übernehmen nämlich nur, was vertraglich festgelegt ist.

Viele Wege führen zum Ziel

Hebammen sind gerade sehr gefragt, momentan gibt es viel zu wenige. Wer gezielt suchen will, steigt am besten direkt mit Tipp Nr. 3 ein. Wer sich gern ein bisschen umfassender informieren möchte, startet mit Tipp Nr. 1 und 2.

1 Die Landesverbände des Deutschen Hebammenverbandes e. V. sind zu finden über www.hebammenverband.de. Alle haben eigene Webseiten mit regionalen Tipps und Angeboten. Auch die Seite www.bfhd.de des Bunds freiberuflicher Hebammen Deutschlands e. V. bietet eine bundesweite Hebammensuche.

2 Die Hebammenliste der gesetzlichen Krankenkassen finden Sie auf der Webseite www.gkv-spitzenverband.de. Unter dem Menüpunkt „Hebammenliste" können Sie bundesweit suchen. Dort finden Sie auch noch umfassende Informationen zu den angebotenen Hebammenleistungen.

3 Die Plattform Ammely www.ammely.de wurde zusammen mit dem Deutschen Hebammenverband e. V. entwickelt. Durch gezielte Suchanfragen und viele registrierte Hebammen werden Sie mit ein paar Klicks vermittelt. Praktisch: Wer eine Suchanfrage startet, bekommt nur Hebammen angezeigt, die in der Gegend und zu den angefragten Terminen Kapazitäten haben.

4 Praxisnah: Möglicherweise gibt es an Ihrem Wohnort sogar eine Hebammenpraxis. Auch gynäkologische und allgemeinärztliche Praxen können manchmal weiterhelfen, ebenso wie nicht zu weit entfernte Geburtskliniken oder Geburtshäuser.

5 Weit streuen! Manchmal hilft es, die Suche noch weiter zu streuen. Vielleicht fragen Sie auch in Ihrer Apotheke nach einer Empfehlung, bei dem für Sie zuständigen Gesundheitsamt oder bei Familienbildungsstätten.

INS TIERHEIM?

MUSS DIE KATZE WEG? Viele werdende Eltern denken, es sei zu riskant, das Tier in den eigenen vier Wänden zu behalten.

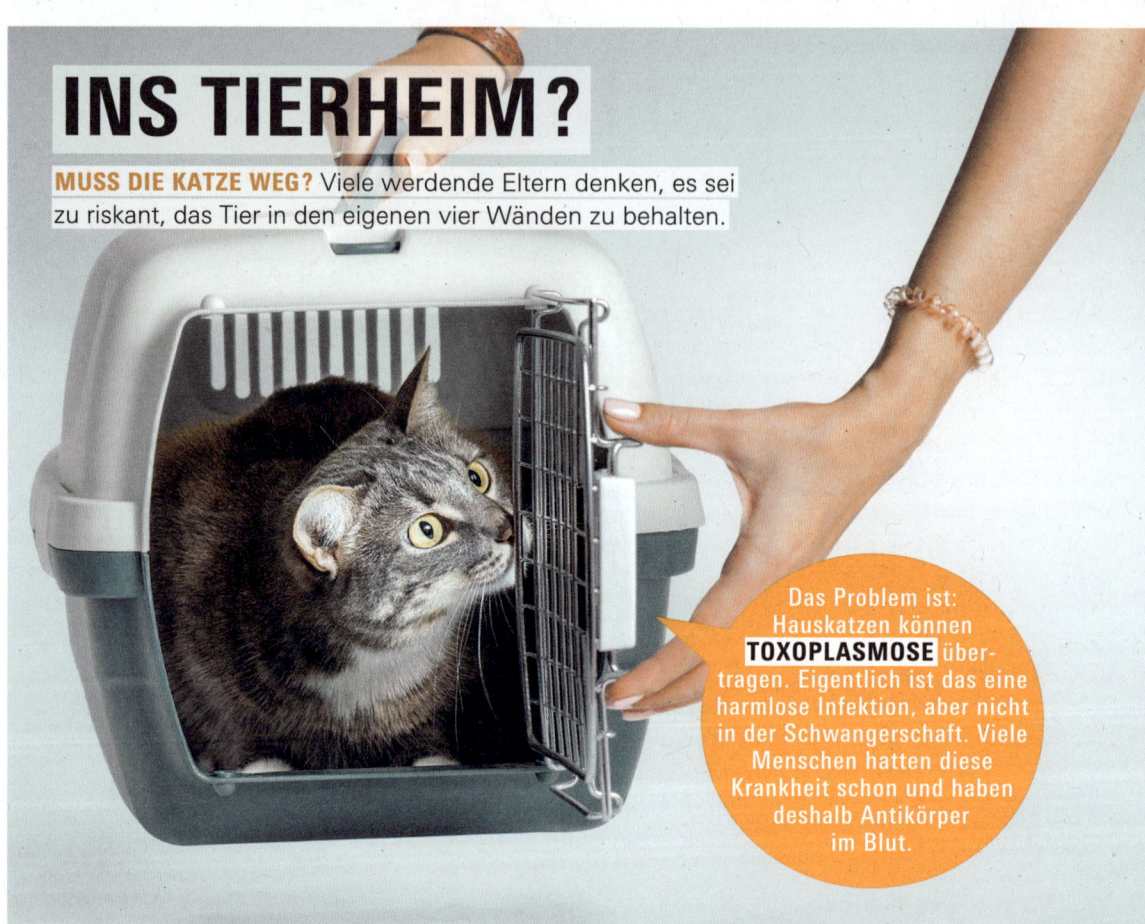

Das Problem ist: Hauskatzen können **TOXOPLASMOSE** übertragen. Eigentlich ist das eine harmlose Infektion, aber nicht in der Schwangerschaft. Viele Menschen hatten diese Krankheit schon und haben deshalb Antikörper im Blut.

WO SOLL DIE KATZE HIN? Moment mal, jetzt keine übereilten Entscheidungen treffen. Denn: Schwangere können mit einem Bluttest überprüfen lassen, ob sie Antikörper gegen Toxoplasmose entwickelt haben. Gut zu wissen: Etwa 40 Prozent aller Schwangeren hatten bereits irgendwann – meist ohne es zu merken – eine Infektion und sind damit ebenso wie Ihr Baby vor einer Neuinfektion geschützt. Aber die Kosten des Tests werden von den Krankenkassen leider nur bei begründetem Verdacht auf eine Infektion übernommen.

INS KÖRBCHEN!

DIE KATZE DARF BLEIBEN. Das Katzenklo sollten Schwangere aber sicherheitshalber nicht sauber machen.

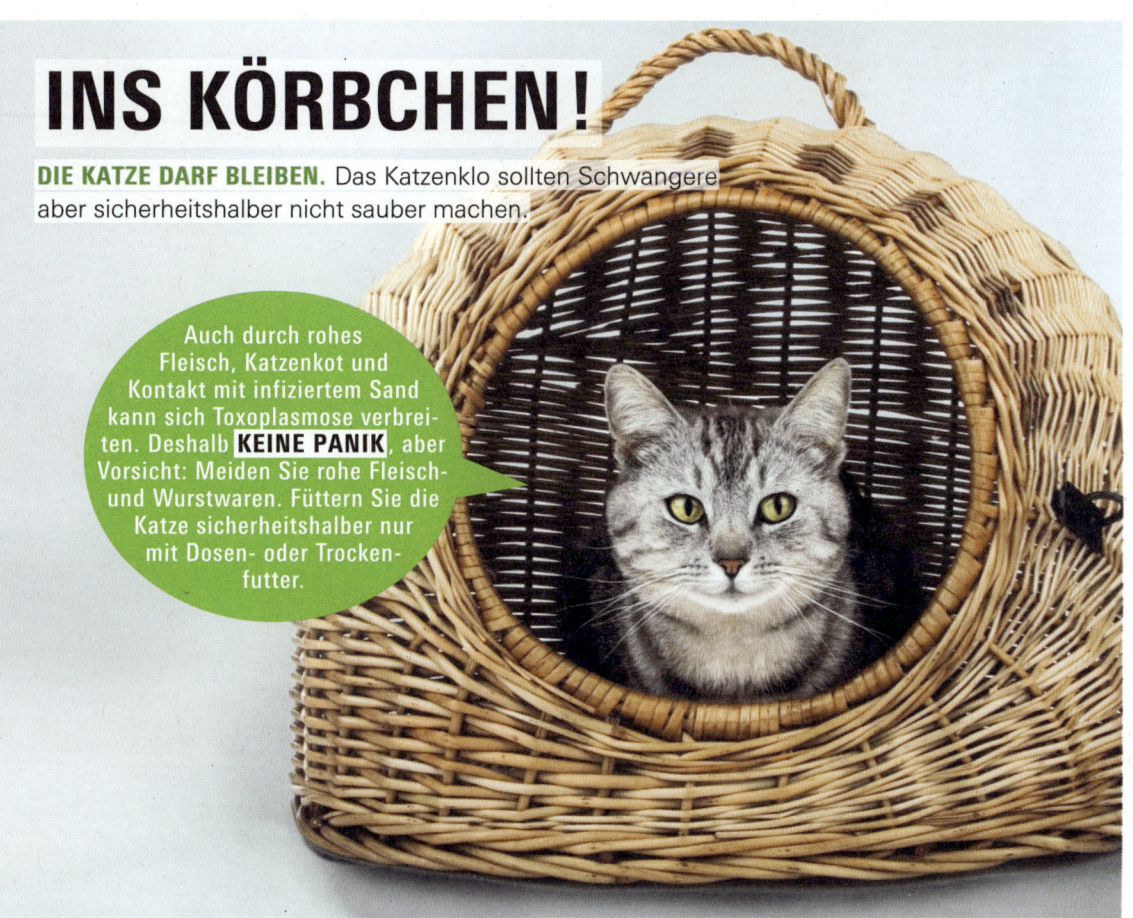

Auch durch rohes Fleisch, Katzenkot und Kontakt mit infiziertem Sand kann sich Toxoplasmose verbreiten. Deshalb **KEINE PANIK**, aber Vorsicht: Meiden Sie rohe Fleisch- und Wurstwaren. Füttern Sie die Katze sicherheitshalber nur mit Dosen- oder Trockenfutter.

KEIN GRUND ZUR PANIK, wenn Sie Ihre vier Wände mit einer oder mehreren Hauskatzen teilen. Die Samtpfötchen dürfen sogar weiter auf Ihren Schoß springen, wenn Sie sich nach dem Streicheln sorgfältig die Hände waschen. Bringen Sie der Katze bei, dass es ab sofort Orte für Sie gibt, die tabu sind. Stellen Sie das Katzenklo möglichst weit weg von Ihren Wohnräumen. Sorgen Sie dafür, dass das Katzenklo täglich gereinigt wird. Wer ganz auf der sicheren Seite sein will, lässt mit Mundschütz und Plastikhandschuhen reinigen.

Ihr Kleines wächst! Und doch sieht in der 13. Woche wahrscheinlich noch immer niemand, dass Sie schwanger sind. Mit der 20. Woche dagegen ist schon Halbzeit und kurz darauf sind die ersten zarten Bewegungen spürbar. Jetzt rundet sich Ihr Bauch zusehends und Ihr Baby wird Woche für Woche aktiver. Gönnen Sie sich vermehrt kleine Auszeiten, und streichen Sie zu viel Stress ganz bewusst aus Ihrem Alltag.

13.–27. WOCHE:

JETZT GEHT ES LANGSAM RUND!

DER BAUCH WÄCHST, DIE ZEIT VERFLIEGT

Bis jetzt haben Sie schon viele neue Eindrücke und Erfahrungen gewonnen. Auch die ersten mit einer Schwangerschaft verbundenen Lebensumstellungen liegen bereits hinter Ihnen. So fühlen Sie sich nun bestimmt schon sicherer als zu Anfang.

In diesem Kapitel finden Sie weitere Anregungen zur Ernährung (siehe S. 82 ff.) sowie für einen gesunden Lebensstil mit sanfter Bewegung (siehe S. 64 f.) und Sport (siehe S. 94 f.).

Spätestens im zweiten Trimester wird Ihnen jetzt im Rahmen der Schwangerenvorsorge wahrscheinlich auch das Thema ärztliche Zusatzleistungen und Pränataldiagnostik begegnen.

Was ist Pränataldiagnostik?

Pränataldiagnostik ist der Sammelbegriff für alle vorgeburtlichen Untersuchungen des Babys. Diese können zwar bestimmte Fehlbildungen oder Erkrankungen ausschließen, aber meist nur sehr begrenzt etwas über die Ausprägung der jeweiligen Erkrankung sagen. Die damit verbundene Ungewissheit kann im Fall eines auffälligen Befundes für werdende Eltern sehr belastend sein.

Statistiken zeigen zudem, dass fast alle Kinder (etwa 97 Prozent) gesund auf die Welt kommen. Deshalb ist es ratsam, sich gut über alle Aspekte der Pränataldiagnostik zu informieren (siehe Service S. 218) und zu überlegen, ob und welche Untersuchungen durchgeführt werden sollen.

Der zweite Ultraschall

Im zweiten Trimester steht auch der zweite Ultraschall an (19. bis 22. SSW). Sie können dabei wählen – und zwar zwischen der Basis-Ultraschalluntersuchung oder der erweiterten Basis-Ultraschalluntersuchung.

Bei der ersten Variante misst die Ärztin oder der Arzt die Größe von Kopf und Bauch des Kindes sowie die Länge der Oberschenkelknochen und beurteilt die Position der Plazenta.

Beim erweiterten Basis-Ultraschall werden zusätzlich einige Körperteile genauer untersucht wie der Kopf und das Gehirn, Hals und Rücken, Herz und Brustkorb, Magen und Harnblase. Beides – Basis-Ultraschall oder erweiterter Basis-Ultraschall – sind Leistungen der gesetzlichen Krankenkassen.

Ärztliche Zusatzleistungen

In vielen gynäkologischen Praxen werden für Schwangere ärztliche Zusatzleistungen angeboten, auch individuelle Gesundheitsleistungen (IGeL) genannt.

Verläuft eine Schwangerschaft normal, sind aus medizinischer Sicht keine Extra-Untersuchungen oder Ultraschallaufnahmen notwendig – wie etwa der Doppler-Ultraschall, der Feindiagnostik- oder Organ-Ultraschall oder ein 3D-/4D-Ultraschall (siehe S. 88).

Wichtig ist auch: Nicht die Häufigkeit von Untersuchungen gibt den Ausschlag für das Entdecken von Auffälligkeiten bei der Entwicklung des Kindes. Sondern: Die Aussagekraft der Ergebnisse hängt von der Erfahrung des oder der Untersuchenden sowie von der Qualität des Schallgerätes ab.

Medizinisch notwendig oder nicht?

Beruhigend ist: Die Krankenkassen zahlen für medizinisch notwendige Leistungen und Untersuchungen. So werden Folgeuntersuchungen übernommen, wenn die Vorsorge einen auffälligen Befund zeigt. Auch die Blutuntersuchung bei einem begründeten Verdacht auf eine Toxoplasmose-Infektion wird dann zum Beispiel von der Kasse bezahlt.

Die Verbraucherzentrale rät Schwangeren, kostenpflichtige ärztliche Zusatzangebote stets kritisch zu hinterfragen und sich vorab ausführlich von der Ärztin oder dem Arzt beraten zu lassen. Falls Sie sich sich mehr als die gesetzlich vorgesehenen Untersuchungen während der Schwangerschaft wünschen, fragen Sie am besten vor Inanspruchnahme bei Ihrer Krankenkasse nach, ob und welche Leistungen zusätzlich übernommen werden.

Eine Schwangerschaft voll Risiken?

Manchmal mag es Ihnen beim Lesen angesichts der vielen Untersuchungsoptionen so scheinen, als stecke eine Schwangerschaft voller Risiken. Vielleicht sind Sie sogar eine „Risikoschwangere"?

Dann sollten Sie zwei Dinge bedenken: Erstens ist im Vergleich zu anderen Ländern der deutsche „Risikokatalog" laut Mutterpass sehr umfangreich. Die Gründe dafür dienen aber Ihrem Schutz. Und zweitens: Erfüllen Sie die Kriterien einer Risikoschwangerschaft, so heißt das nicht, dass bestimmte Komplikationen auch wirklich auftreten werden. Denn die Einstufung erfolgt statistisch.

Lassen Sie sich deshalb die Kriterien für bestimmte Aussagen oder Befunde und mögliche Folgen stets in Ruhe erklären. Eine Einordnung als Risikoschwangere bedeutet zum Beispiel in erster Linie, dass Ihre Schwangerschaft sorgfältig überwacht werden sollte. Denn so können rechtzeitig weitere Untersuchungen oder Behandlungen durchgeführt werden, falls das medizinisch notwendig ist.

FUNKTIONIEREN?

IMMER NUR FUNKTIONIEREN, das funktioniert halt nicht – lautet ein kluger Kalenderspruch, der erst recht in der Schwangerschaft gilt.

„Sie haben fünf neue Mitteilungen": Smartphones und die damit verbundene mediale **BESCHLEUNIGUNG** der Kommunikation machen es uns nicht gerade einfacher, aus unserem „Funktionsmodus" auszusteigen.

„MACH ICH KURZ NOCH MAL SCHNELL!" – kommt Ihnen bekannt vor? Sie erledigen viel nebenbei oder gleichzeitig, sind immer für alle erreichbar, sagen nie oder selten Nein? Und am Ende des Tages haben Sie dann nicht genug Zeit – vor allem nicht für sich selbst und für die Erfüllung Ihrer eigenen Bedürfnisse. Denken Sie daran: Körper und Seele brauchen regelmäßige Pausen und Sie sind jetzt die Hauptperson. Sie geben damit auch das Tempo vor. Antworten Sie weniger oft oder schnell, werden auch die Rückantworten seltener.

PAUSIEREN!

GÖNNEN SIE SICH KLEINE AUSZEITEN! Überfordern Sie sich weder im Job noch im Alltag. Achten Sie lieber auf Ihren Körper und Ihre Bedürfnisse.

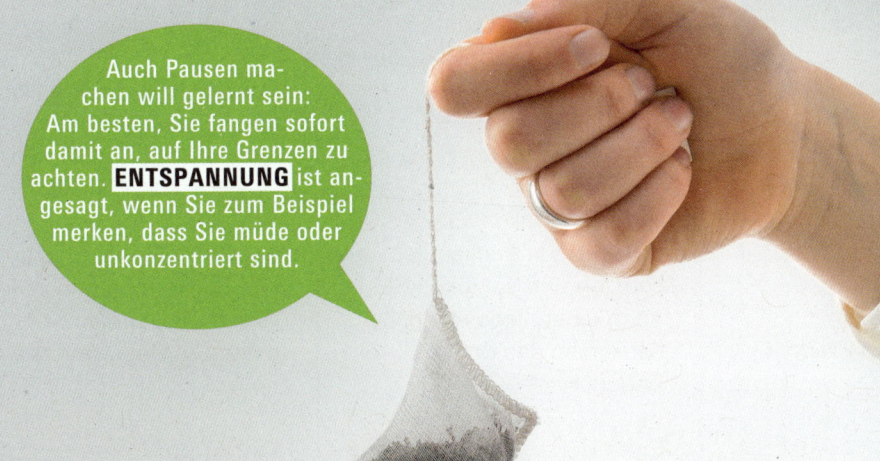

Auch Pausen machen will gelernt sein: Am besten, Sie fangen sofort damit an, auf Ihre Grenzen zu achten. **ENTSPANNUNG** ist angesagt, wenn Sie zum Beispiel merken, dass Sie müde oder unkonzentriert sind.

ERSTMAL EINE TASSE TEE! Den Lieblingsbecher in der Hand zu halten, den aromatischen Duft einzuatmen – eine gute Möglichkeit, wirklich mal nichts zu tun. Das Bedürfnis nach Entspannung ist individuell verschieden. Finden Sie den für Sie passenden Wechsel von Funktionieren einerseits und gemütlicher Passivität und Entspannung andererseits und gestalten Sie Ihr Alltagsleben entsprechend. Denn: So können Sie viel dazu beitragen, typischen Schwangerschaftsbeschwerden (siehe S. 130 ff.) gar nicht erst eine Chance zu geben.

GUT FÜR KÖRPER UND SEELE

Kleine nette Gewohnheiten und Rituale können in Zeiten großer Veränderungen Ruhe und Sicherheit schenken. Sie tragen dazu bei, achtsam mit sich selbst und den eigenen Bedürfnissen und Wünschen umzugehen. Hier sind fünf verschiedene Wege, um liebevoll und gut mit sich selbst umzugehen.

Das Zauberwort „Nein": Jemand bittet Sie um einen Gefallen oder will Sie unbedingt sehen, obwohl Sie sich lieber ausruhen würden? Versuchen Sie, nicht automatisch „ja" oder „gern" zu sagen. Wenn Ihnen etwas zu viel ist, dürfen Sie einfach „nein" sagen. Das sollte jetzt jede und jeder verstehen.

Räkeln im Bett

Das tut gut: Bevor der Tag so richtig Fahrt aufnimmt, tut es sehr gut, noch einen Moment im Bett bei sich zu bleiben. Damit können Sie die Weichen für den Tag stellen: „Heute achte ich darauf, dass ich nicht über meine Grenzen gehe."

So geht's: Nehmen Sie sich bewusst fünf Minuten Zeit, um sich wohlig zu räkeln, zu gähnen, zu strecken, laut zu seufzen und schicken Sie dann einen liebevollen Gedanken an das Baby in Ihrem Bauch.

Extra-Tipp: Vielleicht gibt es sogar jemanden, der Ihnen noch vor dem Aufstehen den ersten Tee oder Kaffee ans Bett bringt oder Ihnen den Nacken massiert… Verdient hätten Sie es!

Musik

Das tut gut: Musik zu hören, kann richtig gute Laune machen. Zwischen dem Hörnerv und unserem Gefühlszentrum, dem Limbischen System, gibt es nämlich eine direkte Verbindung.

So geht's: Lieblingssongs sind ideale Streicheleinheiten für Seele und Körper. Wenn Sie dazu tanzen, werden Ihre Muskeln angenehm gelockert. Beine, Rücken sowie Becken werden beweglicher. Das ist gleichzeitig eine gute Geburtsvorbereitung.

Extra-Tipp: Ruhige Instrumentalmusik ohne größere Taktwechsel, die vom Tempo her dem Herzschlag entspricht (etwa 60 bis 80 Schläge pro Minute), ist besonders entspannend.

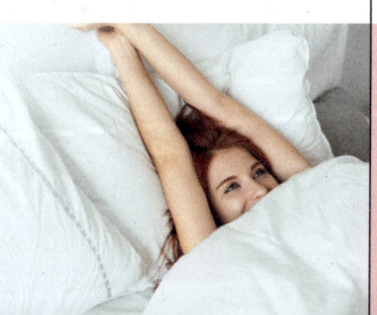
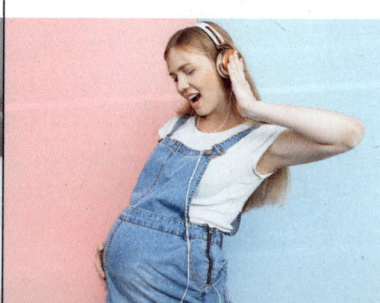

Düfte und Blumen

Das tut gut: Angenehme Düfte wirken ebenfalls direkt auf das Gefühlszentrum. Schneiden Sie eine Limone, Zitrone oder Grapefruit auf und schnuppern Sie daran. Auch der Duft einer schönen Blüte kann kleine Wunder vollbringen.

So geht's: Finden Sie heraus, welche Düfte oder Blumen Ihnen jetzt besonders gefallen und umgeben Sie sich damit. Machen Sie im Gegenzug aktiv einen großen Bogen um alle unangenehmen Gerüche.

Extra-Tipp: Manche Duftstoffe gelten als starke Allergene. Vermeiden Sie daher künstlich hergestellte Luftbedufter und ausgeprägte Düfte wie Menthol oder Campher.

Ein Nickerchen

Das tut gut: Ein kurzer Mittagsschlaf gehörte für die Generation unser Urgroßeltern oft noch ganz selbstverständlich zum Alltag. Heute feiert das Nickerchen ein Comeback.

So geht's: Ein Power-Nap, das zeigen Studien, hat viele positive Effekte: sowohl kurzfristig (die Stimmung wird ausgeglichener, die Konzentration steigt) als auch langfristig (das Risiko für Herz-Kreislauf-Erkrankungen sinkt). Und er unterstützt Sie dabei, kleine Mittagstiefs gut zu überstehen. Also, nichts wie ab aufs Sofa oder den Sessel.

Extra-Tipp: Zu lange darf der Mittagsschlaf nicht sein. Experten halten maximal 20 Minuten für ideal.

Spazierengehen

Das tut gut: Damit alle inneren Organe und das Baby genug Platz im Bauch finden und gut gehalten werden, sind Ihre Bauch- und Beckenbodenmuskeln jetzt besonders gefragt.

So geht's: Schon bei einem kleinen 20- oder 30-minütigen Spaziergang werden Ihre inneren Organe und das Baby sanft hin und hergeschaukelt – das dient der besseren Durchblutung und Kräftigung Ihres Bauchraums und des ganzen Körpers. Und Sie können beim Spazierengehen wunderbar Ihre Gedanken schweifen lassen. Ein schönes und gesundes Ritual für jeden Tag.

Extra-Tipp: Gleichzeitig tanken Sie Vitamin D und eine Extraportion Sauerstoff.

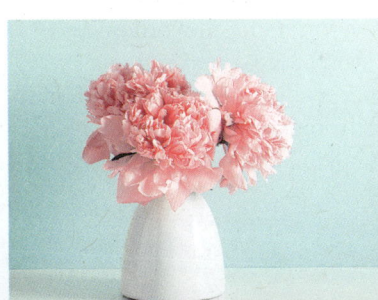

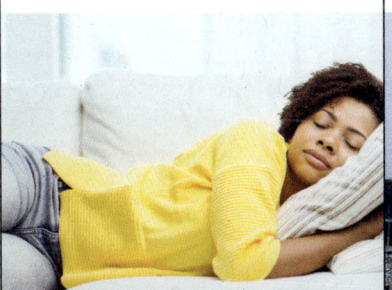

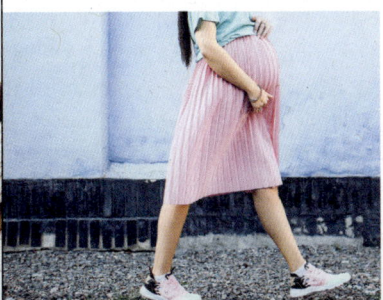

BEINE HOCH?

CHILLEN AUF DEM SOFA ist eine Möglichkeit, dem eigenen Ruhebedürfnis nachzugehen und die schweren Beine zu entlasten.

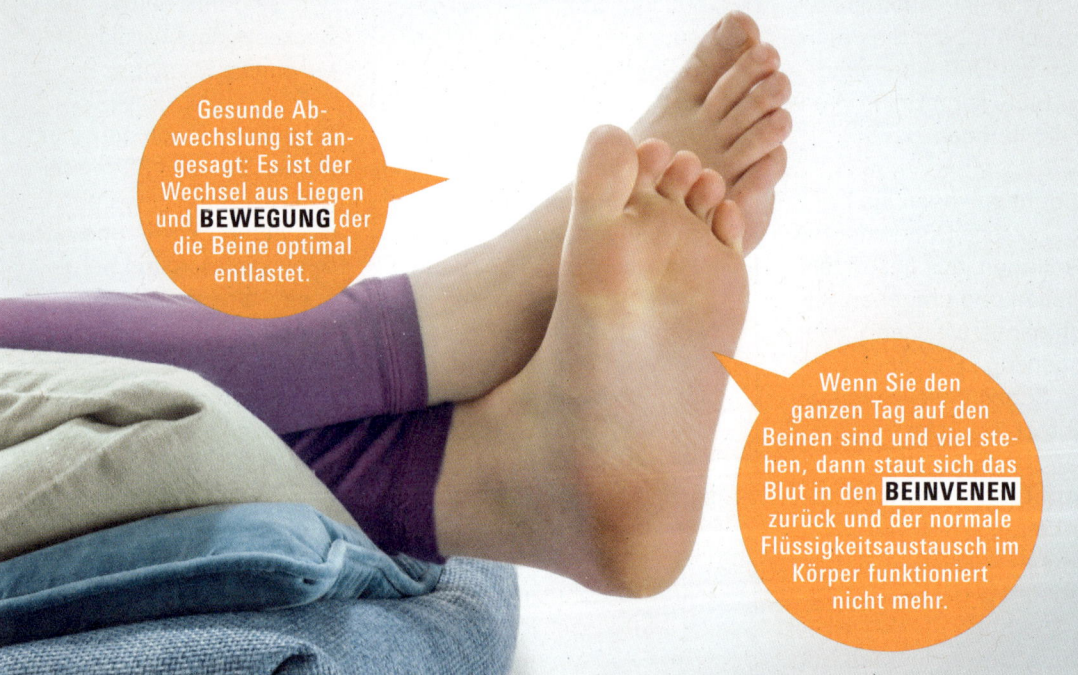

Gesunde Abwechslung ist angesagt: Es ist der Wechsel aus Liegen und **BEWEGUNG** der die Beine optimal entlastet.

Wenn Sie den ganzen Tag auf den Beinen sind und viel stehen, dann staut sich das Blut in den **BEINVENEN** zurück und der normale Flüssigkeitsaustausch im Körper funktioniert nicht mehr.

DER MÜDIGKEIT NACHGEBEN – das darf jederzeit sein. Zumal Müdigkeit in der ersten Zeit gar nicht so selten ist. Wie bereits gesagt stellen sich das gesamte Hormon- und Immunsystem sowie der Stoffwechsel um. Müdesein ist eine Schutzfunktion Ihres Körpers und ein Signal, sich auszuruhen. Am besten, indem Sie Ihre Beine hochlegen, denn dadurch werden die Gefäße entlastet. Auch das Atmen fällt in dieser entspannten Körperposition leichter. Genießen Sie die Ruhe. Aber möglichst nicht nonstop – frische Luft tut nämlich auch mal gut.

BEINE STÄRKEN!

SANFTE BEWEGUNG UND FUSSGYMNASTIK sind dagegen aktive Methoden, die Füße und Beine zu stärken und gezielt zu verwöhnen.

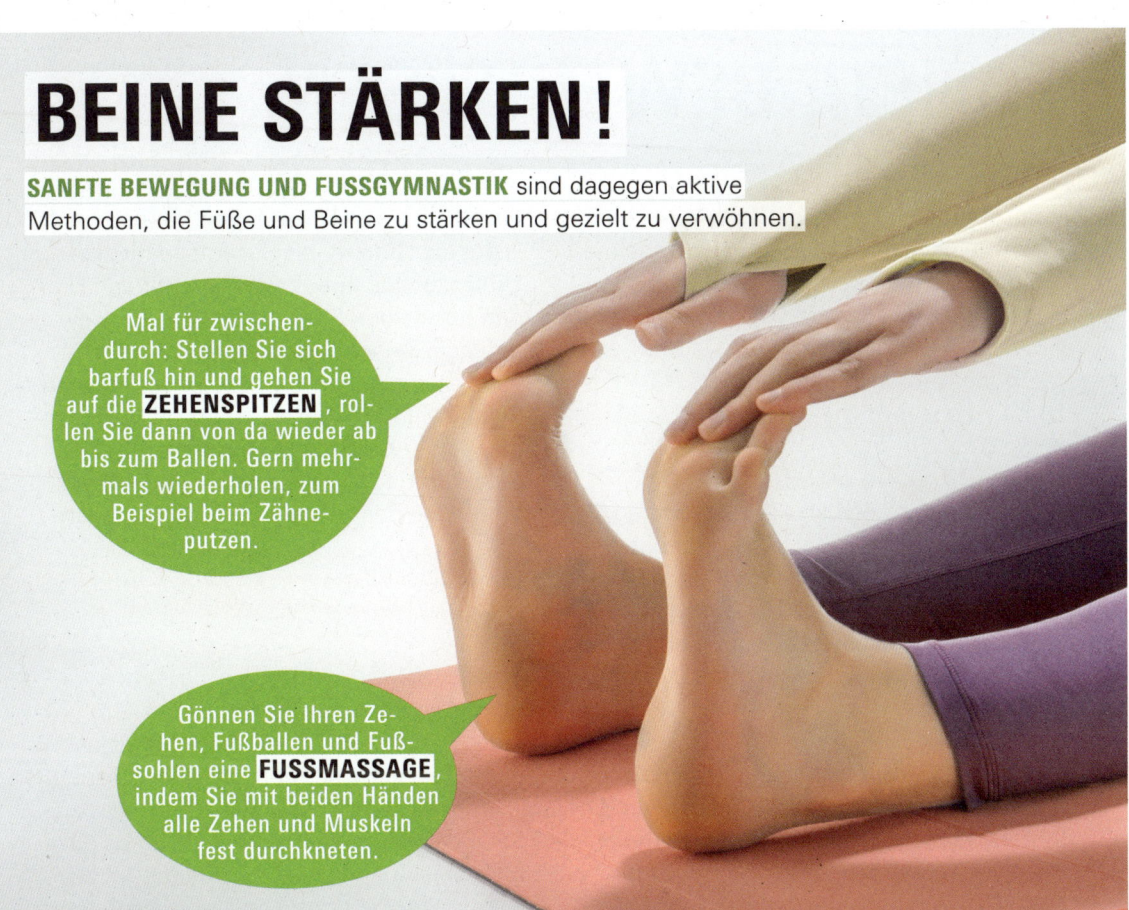

Mal für zwischendurch: Stellen Sie sich barfuß hin und gehen Sie auf die **ZEHENSPITZEN**, rollen Sie dann von da wieder ab bis zum Ballen. Gern mehrmals wiederholen, zum Beispiel beim Zähneputzen.

Gönnen Sie Ihren Zehen, Fußballen und Fußsohlen eine **FUSSMASSAGE**, indem Sie mit beiden Händen alle Zehen und Muskeln fest durchkneten.

KÖRPERLICHE AKTIVITÄT AUSKOSTEN – denn das A und O für gesunde Beine ist der Wechsel von Entspannung und Aktivität. Ihre Füße und Beine sind jetzt besonders gefordert, denn sie müssen das zusätzliche und stetig zunehmende Gewicht tragen. Verwöhnen Sie Ihre Füße und Beine mit sanften Bewegungen (siehe nächste Seiten) und nehmen Sie Rücksicht, indem Sie bequeme und nicht zu enge Schuhe tragen. Auch Wechselgüsse mit kaltem und warmem Wasser tun gut. Wichtig: Der erste und der letzte Guss sollen immer kalt sein.

SANFTE BEWEGUNGEN

Egal, ob es sich um kleine aber wirksame Übungseinheiten handelt oder um regelmäßig praktizierten Sport, den Sie ohnehin bereits ausüben: Jedes bewusste Ein- und Ausatmen, jedes Dehnen und jede Bewegung dient Ihrer Fitness und trägt so dazu bei, die Geburt zu erleichtern.

1. Einatmen, ausatmen

Sie können das bewusste Atmen im Yoga-Sitz wie abgebildet, aber natürlich auch sitzend auf einem Stuhl oder im Stehen üben: Atmen Sie die Luft durch die Nase tief ein, und führen Sie dabei Ihre gestreckten Arme seitlich nach oben über den Kopf. Mit dem Ausatmen über den Mund führen Sie Ihre Arme wieder über die Seiten nach unten. Atmen Sie wieder ein, heben die Arme über die Seite hoch und strecken und dehnen Sie Ihre Arme Richtung Himmel. Wiederholen Sie diese Übung langsam dreimal. Zum Schluss legen Sie eine Hand auf das Herz und eine Hand auf den Bauch und spüren dem bewussten Atmen nach. Es schenkt neue Energie und ist sehr entspannend.

2. Den Rücken stärken

Wenn möglich, dürfen sich beim Schmetterling Ihre Fußsohlen berühren. Fühlt sich diese Position für Sie unbequem an, legen Sie sich ein Kissen unter den Po (das entlastet die Hüften), bis Sie entspannt sitzen. Umfassen Sie Ihre Fußspitzen mit den Händen und atmen Sie ein paar Mal ruhig ein und aus. Ziehen Sie dann beim Einatmen Ihre Füße langsam zum Körper und richten Sie dabei Ihren Rücken möglichst gerade auf. Beim Ausatmen lassen Sie die Knie Richtung Boden sinken. Zum Entspannen dürfen Sie den Rücken gern sanft runden.

Extra-Tipp: Bewegen Sie sich stets nur so weit, wie sich das gut anfühlt. Achten Sie die Grenzen Ihres Körpers, und gehen Sie beim Dehnen behutsam vor.

3. Minibewegungen genießen

Beim Atemlift zunächst den einen Arm gerade und hoch Richtung Decke strecken und dabei tief einatmen. Dann den Arm leicht über dem Kopf anwinkeln, etwas zur Seite neigen und ausatmen. Wenn es guttut, neigen und räkeln Sie sich mit Minibewegungen von Kopf, Schultern und Oberkörper nach links oder rechts. Wiederholen Sie die Übung mit dem anderen Arm, so entsteht keine einseitige Belastung.

4. Trinken nicht vergessen

Gilt immer, aber in der Schwangerschaft umso mehr: Achten Sie auf eine ausreichende Flüssigkeitszufuhr.

EINFACHE ÜBUNGEN ZUM WOHLFÜHLEN

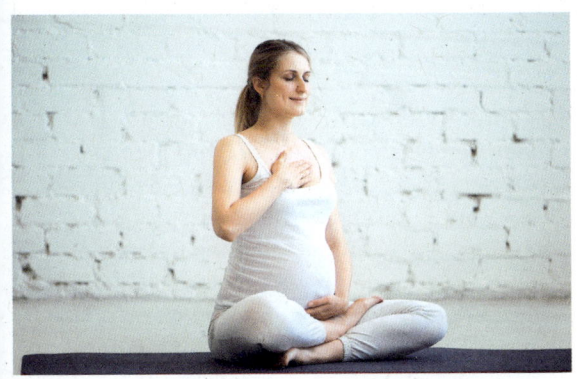

1. Bewusst atmen: In der Geburtsvorbereitung spielt der Atem eine wichtige Rolle. Mit kleinen Übungen (siehe Text links) können Sie sich schon mal auf das bewusste Atmen einstimmen.

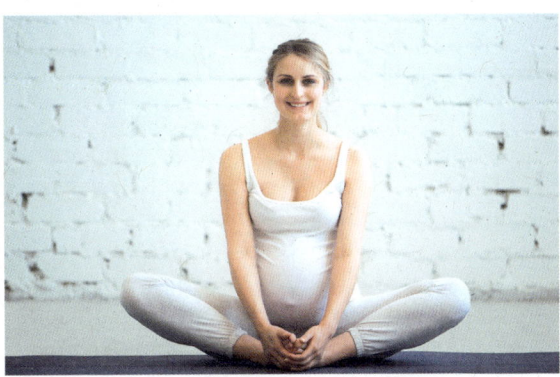

2. Aufrecht sitzen: Im Schmetterling werden Hüfte und unterer Rücken mobilisiert und gedehnt. Ziehen Sie Ihre sich berührenden Fußsohlen an sich heran. Der Rücken bleibt aufrecht.

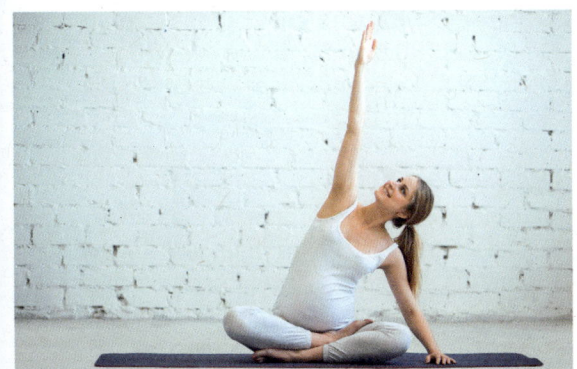

3. Strecken: Den Atemlift können Sie auf dem Boden wie hier oder auf einem Stuhl machen. Er mildert den Druck Ihres Babys auf die Rippen und erleichtert das Atmen.

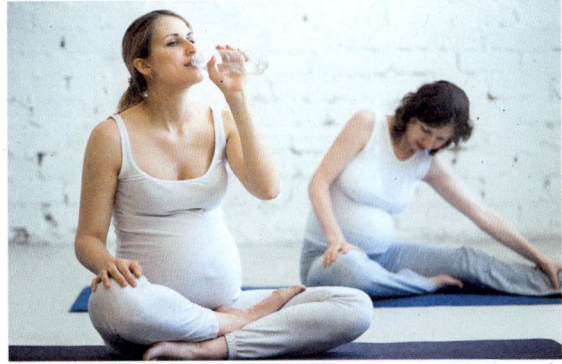

4. Wasser trinken nicht vergessen: Ob beim Yoga, im Fitnessstudio, in der Sporthalle oder unterwegs: Haben Sie am besten immer genug Wasser zum Trinken in Reichweite.

YOGA TUT GUT

Yoga sorgt für Beweglichkeit, dehnt die Muskulatur und vertieft Ihre Atmung. Ihr Körper wird so besser durchblutet. In einem Yoga-Kurs für Schwangere lernen Sie ausgewählte Körperhaltungen kennen, die auch in Ihren jetzigen Umständen geeignet sind. Vor allem für Anfängerinnen ist das empfehlenswert. Fragen Sie bei Yogastudios vor Ort, oder schauen Sie online nach einem Programm für Schwangere. Manchmal bieten auch Volkshochschulen Kurse an. Probieren Sie nur, was Sie sich zutrauen und nicht schmerzt.

1. Geburtsvorbereitend: die Hocke

Stehen Sie aufrecht, führen Sie beide Arme über die Seiten nach oben, beugen Sie den Oberkörper vor. Wandern Sie mit den Füßen auseinander, die Zehen zeigen nach außen. Nun Hüfte und Becken behutsam absenken – nur so weit, wie Sie sich stabil und wohlfühlen. Die Ellenbogen an die Innenseiten der Schenkel legen und leicht nach außen drücken. Die Hände vor der Mitte der Brust gegeneinanderdrücken. Drei Atemzüge lang tief ein- und ausatmen.

2. Beruhigend: das Kind

Bringen Sie Ihre Knie hüftbreit auseinander, und setzen Sie sich auf Ihre Fersen. Beugen Sie Ihren Oberkörper vor und legen ihn zwischen den Oberschenkeln ab. Ihre Stirn sinkt Richtung Boden. Vielleicht legen Sie eine Decke unter Ihre Knie. Mit einem Kissen liegen Stirn und Kopf entspannter. Die Arme sind nach vorn gestreckt oder liegen entspannt neben dem Körper. Atmen Sie tief ein und aus und entspannen Sie Schultern, Gesäß und Stirn.

3. Stabilisierend: die Schulterbrücke

Legen Sie sich für die Schulterbrücke auf den Rücken. Stellen Sie beide Beine auf. Bleiben Sie so oder spreizen Sie ein Bein ab (siehe Foto rechts unten). Heben Sie nun Gesäß und Rücken für einige Atemzüge. Dann flach hinlegen, entspannen und (auf der anderen Seite) wiederholen.

4. Dehnend: die sanfte Drehung

Starten Sie im Schneidersitz mit geradem Rücken. Strecken Sie Ihr rechtes Bein aus, führen Sie den linken Arm hinter Ihr Gesäß, die Hand stützt ab. Die rechte Hand liegt locker auf dem linken Knie. Atmen Sie tief ein und aus: beim Einatmen nach oben strecken, beim Ausatmen leicht drehen. Lösen Sie die Haltung. Strecken Sie Ihr linkes Bein aus, ziehen Sie das rechte heran und führen Sie die Drehung zur anderen Seite durch.

ATMEN UND DEHNEN: BEHUTSAM, SO WIE SIE ES KÖNNEN

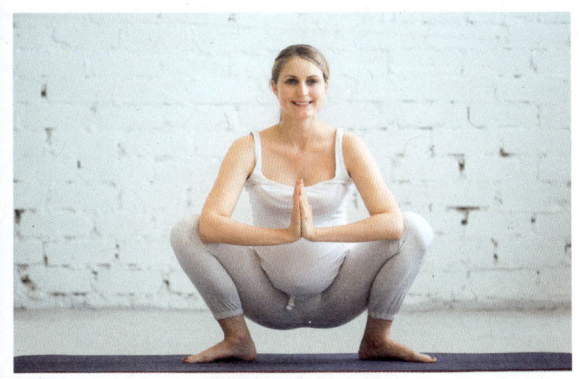

1. **Die tiefe Hocke** öffnet das Becken, fördert die Durchblutung und bereitet Sie auf die Geburt vor. Haben Sie Knöchel-, Rücken- oder Kniebeschwerden, ist sie allerdings nicht geeignet.

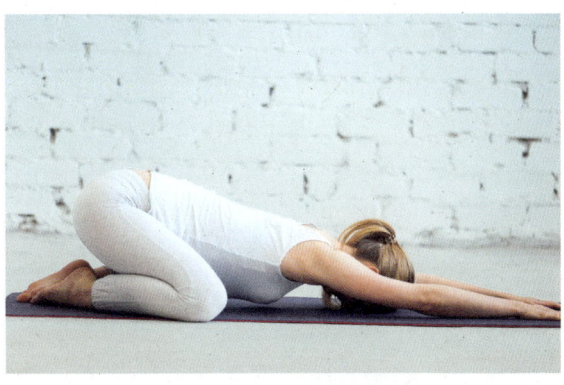

2. **Das Kind** ist eine beruhigende Haltung. Sie entlastet die Schultern und dehnt den unteren Rücken. Zudem stabilisiert sie die Beckenbodenmuskulatur und baut Stress ab.

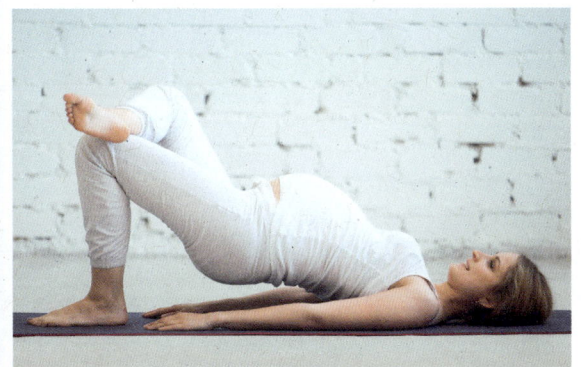

3. **Die Schulterbrücke** stabilisiert die Wirbelsäule und öffnet das Becken. Ob Sie ein oder beide Beine aufstellen, das bestimmen Sie. Hauptsache, der untere Rücken tut dabei nicht weh.

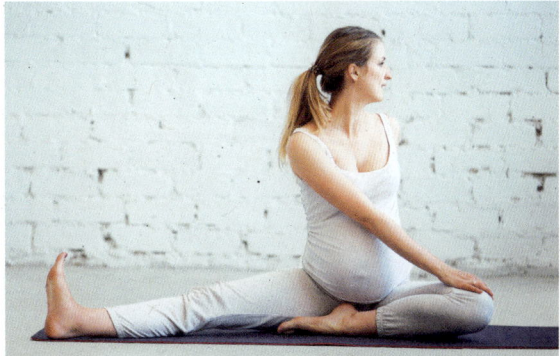

4. **Die sanfte Drehung** ist eine schöne Möglichkeit, die Rücken- und Atemmuskulatur zu dehnen und gleichzeitig zu entspannen. Auch die Atmung wird so angenehm vertieft.

NESTBAU?

BABYS BRAUCHEN EIN KUSCHELIGES ZIMMER – wäre es da nicht schlau, jetzt noch mal die ganze Wohnung umzustellen und zu streichen?

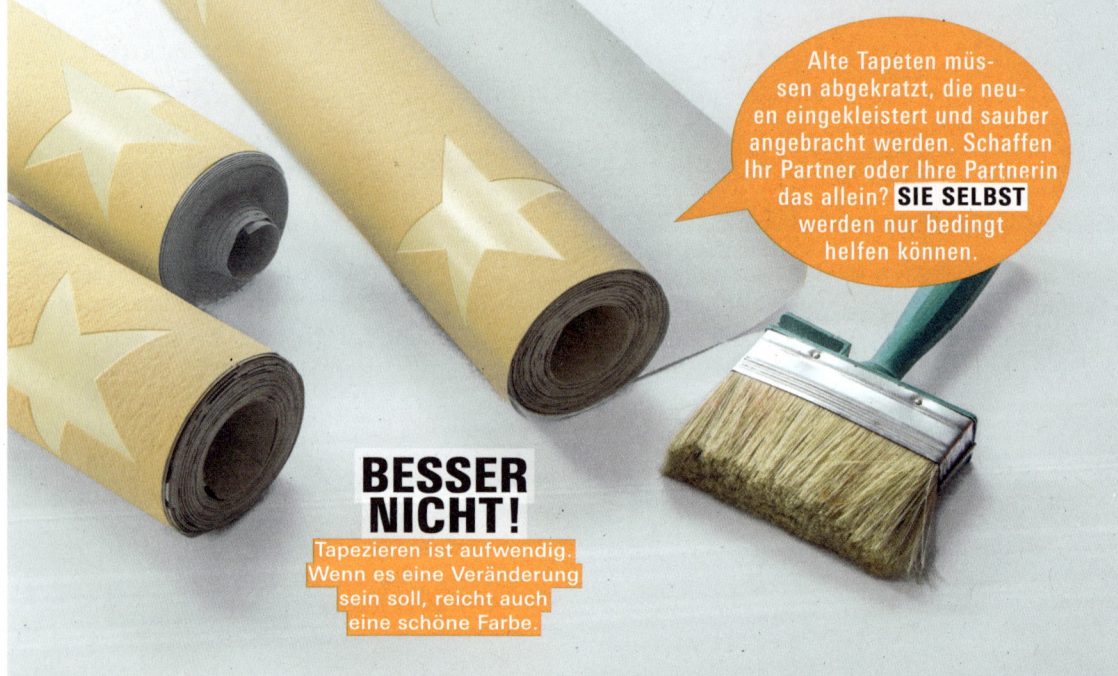

Alte Tapeten müssen abgekratzt, die neuen eingekleistert und sauber angebracht werden. Schaffen Ihr Partner oder Ihre Partnerin das allein? **SIE SELBST** werden nur bedingt helfen können.

BESSER NICHT!

Tapezieren ist aufwendig. Wenn es eine Veränderung sein soll, reicht auch eine schöne Farbe.

DIE EIGENEN VORSTELLUNGEN von so einem perfekt eingerichteten Nest können ganz schön stressen: Eine neue Küche, frisch gestrichene Wände und das zukünftige Kinderzimmer wie aus einer französischen Wohnzeitschrift? Schön, wenn Sie das alles für sich selbst und Ihren Nachwuchs arrangieren können. Aber es geht auch ohne das alles: Denn im ersten Jahr haben Babys ihren Schlafplatz am besten bei den Eltern. Soooo viel müssen Sie in Ihrem Nest also wahrscheinlich gar nicht verändern. Und genug Zeit dazu haben Sie auch noch.

REISEZEIT!

LIEBER NOCH MAL VERREISEN oder ausgehen, denn schon bald wird der Bauch immer runder – und Unternehmungen damit beschwerlicher.

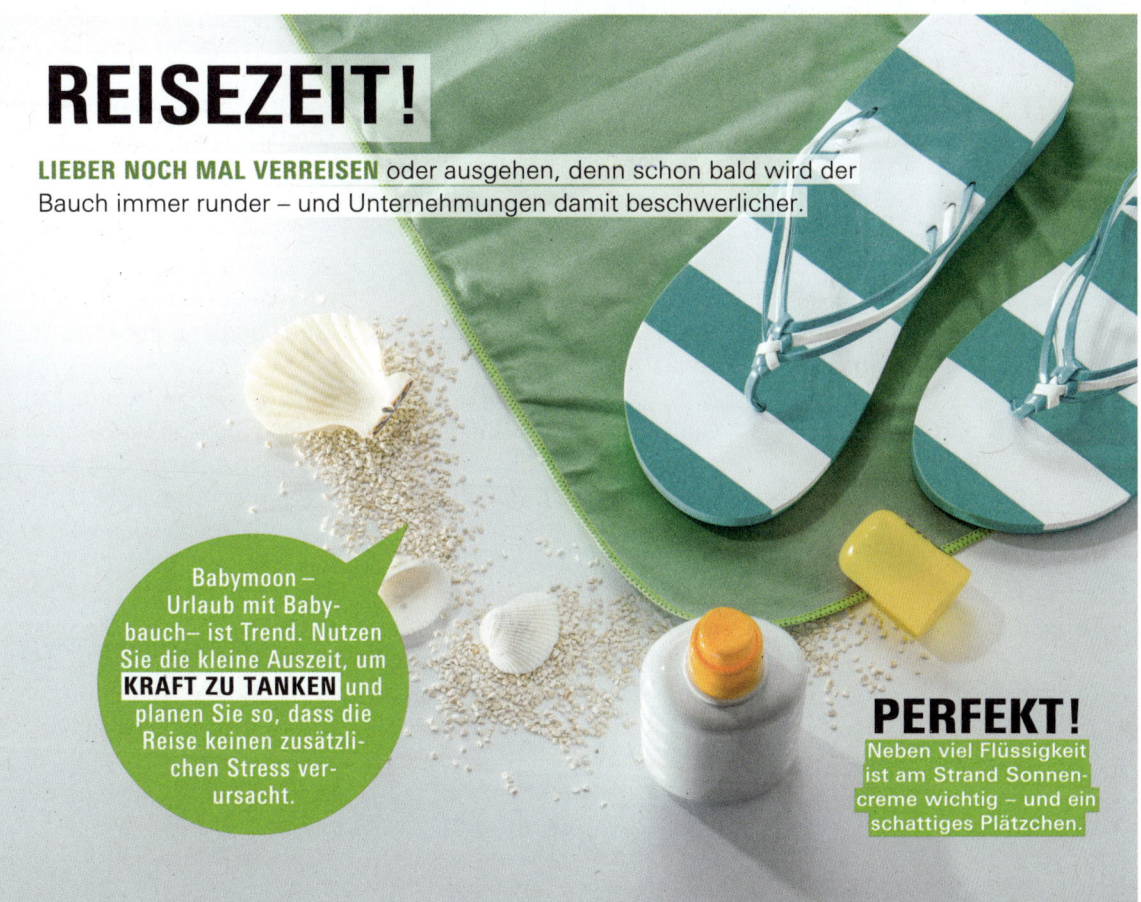

Babymoon – Urlaub mit Baby- bauch– ist Trend. Nutzen Sie die kleine Auszeit, um **KRAFT ZU TANKEN** und planen Sie so, dass die Reise keinen zusätzli- chen Stress ver- ursacht.

PERFEKT!

Neben viel Flüssigkeit ist am Strand Sonnen- creme wichtig – und ein schattiges Plätzchen.

DER IDEALE ZEITRAUM für ein romantisches Wochenende, eine kleine oder größere Auszeit mit Babybauch, ist jetzt im zweiten Trimester. Es ist nicht nur verlockend, sondern auch cle- ver, sich in der Schwangerschaft gemeinsam rundum verwöhnen zu lassen. Bedenken Sie, dass sich der Körper an ein anderes Klima oder Essen gewöhnen muss, wenn Sie weit weg fliegen. Ein Urlaub mit kurzer An- und Abreise ist überschaubarer, schont Nerven und Um- welt, ist allerdings auch noch später mit Baby machbar. Eine Fernreise ist schon schwieriger.

UNTERWEGS UND AUF REISEN

Freizeit genießen, Freunde oder Verwandte besuchen, in den Urlaub fahren oder sogar fliegen: Es gibt viele verschiedene Gründe, in der Schwangerschaft mit dem Auto, der Bahn oder dem Flugzeug unterwegs zu sein. Vielleicht müssen Sie auch aus beruflichen Gründen in andere Städte reisen.

Pausen gönnen: Egal, wo Sie hinfahren möchten – nehmen Sie sich extra viel Zeit, um Stress zu vermeiden. Hilfreich: Zwischendurch immer mal den Rücken strecken und die Beine vertreten.

Worauf Sie auf längeren Reisen noch achten sollten, lesen Sie in den Spalten rechts.

Mit dem Auto

Gut zu wissen: Ob als Fahrerin oder Beifahrerin: Beim Autofahren sollten Sie etwa alle zwei Stunden eine Pause einplanen – am besten an der frischen Luft und mit leichter Bewegung. Wichtig ist außerdem, regelmäßig etwas zu trinken.

Gut zu machen: Achten Sie darauf, dass der Sicherheitsgurt richtig sitzt: Unterhalb des Bauches und zwischen den Brüsten – so sind das Kind und alle inneren Organe weitgehend geschützt.

Extra-Tipp: Falls Sie vorn im Auto sitzen, schieben Sie den Sitz am besten so weit wie möglich nach hinten, damit der Abstand zum Airbag möglichst groß ist. Die Rückenlehne am besten eher steil einstellen.

Mit der Bahn

Gut zu wissen: Bahnreisen können eine entspannte Alternative zum Auto sein, wenn das Reiseziel nicht zu weit weg ist. Wann immer Sie sich bewegen möchten, können Sie aufstehen und durch den Zug gehen.

Gut zu machen: Am besten wählen Sie eine Verbindung, die nicht zu stark ausgelastet ist und reservieren einen Platz mit Tisch – dann genießen Sie mehr Beinfreiheit.

Extra-Tipp: Für Familien mit Kindern im Still- und Krabbelalter bietet die Bahn spezielle Kleinkindabteile mit mehr Privatsphäre – vielleicht wird das auch für Sie und Ihr Baby in einigen Monaten interessant.

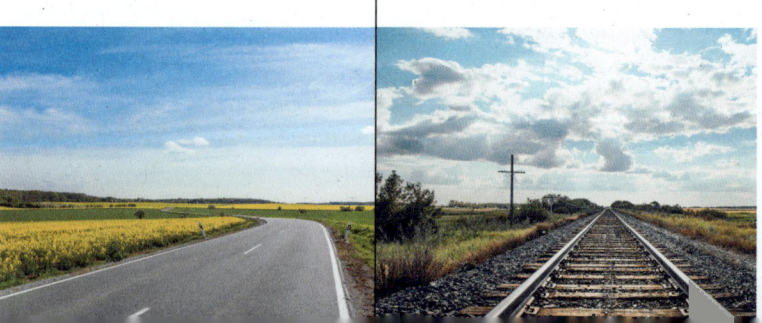

Mit dem Flugzeug

Gut zu wissen: Im zweiten Trimester sind Kurz- und Langstreckenflüge gut möglich. Bis zur 12. Schwangerschaftswoche birgt die Höhenstrahlung bei interkontinentalen Flügen Risiken. Andererseits: Wenn private oder familiäre Gründe einen Flug notwendig machen, ist das Risiko vertretbar.

Gut zu machen: Ab der 28. Woche verlangen viele Airlines ein Attest über die Flugtauglichkeit. Ab der 34. Woche sollten Sie nicht mehr fliegen.

Extra-Tipp: Bei allen Flügen ist es wichtig, viel zu trinken und Stützstrümpfe zu tragen (siehe rechts). Praktisch zum Aufstehen und Bewegen ist eine Sitzplatzreservierung am Gang.

Längere Reisen

Gut zu wissen: Bei längeren Flügen, manchmal auch bei anderen längeren Reisen, lassen sich ausdauerndes Sitzen und damit verbundener Bewegungsmangel trotz bester Planung nicht ausschließen. Beides behindert den Blutkreislauf. Deshalb ist es wichtig, regelmäßig aufzustehen und sich zu bewegen.

Gut zu machen: Haben Sie leicht angeschwollene Knöchel oder Beine? Dann können Stützstrümpfe aus der Apotheke oder dem Drogeriemarkt vorbeugend helfen. Sie sind feinmaschig, sollen eng sitzen und üben Druck auf die Beinvenen aus. So werden sie entlastet, und die Venen können das Blut wieder besser in Richtung Herz transportieren.

Sonnenbaden

Gut zu wissen: Extreme Sonnenbäder sollten Sie jetzt meiden, denn das in der Schwangerschaft aktive Hormon MSH verstärkt die Pigmentbildung in der Haut.

Gut zu machen: Halten Sie sich an den alten Reim „Zwischen elf und drei ist sonnenfrei!" – später mit Ihrem Baby werden Sie das ohnehin tun. Ist es sehr heiß, dehnen Sie die Siesta bis 16 Uhr aus.

Extra-Tipp: Am besten Sonnenlotionen oder -cremes mit extrahohem Lichtschutzfaktoren verwenden (LSF 50+). Wichtig für die empfindliche Gesichtshaut und die Augen sind außerdem ein Sonnenhut und eine Sonnenbrille.

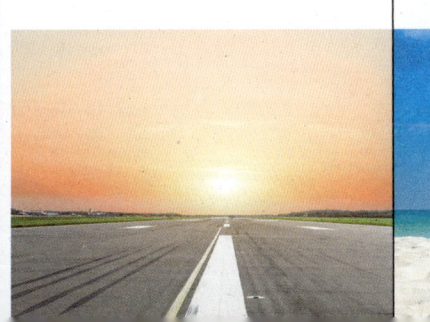
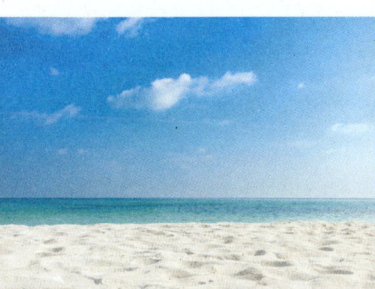
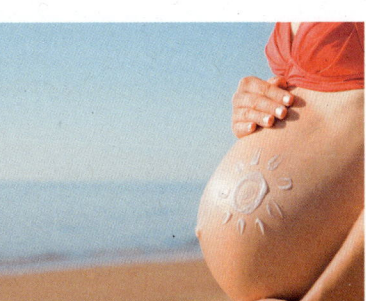

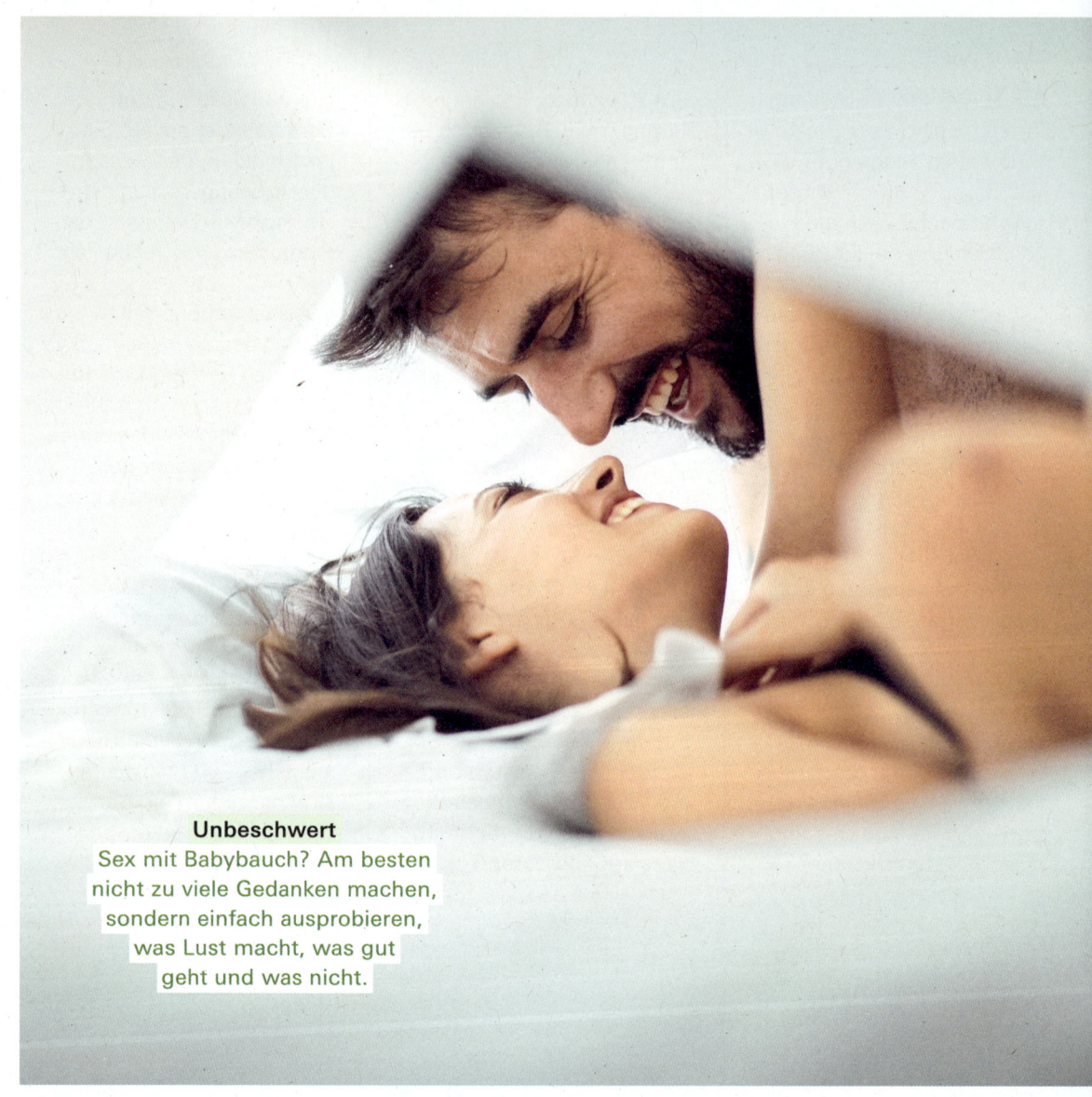

Unbeschwert
Sex mit Babybauch? Am besten
nicht zu viele Gedanken machen,
sondern einfach ausprobieren,
was Lust macht, was gut
geht und was nicht.

SEX? NA, WIESO NICHT?!

Gegenseitige neue Anziehungskräfte fühlen, den sich verändernden Körper spüren: Für die meisten Paare ist die Schwangerschaft eine intensive Zeit. Ob und wie sich der Sex verändert, lässt sich nicht voraussagen – aber auf jeden Fall herausfinden.

Erlaubt ist, was Spaß macht! Mit größerem Bauch sind vielleicht bestimmte Stellungen wie die Missionarsstellung unangenehm, aber ansonsten sind Ihrer Lust und Experimentierfreude keine Grenzen gesetzt. Stellungen, bei denen die Frau ihrem Partner den Rücken zuwendet, fühlen sich jetzt wahrscheinlich besser an.

Sexuelles Neuland: Vielleicht haben Sie auch Lust, sich über Ihr Empfinden auszutauschen. Ist der Sex für Sie gerade aufregend und bereichernd? Oder eher unheimlich? Fragen Sie sich, was das ungeborene Baby beim Sex spürt? Nun, es bekommt die Stimmungen der Mutter mit – genießt sie den Sex, geht die Entspannung auch auf das Ungeborene über. Das Baby im Bauch ist übrigens durch die elastische Fruchtblase und das Fruchtwasser bestens geschützt.

Geburtstraining: Wird der Bauch beim Sex plötzlich hart, ist auch das kein Grund zur Sorge – die Gebärmutter zieht sich einfach nur zusammen. Das tut sie ohnehin mehrmals täglich, die Kontraktionen sind eine Art Training für die Geburt.

Massagen mit schönen Hautpflegeölen (siehe auch S. 92 f.) schaffen Intimität, Nähe – und sie können dabei helfen, den „neuen" Körper anzunehmen und in Ruhe zu spüren. Das kann zu Sex führen, muss es aber nicht.

1 **Unterschiedliche Bedürfnisse?** Das kann durchaus passieren: Selbstbefriedigung ist ein gutes Ventil für die eigene Lust.

2 **Lustlos?** Das ist okay! In den vielen Monaten einer Schwangerschaft sind Sendepausen normal. Das ist nicht immer einfach, vor allem, wenn man selbst oder der Partner viel Lust hat. Es hilft, darüber zu sprechen. So bleiben Sie einander nah und die Situation wirkt weniger befremdlich oder verletzend.

3 **Wann Sex tabu ist:** Es gibt wenige Indikationen, in denen Sie auf Sex verzichten sollten – sprechen Sie im Zweifel mit Ihrer Hebamme, dem Arzt oder der Ärztin: wenn es Anzeichen gibt, dass der Gebärmutterhals verkürzt ist, wenn es Hinweise auf vorzeitige Wehen gibt, bei Blasenproblemen, bei Blutungen, bei einem vorzeitigen Blasensprung.

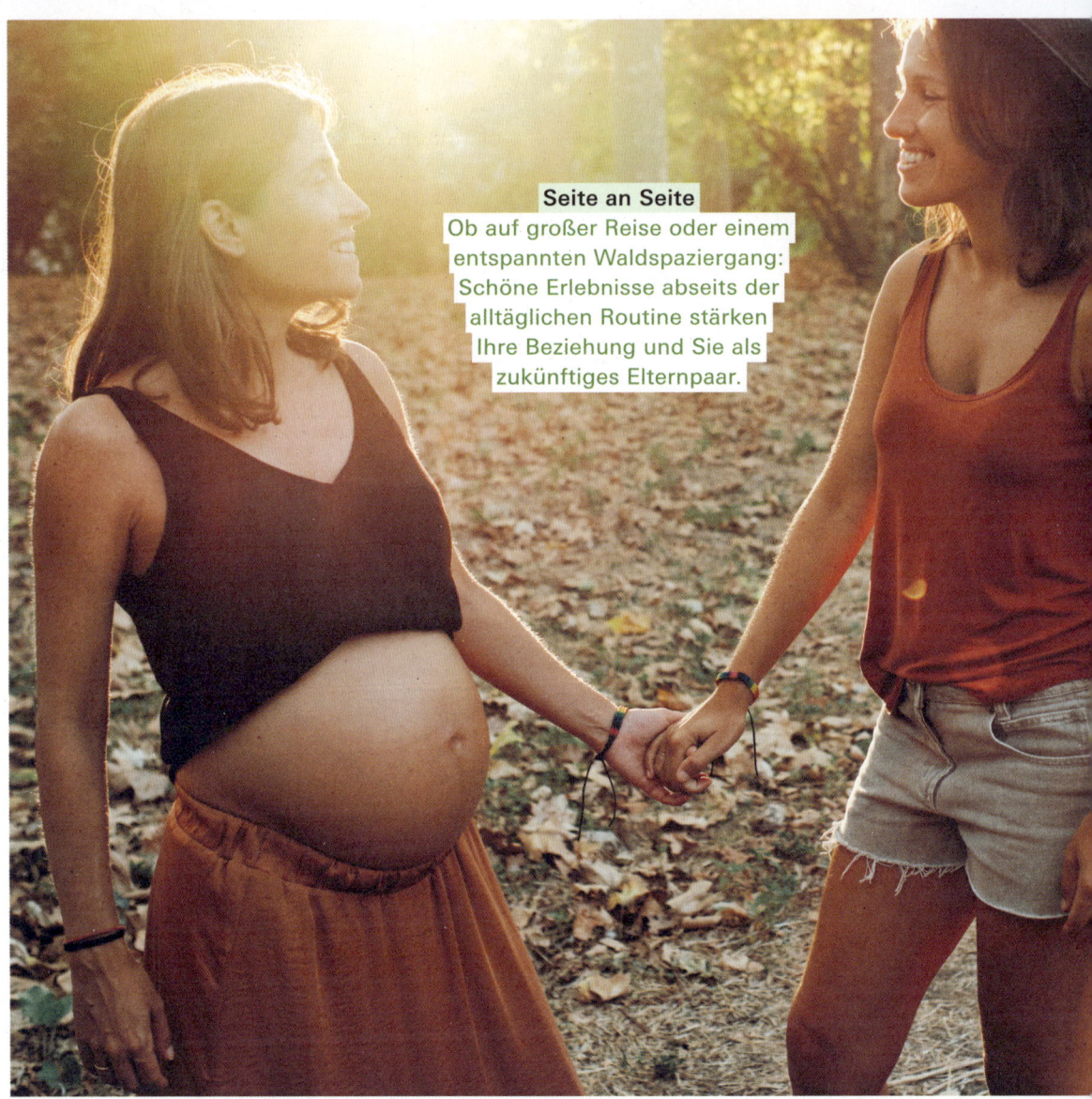

Seite an Seite
Ob auf großer Reise oder einem entspannten Waldspaziergang: Schöne Erlebnisse abseits der alltäglichen Routine stärken Ihre Beziehung und Sie als zukünftiges Elternpaar.

ZEIT FÜR ZWEISAMKEIT

Der Übergang vom Leben als Paar zur gemeinsamen Elternschaft ist eine eigene Entwicklungsphase, sagen Psychologen. Lesen Sie, wie Sie Ihre Beziehung jetzt stärken können.

Gute Zeiten: Neben Job, Haushalt und organisatorischen To-dos sollten Sie sich unbedingt ein paar gemeinsame Aktivitäten oder Unternehmungen gönnen – und diese besondere Zeit für ein unbeschwertes Zusammensein genießen.

Perspektivwechsel: Im zweiten und vor allem im dritten Trimester wird Ihnen immer stärker bewusst, dass Sie tatsächlich Eltern werden! Und der wachsende Babybauch sorgt dafür, dass auch Freunde und Familie Sie immer mehr als werdendes Elternpaar wahrnehmen.

1 Eine Portion Kultur
Das steht ganz oben auf der Gute-Zeiten-Liste: Noch mal schön zu zweit ins Kino, Theater oder ein Konzert gehen, ohne vorher einen Babysitter organisieren zu müssen.

2 Candle-Light-Dinner
Ob zu Hause oder im Restaurant: Bei einem Essen mit Kerzen Lieblingsspeisen genießen – ohne Unterbrechung, weil da noch jemand ist, der weint oder auf den Arm will.

3 Tagestrip
Die nächstgelegene Stadt besuchen oder die eigene Stadt noch einmal mit neugierigen Blicken und Muße entdecken.

4 Frühstück im Bett
Am schönsten, nachdem Sie am Abend vorher sehr lange wach waren und zusammen ganz lange ausgeschlafen haben. Und überhaupt: sich dem ungestörten Schlaf hingeben.

5 Ab in die Natur
Ob ein Ausflug an den Strand oder quer durch den Wald: Wählen Sie eine Route, der Sie mit einem Kinderwagen nicht so ohne Weiteres folgen könnten.

6 Überraschungstag
In den ersten Wochen nach der Geburt können Sie wahrscheinlich nicht mehr ganz so spontan sein und einfach von einem auf den anderen Moment etwas Überraschendes miteinander unternehmen. Also: Überraschen Sie sich jetzt gegenseitig mit kleinen Abenteuern!

7 Süßes Nichtstun
Sich gegenseitig mit Streicheleinheiten verwöhnen, einen Film oder die Lieblingsserie gucken, lesen, spielen, Löcher in die Luft gucken – und vielleicht in aller Ruhe kleine oder größere gemeinsame Zukunftspläne vorüberziehen lassen. Genießen Sie die Ruhe und die Vorfreude!

ASPIRIN?

ACETYLSALICYLSÄURE MEIDEN: Schmerzmittel am besten nur einnehmen, wenn es wirklich erforderlich ist.

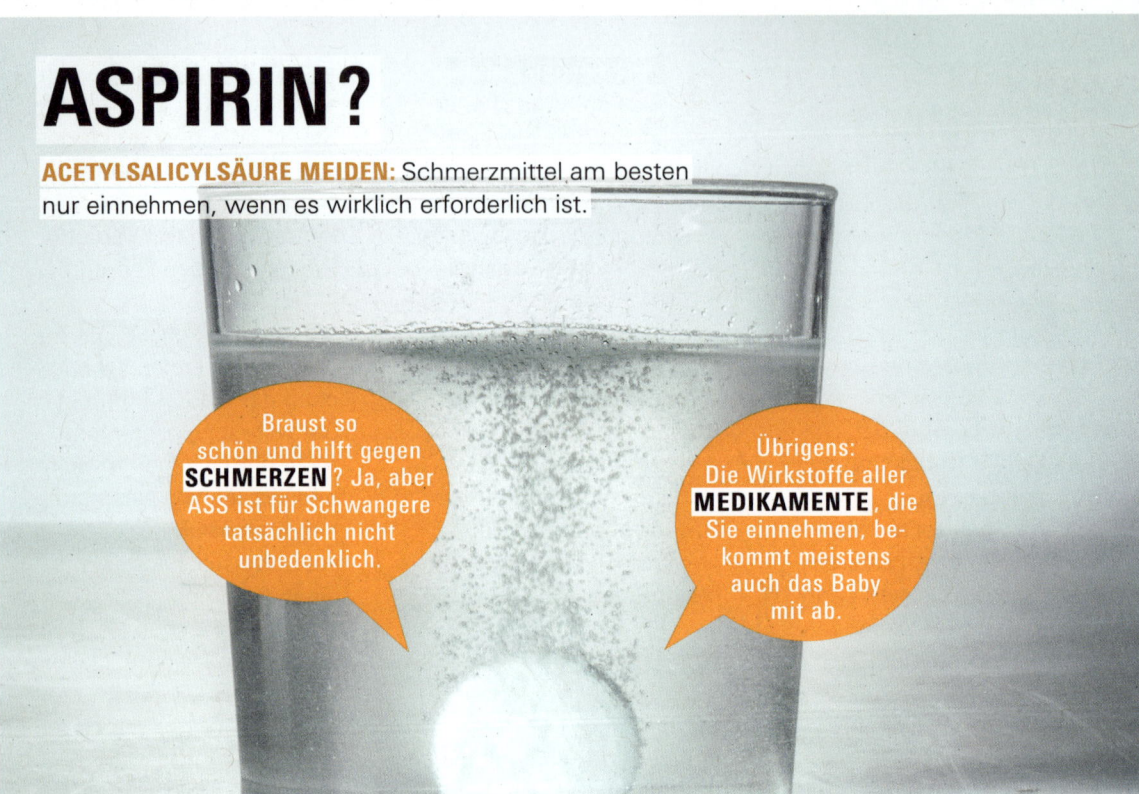

Braust so schön und hilft gegen **SCHMERZEN**? Ja, aber ASS ist für Schwangere tatsächlich nicht unbedenklich.

Übrigens: Die Wirkstoffe aller **MEDIKAMENTE**, die Sie einnehmen, bekommt meistens auch das Baby mit ab.

ASPRIN, ADE! Aspirin oder auch Acetylsalicylsäure (ASS) wirkt schmerzstillend, fiebersenkend und ist unter normalen Umständen ein häufig angewendetes Schmerzmittel. In der Schwangerschaft gehört es nicht zu den bevorzugt empfohlenen Schmerzmitteln. Dennoch brauchen Sie sich keine Sorgen zu machen, wenn Sie in den ersten zwei Trimestern hin und wieder zu ASS gegriffen haben. Und: Während der Stillzeit wird die gelegentliche Einnahme als vertretbar angesehen. Mehr Infos zu Aspirin unter www.embryotox.de (siehe auch S. 80).

PARACETAMOL!

DIESER WIRKSTOFF ist grundsätzlich für Schwangere und Stillende besser geeignet als Aspirin.

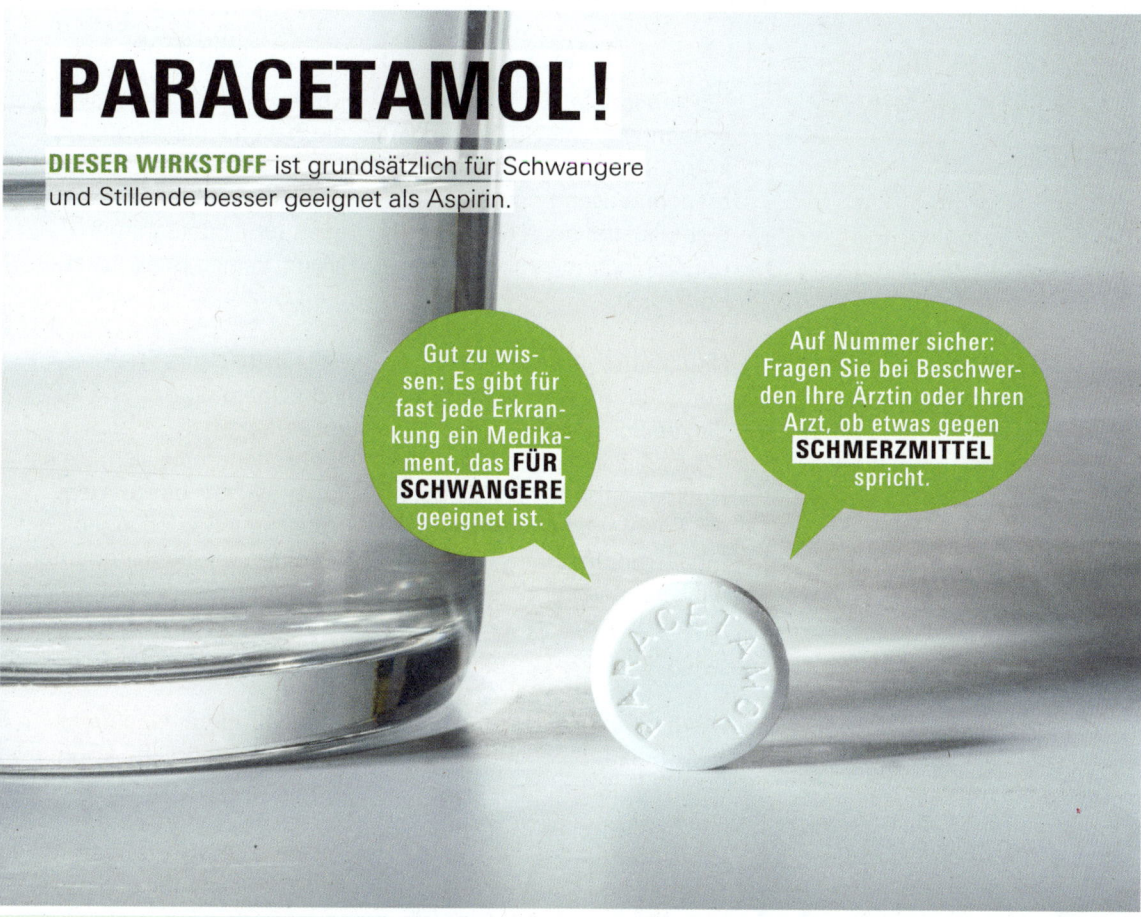

Gut zu wissen: Es gibt für fast jede Erkrankung ein Medikament, das **FÜR SCHWANGERE** geeignet ist.

Auf Nummer sicher: Fragen Sie bei Beschwerden Ihre Ärztin oder Ihren Arzt, ob etwas gegen **SCHMERZMITTEL** spricht.

ZUR AKUTBEHANDLUNG VON SCHMERZEN werden in der Schwangerschaft in erster Linie Mittel empfohlen, die nur Paracetamol oder nur Ibuprofen enthalten. Grundsätzlich gilt: Medikamente nur nach Rücksprache einnehmen. Ibuprofen darf zum Beispiel nur in den ersten sechs Schwangerschaftsmonaten angewendet werden. Der Wirkstoff Paracetamol ist in Bezug auf Auswirkungen in der Schwangerschaft untersucht worden und als gut verträglich eingestuft. Auch in der Stillzeit werden Ibuprofen und Paracetamol bevorzugt empfohlen.

... UND WENN SIE KRANK SIND?

Was hilft, wenn Sie sich nicht wohl fühlen? Gönnen Sie sich am besten ganz schnell eine ordentliche Portion Ruhe. Hilfreich ist auch, möglichst viel zu trinken. Hausmittel wie ein frisch gekochter Ingwertee oder eine hausgemachte Brühe unterstützen jetzt Ihr Immunsystem. Wenn es Sie ganz arg erwischt haben sollte, gibt es auch lindernde Medikamente, die Sie nach ärztlicher Rücksprache trotz Schwangerschaft einnehmen dürfen.

Nein danke! Verzichten Sie unbedingt auf die beliebten Erkältungsmittel aus Wirkstoffkombinationen, die es in der Apotheke gibt.

Husten

Körpersignale: Erkältungen oder Infekte mit Husten sind körperlich sehr anstrengend, manchmal schmerzt dann beim Husten auch noch der ohnehin schon strapazierte Rücken.

Hausmittel: Sorgen Sie für gutes Raumklima. Halten Sie die Schleimhäute feucht, indem Sie viel trinken. Auch Hustenbonbons oder Salbeitee können dabei helfen. Inhalieren und warme Brustwickel mit Lavendelöl können den Hustenreiz ebenfalls mildern.

Medikamente: Bei trockenem Reizhusten sind kurzzeitig und nach ärztlicher Rücksprache Dextromethorphan-haltige Hustentropfen oder Hustensäfte erlaubt.

Schnupfen

Körpersignale: Meist sind die Nasenschleimhäute in der Schwangerschaft besonders empfindlich – leider auch für einen Schnupfen. Macht keinen Spaß, ist aber zum Glück völlig harmlos.

Hausmittel: Jetzt heißt es, jede Überanstrengung zu meiden. Ruhen Sie sich aus, und schonen Sie sich, bis es Ihnen wieder besser geht. Sprays mit Salzlösungen befeuchten die Schleimhäute, regen den Sekretfluss an und unterstützen so die Schnupfen-Abwehr.

Medikamente: Nach ärztlicher Rücksprache können schleimhautabschwellende Mittel mit Xylometazolin (ohne Konservierungsmittel) zum Einsatz kommen.

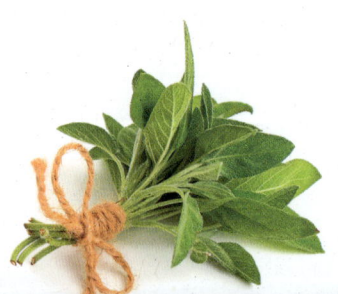

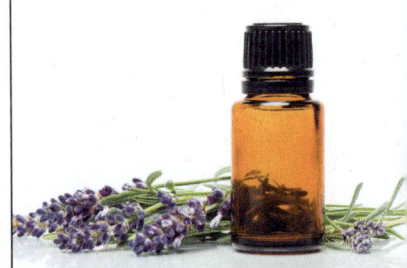

Körpersignale: Eine erhöhte Temperatur bis 38,5 Grad ist im Grunde genommen eine wirksame Reaktion Ihres Körpers, um die Abwehrtätigkeit Ihres Immunsystems zu steigern. Aber auch ein ganz klares Signal: Sie gehören ins Bett. Ist es keine Erkältung, sollten Sie die Ursache medizinisch abklären lassen.

Hausmittel: Hinlegen, ausruhen, viel trinken und schlafen sind Mittel erster Wahl. Feuchte Wadenwickel können angenehm sein – Füße und Körper sollten dabei aber warm bleiben.

Medikamente: Ab 38,5 Grad können Sie nach ärztlicher Rücksprache für kurze Zeit Paracetamol einnehmen.

Körpersignale: Wenn es im Kopf drückt, sticht oder gar pulsiert, ist das unangenehm, aber meist harmlos.

Hausmittel: Trinken Sie ein Glas Wasser und spazieren Sie an der frischen Luft. Hilfreich sind auch Nacken-Schulter-Massagen oder eine Schläfenmassage mit leichtem Druck. Dies können Sie mit dem Auftragen von Pfefferminzöl unterstützen. Studien zeigen eine gleichartige Wirkung wie Paracetamol.

Medikamente: Vor der Einnahme eines Schmerzmittels bitte ärztliche Rücksprache halten. Denn in der zweiten Schwangerschaftshälfte könnte auch Ihr Blutdruck zu hoch sein.

Körpersignale: Jeder Erwachsene hat im Schnitt einmal jährlich Durchfall. Ein nur kurz anhaltender Durchfall von ein, zwei oder drei Tagen hat in den überwiegenden Fällen keine Auswirkungen auf das Baby.

Hausmittel: Trinken Sie viel, damit Ihr Körper nicht austrocknet, und ruhen Sie sich ordentlich aus. Bewährte Teesorten sind Kamille, Fenchel oder schwarzer Tee, am besten köperwarm getrunken. Eine warme (nicht heiße!) Wärmflasche kann den Bauch ebenfalls beruhigen.

Medikamente: Für eine ausreichende Salzzufuhr gibt es in der Apotheke Mischungen aus Zucker und Elektrolyten.

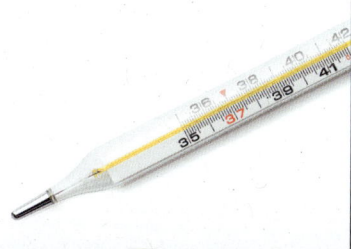

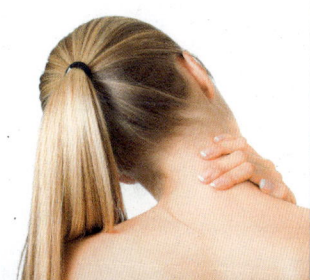

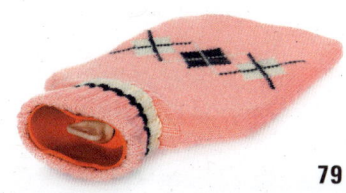

DAS WICHTIGSTE ÜBER MEDIKAMENTE

Grundsätzlich wird Schwangeren geraten, auf Medikamente und pflanzliche Arzneimittel aller Art zu verzichten. Müssen Sie aufgrund einer Erkrankung wie Asthma, Migräne oder Diabetes doch Arzneimittel einnehmen? Dann besprechen Sie das so schnell wie möglich mit Ihrer Ärztin oder Ihrem Arzt, falls Sie es noch nicht getan haben. In der Schwängerschaft verändert sich der Stoffwechsel und deshalb ist es wichtig, jede Medikation möglichst gut anzupassen.

Nicht verunsichern lassen

„Viele Schwangere sind verunsichert, wenn sie ein Medikament einnehmen müssen", sagt Prof. Dr. Petra Thürmann vom Institut für Klinische Pharmakologie in Wuppertal, „aber ich kann sie beruhigen: Unsere Erfahrung zeigt, dass die Angst vor den Nebenwirkungen ungleich größer ist als die wahren Risiken. Nur einige wenige Arzneistoffe sind in der normalen Dosierung wirklich gefährlich für das Ungeborene."

Allerdings sind manche besser für Schwangere geeignet – deshalb ist es wichtig, sich sorgfältig zu erkundigen. Es gibt für fast jede Krankheit und jedes Problem ein Medikament, das für Schwangere geeignet ist. Keine Schwangere sollte unnötig leiden, falls es ihr schlecht geht.

Höchste Alarmstufe? Keine Panik

Haben Sie ein Arzneimittel eingenommen und lesen nun im Beipackzettel: „… sollte in der Schwangerschaft möglichst vermieden werden", dann bedeutet das nicht gleich die höchste Alarmstufe. „Aus haftungsrechtlichen Gründen wird von der Medikamentenanwendung in der Schwangerschaft meist abgeraten", sagt Prof. Dr. Petra Thürmann. Am besten erkundigen Sie sich bei Ihrer Ärztin oder Ihrem Arzt nach bisherigen Erfahrungen mit dem von Ihnen eingenommenen Medikament.

In Berlin gibt es das Beratungszentrum für Embryonaltoxikologie der Charité-Universitätsmedizin, ein öffentlich gefördertes Institut zur Arzneisicherheit in Schwangerschaft und Stillzeit (siehe Service S. 218). Bei Zweifeln – ob zum Medikament selbst oder auch zur Höhe der Medikation – können Sie sich dort fundiert beraten lassen. Auch Ihre Ärztin oder Ihr Arzt kann dort Rat einholen.

IMPFEN – JA ODER NEIN?

Das kommt drauf an! Lebendimpfstoffe sollten in der Schwangerschaft nicht angewendet werden, da Fehlbildungen beim Ungeborenen nicht ausgeschlossen werden können. Solche Impfstoffe werden zum Beispiel bei Impfungen gegen Masern, Röteln, Mumps und Windpocken eingesetzt.

Ausdrücklich empfohlen für Schwangere sind dagegen Impfungen gegen Tetanus und Polio – sofern noch kein ausreichender Schutz vorliegt. Auch die Impfungen gegen Grippe (Influenza) und Keuchhusten (Pertussis) werden in der Schwangerschaft angeraten. Mit sogenannten inaktivierten Impfstoffen wie sie bei den Impfungen gegen Grippe, Tetanus oder Keuchhusten verwendet werden, können Schwangere problemlos geimpft werden. Die Impfungen erfolgen bevorzugt ab dem zweiten Drittel der Schwangerschaft.

Idealzustand: Ideal ist ein vollständiger Impfschutz schon vor der Schwangerschaft, da nicht alle Impfungen in der Schwangerschaft erfolgen können. Deshalb empfiehlt die Ständige Impfkommission (STIKO) Frauen im gebärfähigen Alter einige Impfungen bereits vorab.

Grippeimpfung: Die STIKO am Robert Koch-Institut empfiehlt gesunden Schwangeren eine Grippeimpfung ab dem vierten Schwangerschaftsmonat. Schwangere mit chronischen Erkrankungen wie Asthma, Diabetes oder Bluthochdruck sollten sich bereits im ersten Schwangerschaftsdrittel gegen Grippe impfen lassen. Die Impfung für Schwangere bietet nachweislich einen wirksamen Schutz für Mutter und Kind – auch nach der Geburt. Es lohnt sich also.

Keuchhusten: Ab der 28. Schwangerschaftswoche empfiehlt die STIKO allen Schwangeren einmalig eine Impfung gegen Keuchhusten. Bei einer erhöhten Wahrscheinlichkeit für eine Frühgeburt sollte die Impfung ins zweite Schwangerschaftsdrittel vorgezogen werden. Die Impfung soll unabhängig vom Abstand zu vorher verabreichten Keuchhusten-Impfungen und in jeder Schwangerschaft erfolgen.

Fachlich rundum abgesichert: Weitere seriöse und jederzeit aktuelle Informationen zu den empfohlenen Impfungen sowie zu verschiedenen Infektionskrankheiten und zum Infektionsschutz finden Sie auf den Seiten der Bundeszentrale für gesundheitliche Aufklärung. Einen guten Überblick bekommen Sie unter www.impfen-info.de.

FÜR ZWEI?

VERGESSEN SIE DIE ALTE REGEL, dass es in der Schwangerschaft wichtig sei, für zwei zu essen.

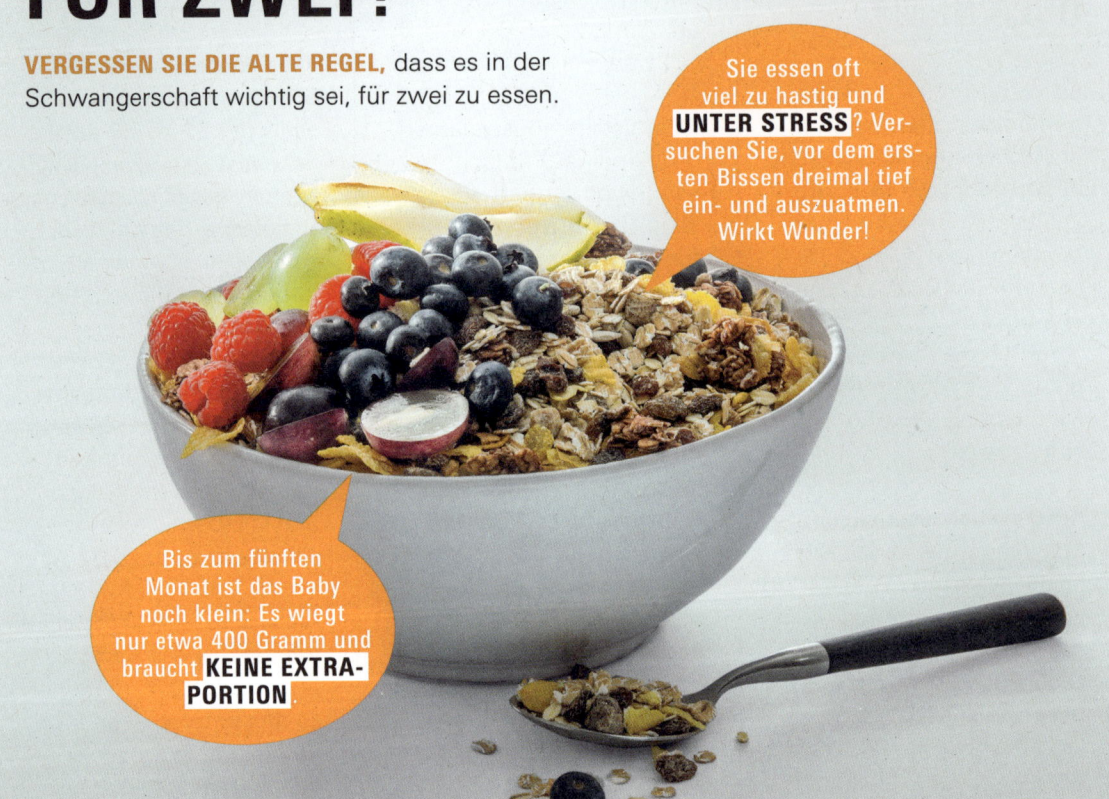

Sie essen oft viel zu hastig und **UNTER STRESS**? Versuchen Sie, vor dem ersten Bissen dreimal tief ein- und auszuatmen. Wirkt Wunder!

Bis zum fünften Monat ist das Baby noch klein: Es wiegt nur etwa 400 Gramm und braucht **KEINE EXTRA-PORTION**.

ES KANN PHASEN GEBEN, in denen Appetit und Hunger wachsen. Bei vielen Schwangeren geht es mit dem Gewicht ab etwa dem vierten Monat spürbar bergauf. Der Kalorienbedarf für Schwangere ist zwar dann leicht erhöht, wird aber oft falsch eingeschätzt. Er liegt nur etwa 200 bis 300 Kalorien über dem üblichen Tagesbedarf. Dafür ist der Nährstoffbedarf tatsächlich deutlich erhöht. Es gibt also keinen Grund, extraviel oder über das eigene Hungergefühl hinaus zu essen. Viel wichtiger ist, beim Essen auf Qualität und Nährstoffgehalt zu achten.

FÜR MICH!

WICHTIGER ALS DIE DOPPELTE MENGE ist die Nährstoffdichte. Achten Sie deshalb auf eine gesunde Ernährung.

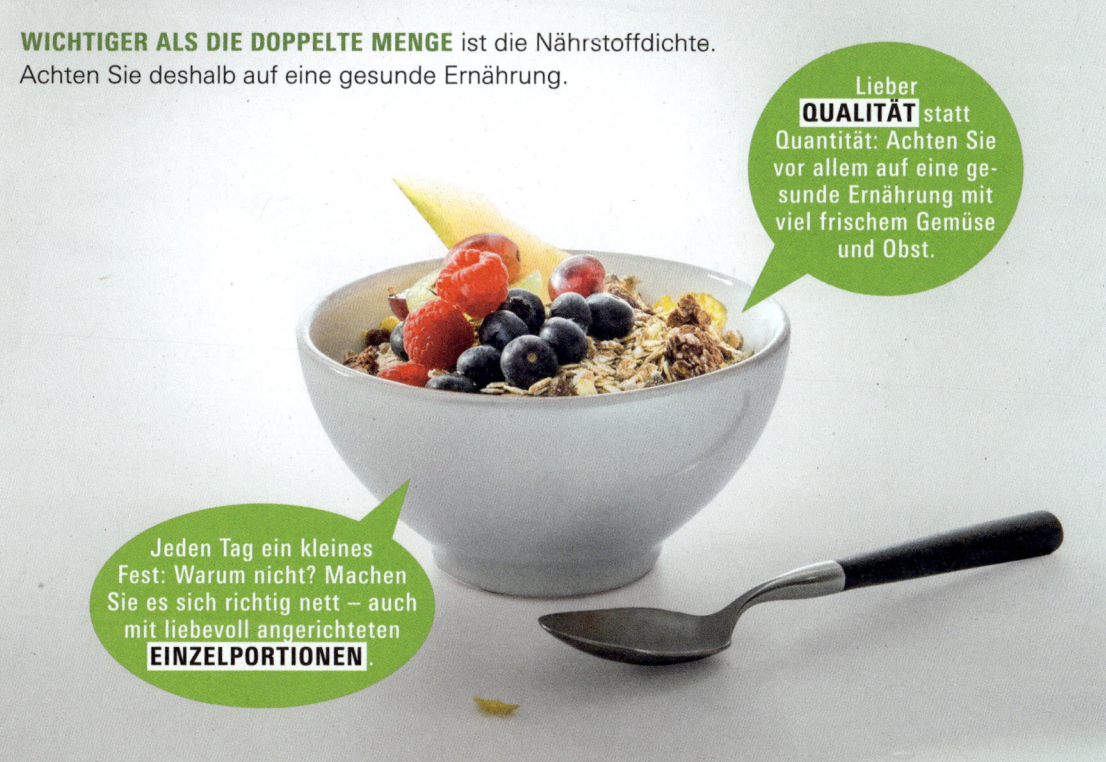

Lieber **QUALITÄT** statt Quantität: Achten Sie vor allem auf eine gesunde Ernährung mit viel frischem Gemüse und Obst.

Jeden Tag ein kleines Fest: Warum nicht? Machen Sie es sich richtig nett – auch mit liebevoll angerichteten **EINZELPORTIONEN**.

ESSEN SIE GUT UND VERNÜNFTIG: Vielleicht lassen Sie sich dabei von saisonalen Lebensmitteln inspirieren, die Ihnen schmecken und gute Laune machen. Gerade in der Schwangerschaft gilt: Die Augen essen mit. Ob allein, zu zweit oder mit Freunden: Setzen Sie sich zum Essen in Ruhe hin, richten Sie den Teller schön an. Und die gute Nachricht ist: Es muss gar nicht alles frisch vom Feld kommen. Unverarbeitetes, direkt eingefrorenes Obst und Gemüse aus dem Tiefkühlfach hat genauso viele Mineralstoffe und Vitamine wie frisches.

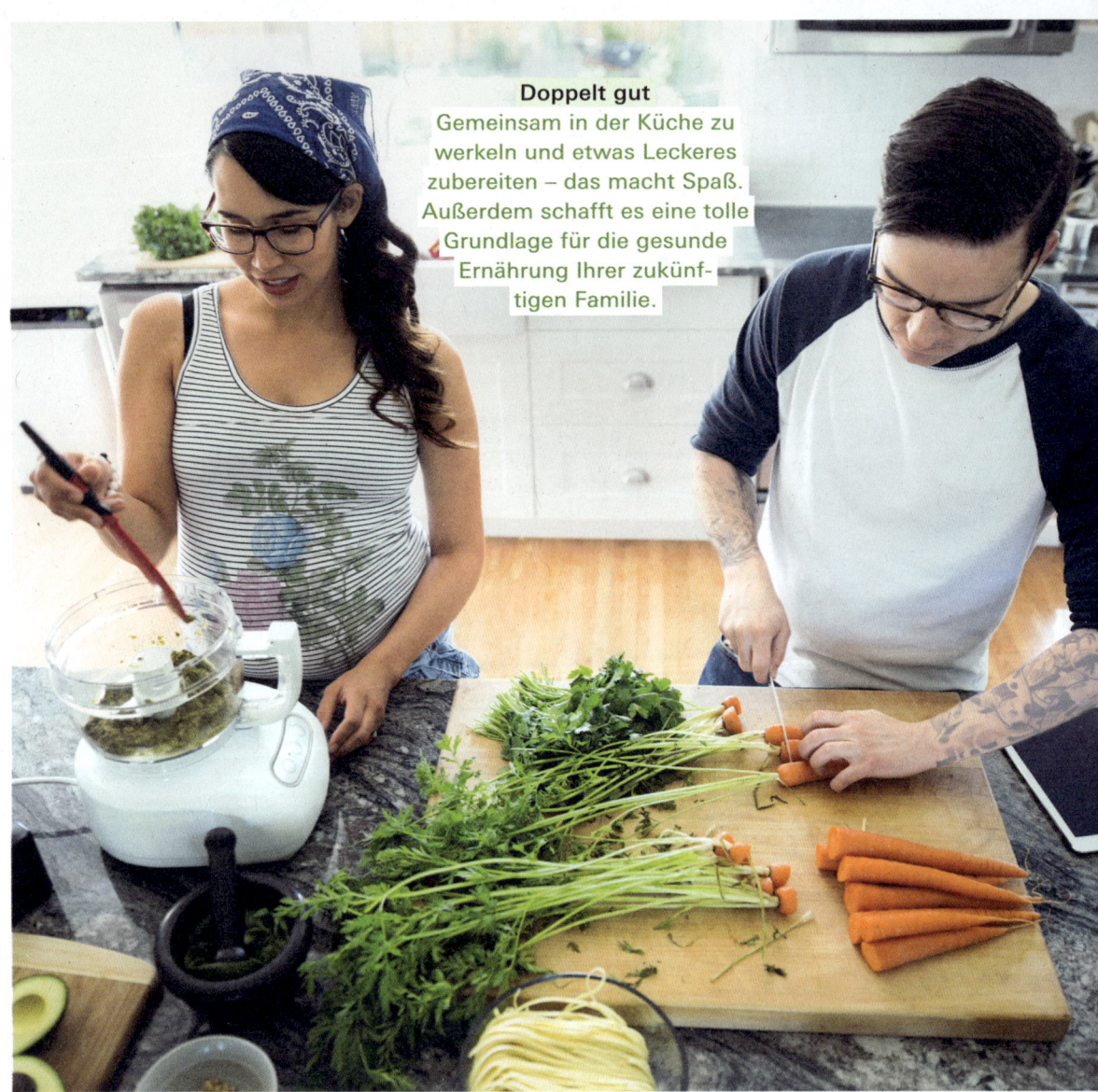

Doppelt gut
Gemeinsam in der Küche zu werkeln und etwas Leckeres zubereiten – das macht Spaß. Außerdem schafft es eine tolle Grundlage für die gesunde Ernährung Ihrer zukünftigen Familie.

GESUND GENIES-
SEN IM TEAM

Die Schwangerschaft ist eine gute Zeit, um sich etwas intensiver mit der eigenen Ernährung zu beschäftigen. Damit schaffen Sie schon mal ein solides Fundament für einen gesunden Lifestyle Ihrer zukünftigen Familie. Natürlich ist es völlig okay, ab und an Pizza zu bestellen oder eine Tafel Schokolade zu verputzen – solange Sie im Großen und Ganzen einen ausgewogenen Ernährungskurs verfolgen.

Sind Sie zu zweit, können Sie sich gegenseitig gut dabei unterstützen. Nehmen Sie die Challenge an? Dann probieren Sie unsere fünf Regeln einfach mal aus. Und bitte keine Vorwürfe machen, wenn es nicht auf Anhieb klappt. Schwächen sind menschlich. Und das Gute ist: Sie können jeden Tag wieder neu starten.

1 **Weniger ist mehr:** Gehen Sie sparsam mit Zucker und Süßigkeiten um – Ihr Geschmack stellt sich schrittweise um.

2 **Vergessen Sie** fettes Fastfood und süße Softdrinks. Beides im Alltag gern links liegen lassen.

3 **Keine Chance** den versteckten einfachen Kohlenhydraten in Zucker, Limonaden oder Süßigkeiten.

4 **Greifen Sie lieber** zu komplexen Kohlenhydraten aus Vollwertprodukten wie Vollkorn- oder Knäckebrot, Müsli oder Haferflocken, (Pell-)Kartoffeln, Naturreis, Vollkornnudeln oder Hülsenfrüchten.

5 **Die richtigen Fette:** Tierische Lebensmittel wie Fleisch und Wurst sowie Milch, Butter, Sahne und alle anderen Milchprodukte am besten nur in Maßen kaufen und verzehren.

Bessere und gesündere Fettquellen sind Pflanzenöle wie zum Beispiel Raps- und Olivenöl. Statt Butter also gern ein gemischtes Streichfett mit Butter und Rapsöl verwenden – oder auch eine rein pflanzliche Margarine.

Ihr Baby schmeckt auch schon was! Wussten Sie, dass Ihr Kind die ersten Geschmackseindrücke schon in Ihrem Bauch sammelt? Wissenschaftler haben entdeckt, dass Aromen in das Fruchtwasser abgegeben werden. Später zieht Ihr Kind dann Lebensmittel mit genau den Geschmacksstoffen vor, die es bereits kennt.

Bevorzugen Sie jetzt natürliche Produkte, so geben Sie diese Geschmackseindrücke direkt an Ihr Kind weiter. Ein guter Grund, möglichst oft auf industriell hergestellte Lebensmittel voller künstlicher Aromen zu verzichten.

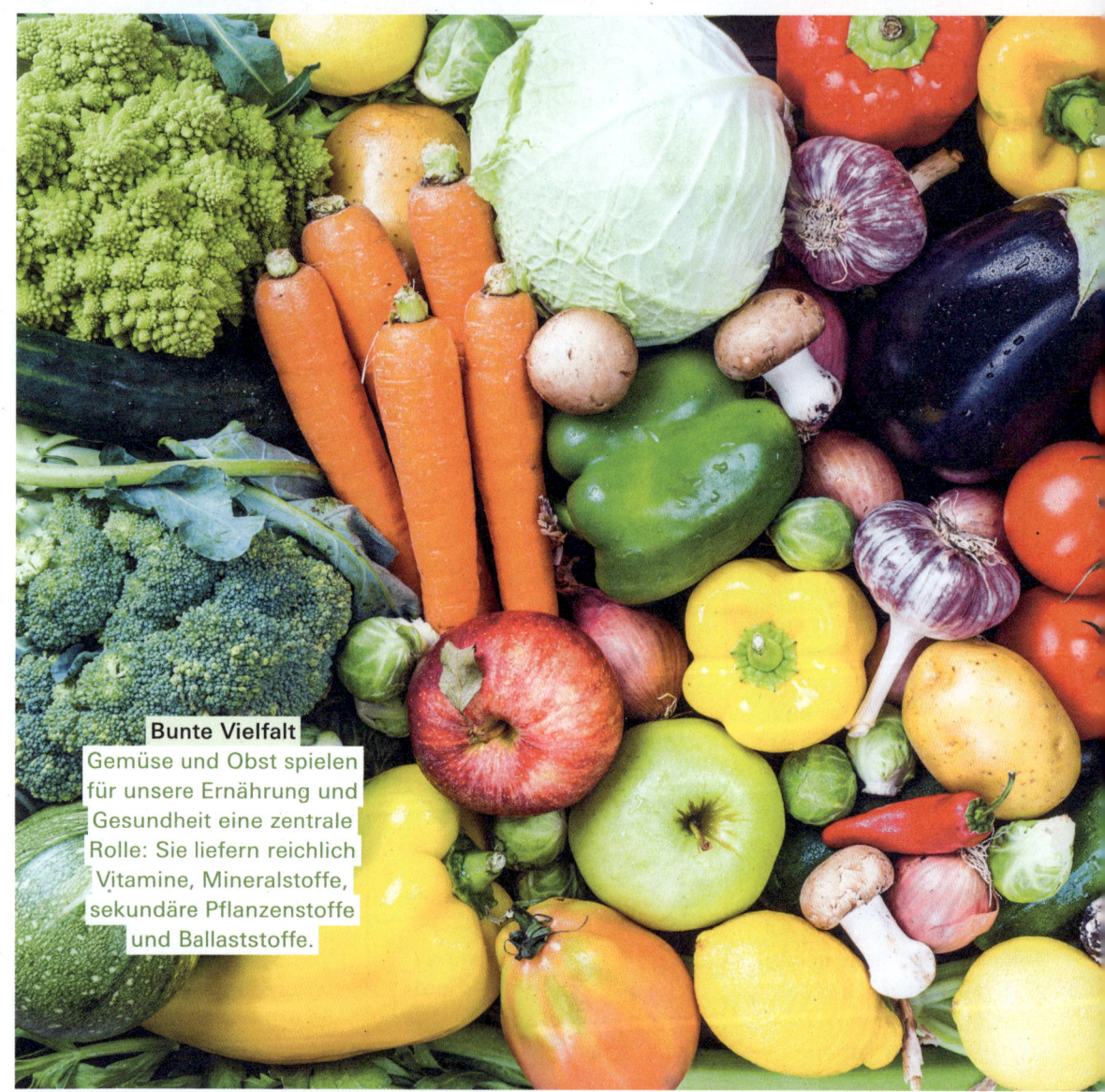

Bunte Vielfalt
Gemüse und Obst spielen für unsere Ernährung und Gesundheit eine zentrale Rolle: Sie liefern reichlich Vitamine, Mineralstoffe, sekundäre Pflanzenstoffe und Ballaststoffe.

DA SIND NÄHR-STOFFE DRIN!

Bananen liefern wichtiges Magnesium, und Joghurt ist reich an Kalzium. Doch damit ist die Liste noch lange nicht zu Ende. Erfahren Sie, welche wichtigen Nährstoffe noch in Ihren Lebensmittel stecken und wofür sie gut sind.

1 Folsäure: Gehört zu den B-Vitaminen, dient der Blutbildung, der Zellteilung und dem Wachstum. **Steckt in:** Blattsalaten, Brokkoli, Rosenkohl, Wirsing und Vollkornprodukten.

2 Eisen: Hat eine wichtige Rolle beim Sauerstofftransport des Blutes. Schwangere brauchen mehr davon, weil die Blutmenge in der Schwangerschaft deutlich zunimmt. **Steckt in:** Vor allem Fleisch, Vollkornprodukten, Hülsenfrüchten, Spinat, Mangold.

3 DHA: Die langkettige Omega-3-Fettsäure DHA ist wichtig für das kindliche Nervensystem. **Steckt in:** fetten Fischarten, Soja,- Walnuss- und Rapsöl sowie Nüssen. Oder in mit langkettigen Fettsäuren angereicherten Lebensmitteln. Nicht unbedingt zu empfehlen: Omega-3-Fettsäure-Kapseln (siehe test.de/omega3).

4 Jod: Gut für Stoffwechselsteuerung, Reifung der kindlichen Organe und Muskulatur. **Steckt in:** Milchprodukten, Seefisch sowie Jodsalz. **Tipp:** Verwenden Sie jodiertes Speisesalz und essen Sie ein- bis zweimal pro Woche Seefisch.

5 Zink: Das Mineral ist wichtig für Zellwachstum, Zelldifferenzierung und Zellstoffwechsel. **Steckt in:** Sojaprodukten, Gemüse, Körnern und Nüssen. Sauerteigbrot verbessert die Aufnahme von Zink.

6 Kalzium: Baut Knochen und Zähne auf. Notwendig für Blutkreislauf, Nerven und Gewebe. **Steckt in:** Milch, Milchprodukten und Mineralwasser. In der Datenbank test.de/mineral-wasser finden Sie kalziumreiche Produkte, am besten eins, das mindestens 150 mg Kalzium enthält.

7 Magnesium: Stärkt Herz, Muskeln, Knochen und Zähne; unterstützt das Nervensystem. **Steckt in:** Orangen, Bananen, Vollkornprodukten, Kartoffeln, Beerenobst, Geflügel, Fisch.

8 B_{12}: Das Vitamin ist wichtig für Zellteilung, Blutbildung und optimale Nervenfunktion. **Steckt in:** Tierischen Lebensmitteln. **Bei veganer Ernährung:** Nehmen Sie B_{12} als Nahrungsergänzungsmittel zu sich und lassen Sie unbedingt Ihren Vitamin-B_{12}-Status regelmäßig durch die Ärztin oder den Arzt überprüfen.

BABY-FERNSEHEN?

BABYBAUCH-KINO IST UMSTRITTEN! Deshalb sind medizinisch unnötige Ultraschalluntersuchungen seit kurzem verboten.

3D-/4D-Ultraschall aus purer **NEUGIER**? Studien weisen darauf hin: Zu viel Ultraschall ist für das Baby belastend.

Nur, um schöne Bilder aus dem Bauch zu sehen? **BABY-WATCHING** auf dem freien Gesundheitsmarkt ist nicht mehr erlaubt – unnötige Ultraschallexpositionen sollen dem Baby zuliebe zukünftig vermieden werden.

„WIE ES WOHL AUSSIEHT, DAS KLEINE?" Viele werdende Eltern würden zu gern wissen, wie ihr Kind aussieht. Deshalb nahmen sie in der Vergangenheit in Arztpraxen gern Zusatz- oder auch IGe-Leistungen in Anspruch, um ihr Baby per 3D- oder 4D-Ultraschall möglichst genau anzuschauen. Jetzt sind die Ultraschallbilder ohne medizinische Notwendigkeit verboten: Die Anwendung von Ultraschall in der Schwangerschaft ist nur noch Ärzten und medizinischen Fachpersonen (z. B. Hebammen) mit besonderer Ausbildung gestattet.

ULTRASCHALL!

DREI UNTERSUCHUNGEN SIND GESETZLICH VORGESEHEN. Sie liefern die „kultigen" Schwarz-Weiß-Fotos: auch schön und medizinisch sinnvoll.

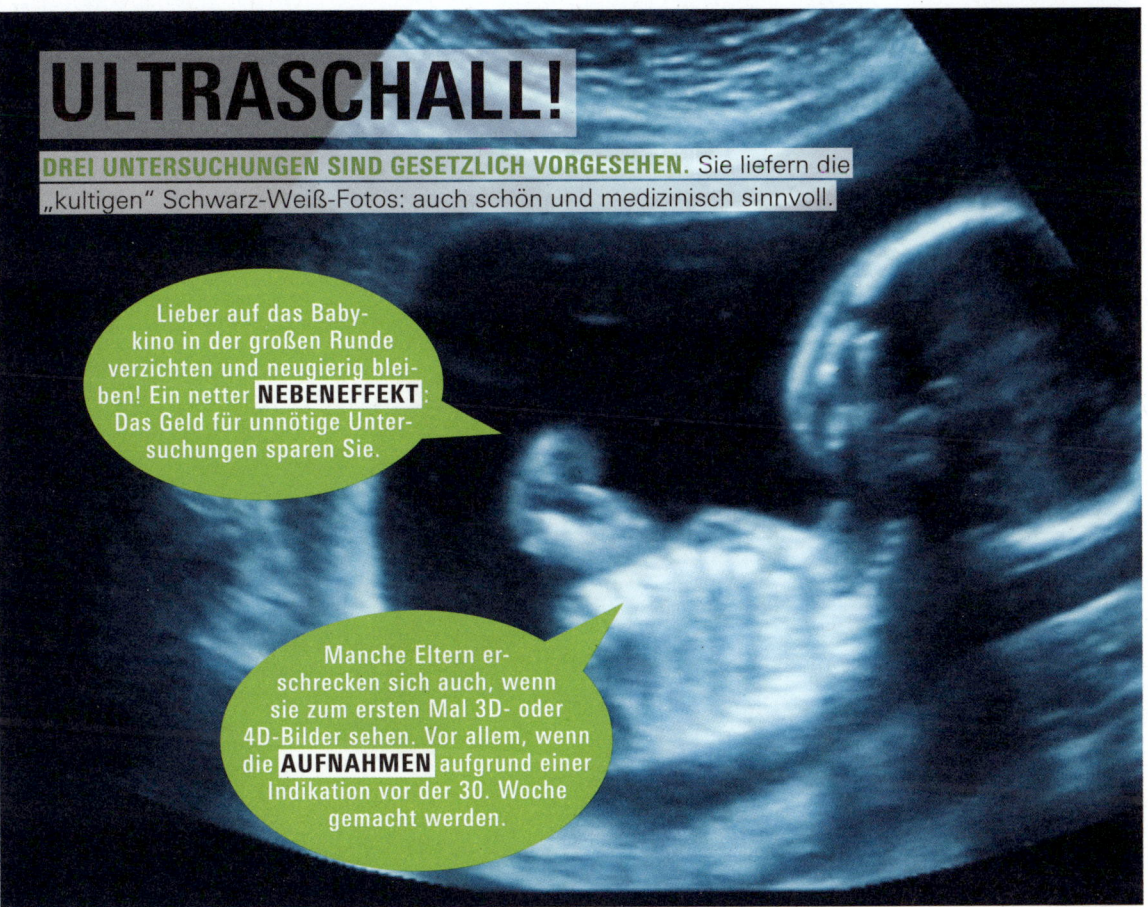

Lieber auf das Babykino in der großen Runde verzichten und neugierig bleiben! Ein netter **NEBENEFFEKT**: Das Geld für unnötige Untersuchungen sparen Sie.

Manche Eltern erschrecken sich auch, wenn sie zum ersten Mal 3D- oder 4D-Bilder sehen. Vor allem, wenn die **AUFNAHMEN** aufgrund einer Indikation vor der 30. Woche gemacht werden.

ES BRAUCHT EINE MEDIZINISCHE INDIKATION, um nun mehr als drei Untersuchungen durchzuführen. Das ergibt Sinn: Mehr Ultraschall ohne Grund bringt nämlich gegenüber den vorgesehenen keinen Vorteil. Für Eltern ist es jedes Mal aufregend, zu sehen, wie das Baby langsam „Form" annimmt. Tipp: Fragen Sie ruhig nach, was Sie während der Untersuchung sehen und lassen Sie es sich ggf. erklären. Falls Sie das Geschlecht Ihres Kindes nicht vorab erfahren wollen, sagen Sie das am besten zu Beginn der Untersuchungen.

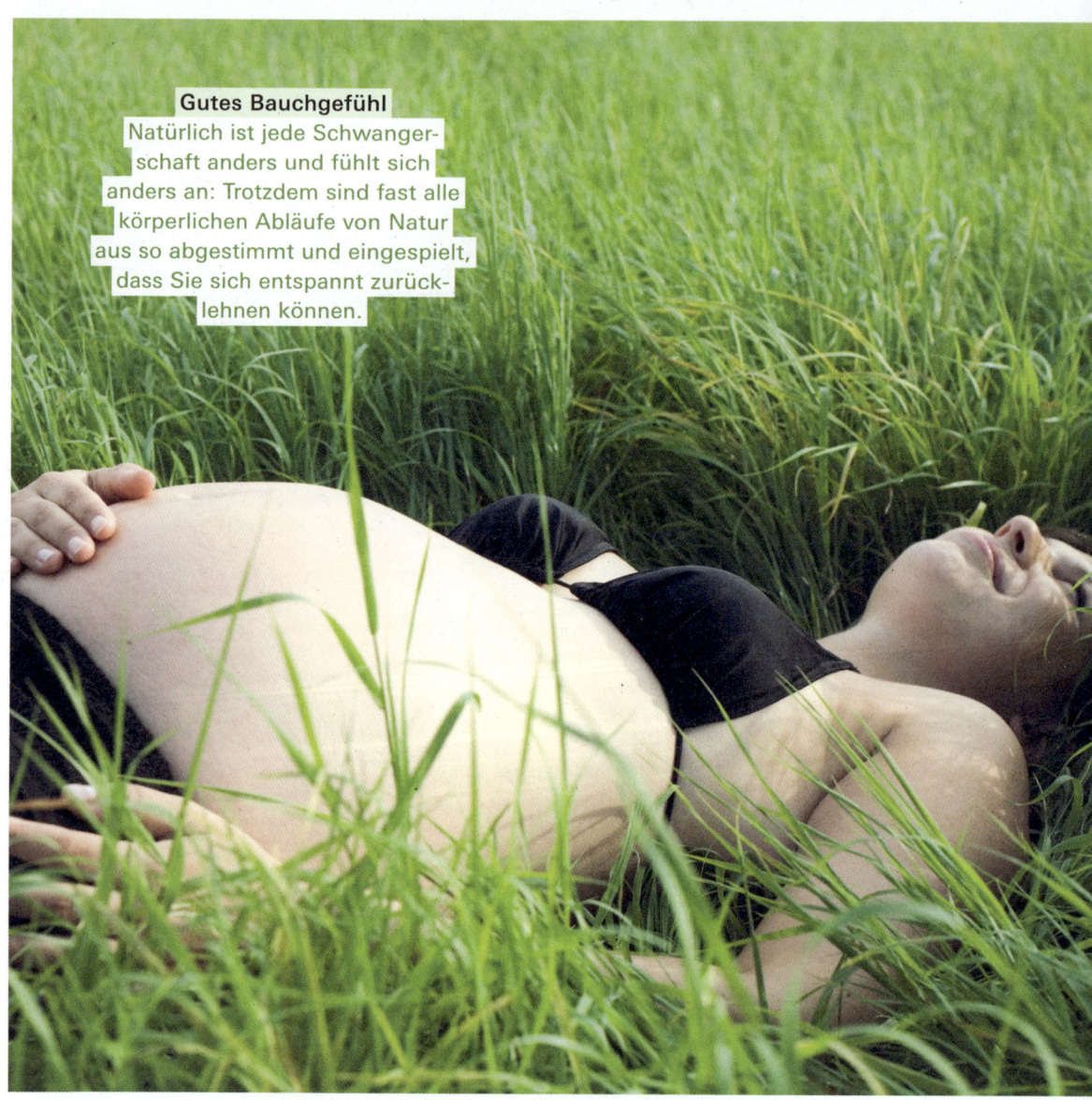

Gutes Bauchgefühl
Natürlich ist jede Schwangerschaft anders und fühlt sich
anders an: Trotzdem sind fast alle
körperlichen Abläufe von Natur
aus so abgestimmt und eingespielt,
dass Sie sich entspannt zurück-
lehnen können.

JETZT GEHT'S RICHTIG RUND

Faszinierend und unglaublich komplex: Während der Schwangerschaft sowie kurz vor, während und nach der Geburt bis zum Stillen des Babys verändert sich Ihr Körper stark. Unterstützt wird er dabei von diversen Hormonen. Schwanger zu sein bedeutet auch, eine neue Begegnung mit dem eigenen Körper zu erleben. Vielleicht ist das für Sie keine rein positive Erfahrung, und das ist total okay! Es ist völlig normal, die Veränderungen als leicht befremdlich zu empfinden. Die meisten sind übrigens nur temporär.

Herz und Kreislauf versorgen Sie und das Baby mit ca. 1,5 Liter mehr Blut, das in der Schwangerschaft neu gebildet wird. Insgesamt sind ca. 8 Liter mehr Flüssigkeit im Körper.

Der Gebärmuttermuskel ist einer der stärksten Muskeln des weiblichen Körpers. Er vergrößert sich im Laufe der Schwangerschaft auf das 30-fache und reicht dann vom Unterleib bis hoch zu den Rippen.

Haut und Gewebe vollbringen Höchstleistungen: Der Bauchumfang wächst oft um gut 40 Zentimeter. Manchmal entstehen dabei Dehnungsstreifen. Ihre Haut freut sich, wenn sie mit reichhaltigen Körperlotionen verwöhnt wird.

Stoffwechsel, Haut, Haare sind im Wandel. Das Hormon Progesteron beschleunigt den Stoffwechsel und vermindert die Produktion männlicher Androgene. Mögliche Nebeneffekte: Ihre Haut wird reiner, die Haare oft voller und glänzender.

1 **Progesteron** erweitert die Gefäße, verstärkt die Durchblutung und entspannt alle Muskeln, die Blase und den Darm. Außerdem kann es schläfrig machen und lockert – vor allem im dritten Trimester – Bänder und Sehnen. Das erleichtert die Geburt.

2 **Oxytocin,** auch „Kuschelhormon" genannt, wird bei Hautkontakt oder Sex aktiviert. Sinnliche Berührungen erzeugen bei beiden Partnern eine Oxytocin-Flut, die beschützende Gefühle weckt. Während der Geburt veranlasst es die Kontraktionen der Gebärmuttermuskulatur, nach der Geburt unterstützt es die Milchausschüttung beim Stillen.

3 **Prolaktin** gilt als das „Milchbildungshormon". Es wirkt vermutlich ähnlich umfassend wie Oxytocin. Nach der Geburt ist es zusammen mit niedrigen Östrogenspiegeln das Schlüsselhormon für die Milchbildung.

WELLNESS FÜR ZU HAUSE

UNTERSTÜTZEN SIE IHREN KÖRPER: Ab jetzt ist alles willkommen, was Sie auf sanfte Art und Weise fit hält und guttut.

Balancekissen

Die flache Alternative zum Gymnastikball aktiviert die Tiefenmuskulatur, auch im Beckenboden. Sie können sich auch für ein paar Minuten mit beiden Füßen daraufstellen und dabei die Balance halten.

Hanteln und Faszienrolle

Ein Paar leichte Hanteln für kleine Workouts zu Hause stärken Arm-, Schulter- und Rückenmuskeln. Die kleine Rolle hilft und entspannt bei schmerzenden Füßen.

Fitnessband

Fitnessbänder eignen sich besonders gut für Rückenübungen, etwa um ein „Schwangerschaftshohlkreuz" auszugleichen oder die Körperhaltung zu verbessern.

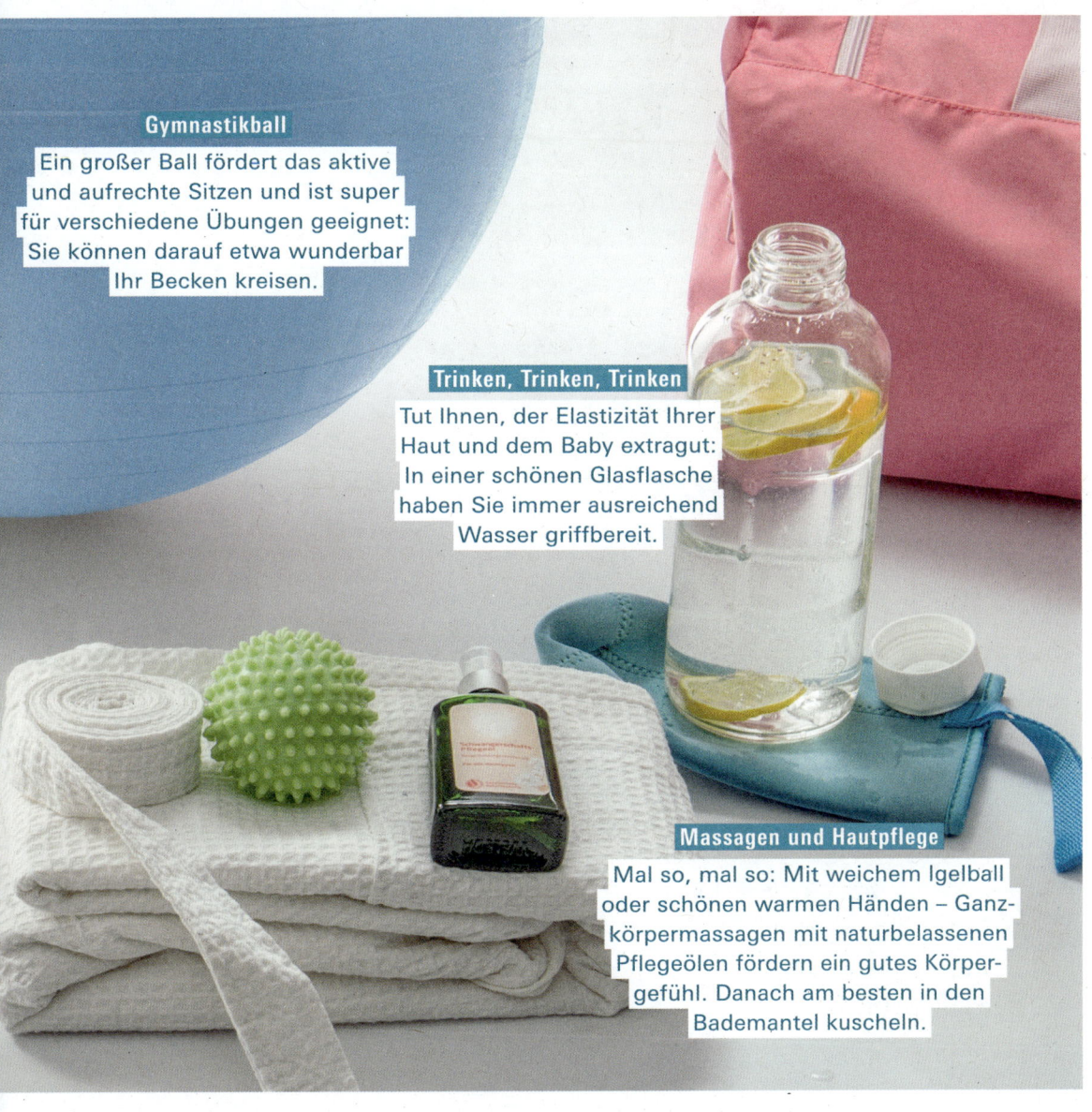

Gymnastikball

Ein großer Ball fördert das aktive und aufrechte Sitzen und ist super für verschiedene Übungen geeignet: Sie können darauf etwa wunderbar Ihr Becken kreisen.

Trinken, Trinken, Trinken

Tut Ihnen, der Elastizität Ihrer Haut und dem Baby extragut: In einer schönen Glasflasche haben Sie immer ausreichend Wasser griffbereit.

Massagen und Hautpflege

Mal so, mal so: Mit weichem Igelball oder schönen warmen Händen – Ganzkörpermassagen mit naturbelassenen Pflegeölen fördern ein gutes Körpergefühl. Danach am besten in den Bademantel kuscheln.

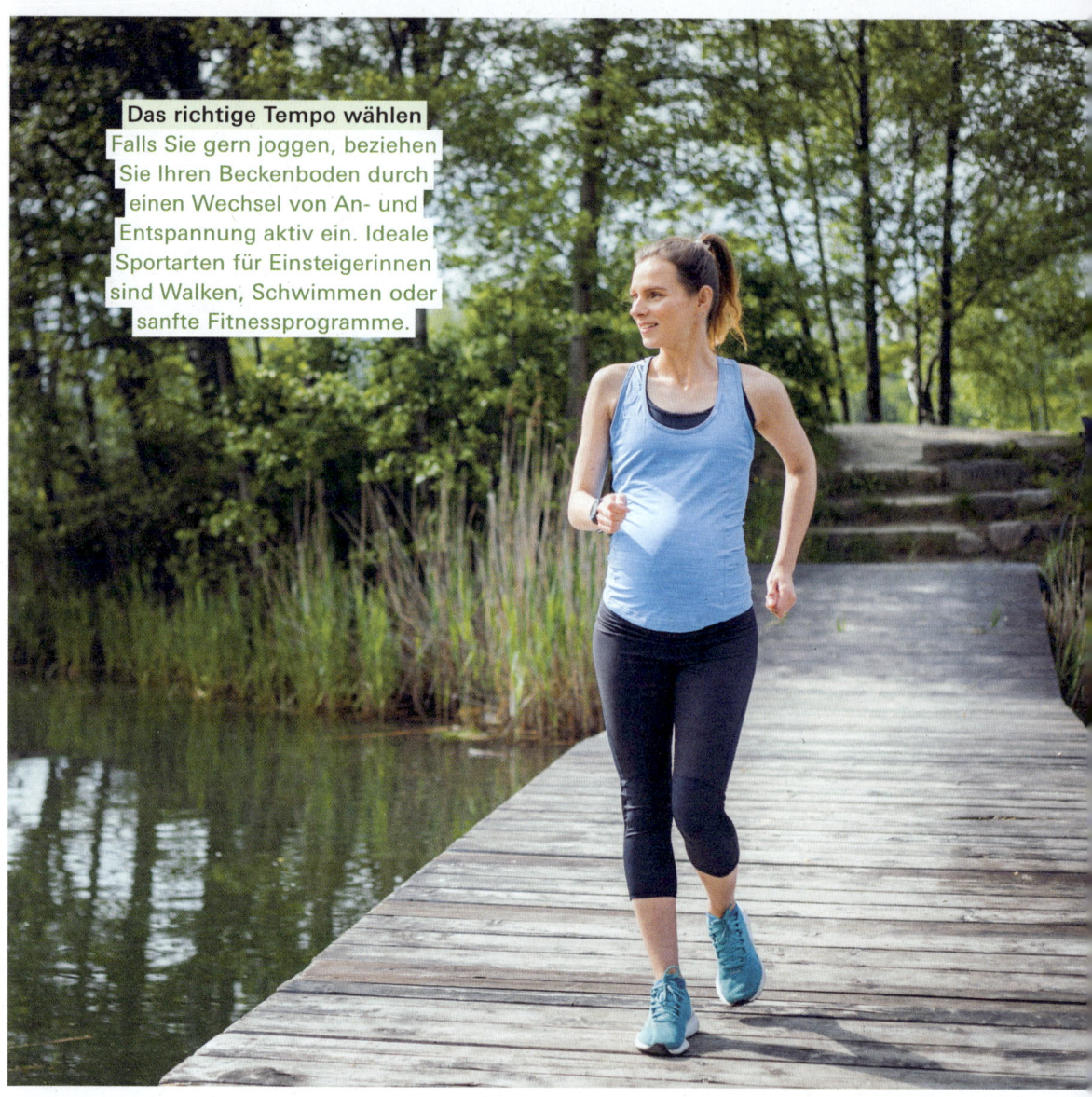

Das richtige Tempo wählen
Falls Sie gern joggen, beziehen Sie Ihren Beckenboden durch einen Wechsel von An- und Entspannung aktiv ein. Ideale Sportarten für Einsteigerinnen sind Walken, Schwimmen oder sanfte Fitnessprogramme.

WELCHER SPORT IST OKAY?

Sie joggen, reiten, machen Aerobic oder Kampfsport? Nur zu! Zahlreiche Studien zeigen, dass Sport in der Schwangerschaft gesund ist. Aktive Schwangere hatten demnach seltener körperliche Beschwerden wie Rückenschmerzen oder Krampfadern und einen stabileren Kreislauf. Außerdem: Die Geburt verlief komplikationsfreier.

Darauf sollten Sie achten: Informieren Sie MitsportlerInnen und TrainerInnen, dass Sie ein Kind erwarten. Und vielleicht probieren Sie nicht gerade jetzt eine neue, als riskant geltende Sportart – ansonsten sind Ihrer Bewegungslust keine Grenzen gesetzt.

Trainingstipps: Bewegen Sie sich nur so schnell oder intensiv, dass Sie weiter gut mit jemandem sprechen können. Dann ist die Versorgung mit Sauerstoff für Sie und Ihr Kind optimal. Empfehlenswert: Crosstrainer, denn Kardiogeräte sind in der Regel mit einem Herzfrequenzmesser kombiniert. So können Sie Ihr Training selbst regulieren.

Körpersignale: Wie fühlen sich Rücken und Bauch an? Wie geht es den Knien, Gelenken und Bändern? Wie ist Ihre Atmung? Hören Sie auf Ihren Körper, er wird Sie rechtzeitig vor Überlastungen warnen.

Bauchmuskeln: Ihre gerade Bauchmuskulatur sollten Sie spätestens ab der 20. Woche nicht mehr isoliert trainieren. Bauchmuskeln besser immer in der Diagonalen trainieren.

Coaching: Zu „Sport und Schwangerschaft" bietet die Deutsche Sporthochschule Köln ein tolles Informations- und Serviceportal (siehe Service S. 218).

Vorsicht: Meiden Sie Sturzrisiken, Stöße und Sprünge. Tieftauchen und Höhen über 2 500 Meter sind tabu.

Bei Unsicherheiten sprechen Sie auch gern Ihre Ärztin oder Hebamme an.

Ideale Sportarten bieten Möglichkeiten, sich anzustrengen, ohne das Baby zu belasten – gut für Einsteigerinnen geeignet sind:

1 **Schwimmen:** Können Sie bis zuletzt ohne Gefahr, es fördert Ihre Atmung und ist herrlich entspannend.

2 **Walken, Radfahren:** gelenkschonend und schön an der frischen Luft.

3 **Sanfte Fitness:** Aquafitness und Aquaspinning, aber auch Gymnastik oder Pilates haben nachgewiesene positive Effekte wie eine verringerte Wassereinlagerung (Ödeme) in den Beinen.

STRESS UND ZEITNOT? LIEBER DURCHATMEN!

Gut sein im Job, den Haushalt schmeißen, Zeit für die Partnerschaft finden, Sport und Fitness pflegen, Freunde und Familie treffen, Vorsorgetermine einhalten, erste Vorbereitungen für die Geburt und die Zeit danach treffen: Das alles zu schaffen, ist gar nicht so einfach. Mit anderen Worten: Ein bisschen – oder auch mal mehr – Stress im Alltag lässt sich kaum vermeiden.

Die gute Nachricht: Leichter Stress ist ungefährlich und schadet dem Ungeborenen nicht. „Es ist für das Baby auch wichtig, Stress zu erleben. Es kann ruhig ein bisschen Adrenalin und Kortisol abbekommen. Es soll ja schließlich lebenstüchtig werden", sagt die Gynäkologin und Psychotherapeutin Dr. Maria Beckermann. Allerdings ist es gerade in der Schwangerschaft wichtig, Signale von Überlastung rechtzeitig zu erkennen und ihnen möglichst gegenzusteuern.

Denn: Starker Stress kann gesundheitliche Folgen für das Kind haben. Auch wenn es nicht so sein muss, ist es auf jeden Fall sinnvoll, zu viel Stress zu vermeiden und wo immer möglich auf eine gute Work-Life-Balance zu achten.

Wie erkennen Sie Stress?

Das Stresserleben ist von Mensch zu Mensch sehr unterschiedlich. Mögliche körperliche Signale können Herz- und Kreislaufbeschwerden sein, aber auch Schwindelgefühle, Kopf- oder Rückenschmerzen, Atembeschwerden oder Probleme mit Magen und Darm. Nervosität und Konzentrationsschwierigkeiten können ebenfalls Zeichen für eine Überlastung sein.

Der Druck ist gestiegen

Zum Alltagsstress kommt während der Schwangerschaft noch ein weiterer Stressfaktor: Werdende Mütter und junge Paare stehen unter einem nicht unerheblichen gesellschaftlichen Druck. Sie sollen alles „richtig" machen und ein gesundes Baby zum richtigen Zeitpunkt bekommen. Durch die Möglichkeiten der Geburtenkontrolle und Pränataldiagnostik ist dieser gesellschaftliche Erwartungsdruck gestiegen.

Mega entspannt? Eine Illusion ...

Eine rundum unbeschwerte Zeit, wie vielfach in Social Media und Werbung zu sehen, ist natürlich schön, aber eher selten.

Natürlich gibt es Schwangere, die gar nicht oder wenig gestresst sind. Sind Sie eher schnell gestresst? Machen Sie sich jetzt bitte nicht noch zusätzlichen Stress, weil Sie nicht so superrelaxt und glücklich sind wie andere das von Ihnen erwarten.

Was tut mir gut?

Ein gutes Gegenmittel bei Stress ist, auf das Bauchgefühl zu hören und sich auf die eigenen Gefühle und Bedürfnisse zu konzentrieren. Es gehört nicht zu Ihren wichtigsten Aufgaben, die Erwartungen anderer zu erfüllen. Auch wenn die Erwartungen in Form von Einladungen und geplanten Treffen daherkommen und gut gemeint sind.

Ihre Schwangerschaft kann ein willkommener Anlass sein, liebevoll und aufmerksam in sich hineinzuhören und „STOP" zu sagen, wenn Ihnen etwas zu viel wird. Zu überlegen: Was tut mir gut? Wo und mit wem fühle ich mich wohl? Was strengt mich an? Was geht über meine Kraft?

Zu viel? Sagen Sie „nein"!

Ob im Job oder im Freundes- und Familienkreis: Wenn Ihnen bestimmte Dinge zu viel sind, sollten Sie das jetzt wirklich ganz offen sagen. Dafür haben fast alle Mitmenschen Verständnis – Sie müssen sich nur trauen. Viele Frauen machen in der Schwangerschaft die positive Erfahrung, dass Nein sagen gar nicht so schwer ist – und einen großen Gewinn an Ruhe schenkt.

Diese Methoden entspannen

Loslassen, ruhig werden, tief ein- und ausatmen, die eigene Selbstwahrnehmung stärken: Entspannungsmethoden, beispielsweise Achtsamkeitsübungen, Progressive Muskelentspannung, Autogenes Training oder Yoga wirken auf verschiedenen körperlichen und seelischen Ebenen. Kurse bieten die Volkshochschulen, manche Fitness- und Gesundheitscenter oder Sportvereine an. Bei Youtube oder Spotify gibt es viele kostenlose Anleitungen zu Entspannungsübungen.

Extra-Tipp: Fragen Sie auch bei Ihrer Krankenkasse nach Entspannungskursen. Manche bezuschussen Kurse im Rahmen von Anti-Stress-Programmen – oft unter dem Stichwort Stressprävention.

Wenn Entspannung nicht hilft ...

Es gibt Situationen, Krisen oder schwere Lebensumstände, die sich nicht mithilfe von Entspannung auflösen lassen: Eine unvorhergesehene Trennung, ein Unfall oder der Tod eines nahestehenden Menschen können sehr belastend sein und extreme Stressgefühle oder Hilflosigkeit auslösen.

Falls Ihr Leben gerade schwierig ist, sprechen Sie mit Ihrer Ärztin, Ihrem Arzt oder Ihrer Hebamme darüber und bitten Sie um Rat und Hilfe. Sie können Stress, Überlastung oder Gefühle von Ohnmacht ebenso ansprechen wie Konflikte in der Partnerschaft, Sorgen ums Geld oder auch sehr große Angst vor der Geburt.

REIZÜBERFLUTUNG?

KLEINER MOZART? Babys erinnern sich zwar an die Musik, die Sie in der Schwangerschaft hören. Schlauer werden sie davon aber nicht.

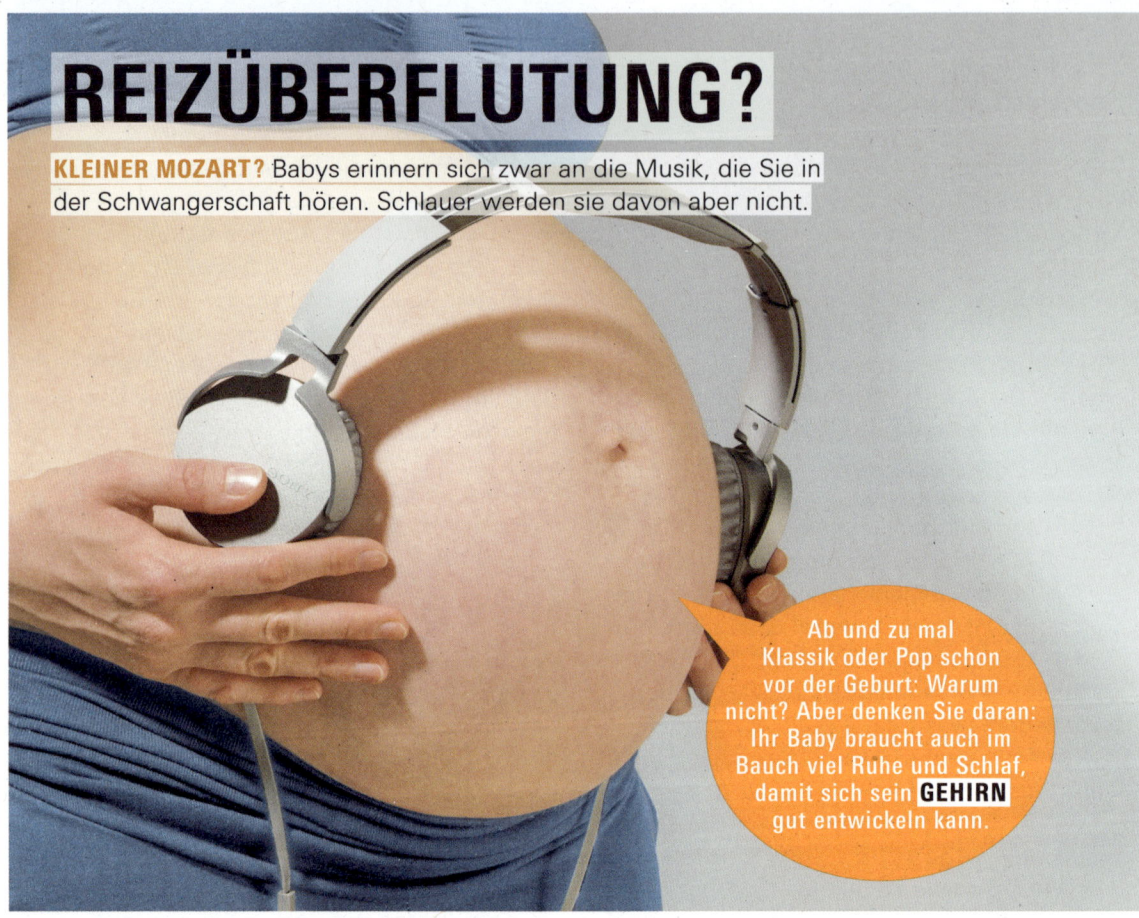

Ab und zu mal Klassik oder Pop schon vor der Geburt: Warum nicht? Aber denken Sie daran: Ihr Baby braucht auch im Bauch viel Ruhe und Schlaf, damit sich sein **GEHIRN** gut entwickeln kann.

BITTE KEINE RUNDUMBESCHALLUNG – egal, ob Ihr Kind gerade im Bauch herumturnt oder seine ersten Lebensmonate erlebt: Gönnen Sie ihm und sich selbst viel Ruhe. Lassen Sie den gesellschaftlichen Trend, alle Leistungen und jede Performance optimieren oder verbessern zu wollen, bewusst vorbeiziehen. Weder Ihre Schwangerschaft noch Ihr Baby brauchen eine Optimierung – beide sind wunderbar so, wie sie sind. Bis jetzt konnte auch keine Studie zeigen, das gezielte Reize vor der Geburt einen Einfluss auf das spätere Lernvermögen haben.

SCHÖNE MOMENTE!

KLEINES GLÜCK! Der Alltag ist voller visueller und auditiver Reize. Gönnen Sie sich und Ihrem Baby trotzdem auch viele Ruhe.

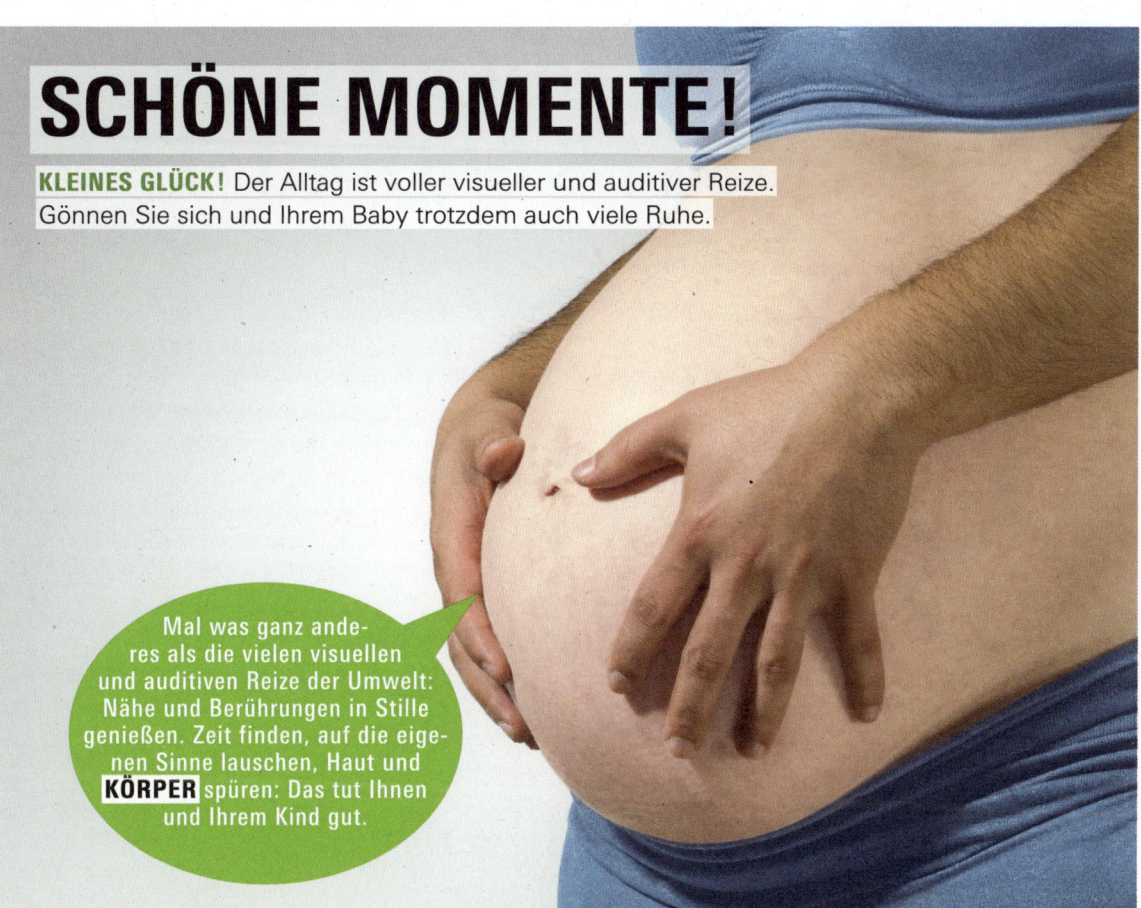

Mal was ganz anderes als die vielen visuellen und auditiven Reize der Umwelt: Nähe und Berührungen in Stille genießen. Zeit finden, auf die eigenen Sinne lauschen, Haut und **KÖRPER** spüren: Das tut Ihnen und Ihrem Kind gut.

LIEBER STILLE STREICHELEINHEITEN zu dritt genießen. Das „kleine Glück" braucht keine große Vorbereitung: einfach einen Moment innehalten und den Körperkontakt genießen. Am besten überlegen Sie gemeinsam vorab, welche Zeitfenster in Ihrem Tagesablauf gut geeignet sind, um zusammen eine kurze Pause einzulegen. Stehen, sitzen, liegen: Finden Sie eine Position, die für Sie beide bequem ist. Schließen Sie die Augen und atmen Sie tief ein und aus, genießen Sie mit allen Sinnen die Ruhe und die wachsende „Verbindung" zu dritt.

GELDSORGEN ODER ANDERE PROBLEME? ES GIBT HILFEN!

Manchmal fällt eine Schwangerschaft genau in eine persönlich sehr schwierige Situation. Gerade dann können Sie Hilfe und Unterstützung besonders gut gebrauchen. Deshalb ist es wichtig zu wissen, dass Sie und Ihr Partner oder Ihre Partnerin bei allen Fragen rund um Schwangerschaft und Familienplanung einen gesetzlichen Anspruch auf Beratung haben. Die Beratung ist kostenlos und auf Wunsch anonym. Noch wichtiger, als diesen Anspruch zu kennen, ist aber, sich in einer Krise – egal, welcher Art – tatsächlich helfen zu lassen.

Wer bekommt Unterstützung?

Arbeitslosigkeit, drohender Verlust der Wohnung oder zunehmende Verschuldung: Die Hilfsangebote sind zahlreich, aber leider oft nicht leicht zu überblicken – Informationen liefert das Familienportal.de des Bundesministeriums für Familie, Senioren, Frauen und Jugend (BMFSFJ) .

Zudem gibt es für Minderjährige, Auszubildende, Studierende, Arbeitslose, Sozialhilfeempfänger, Asylberechtigte sowie Flüchtlinge verschiedene Angebote der rechtlichen und finanziellen Unterstützung.

Die Beratungsstellen helfen

Sie müssen die Krise also nicht allein bewältigen – in den Schwangerenberatungsstellen vor Ort (siehe Service S. 219) wird man Ihnen helfen, die richtigen Angebote und Adressen in Ihrer Nähe zu finden.

Extra-Tipp: Vereinbaren Sie dort einen Termin, um sich beraten und bei der Suche der zuständigen Stellen unterstützen zu lassen, bevor Sie weitere Schritte gehen.

Finanzielle Hilfe in Notlagen

Die Bundesstiftung Mutter und Kind (siehe Service S. 219) hilft Schwangeren in finanziellen Notlagen schnell und unbürokratisch: zum Beispiel, um Schwangerschaftsbekleidung oder die Erstausstattung für das Baby kaufen zu können, den Haushalt weiterführen oder die Wohnung einrichten zu können.

Zuschüsse aus der Bundesstiftung erhalten Sie allerdings nur, wenn andere Sozialleistungen wie Wohngeld, Arbeitslosengeld II (Hartz IV) oder Sozialhilfe nicht ausreichen oder nicht rechtzeitig eintreffen.

Falls Sie diese Sozialleistungen noch nicht beziehen und in Not sind, sollten Sie sich darum bemühen. Arbeitslosengeld und

Arbeitslosengeld II (Hartz IV) beantragen Sie bei der Agentur für Arbeit, Sozialhilfe beim Sozialamt. Zuständig für das Wohngeld sind die Wohngeldbehörden Ihrer Gemeinde-, Stadt-, Amts- oder Kreisverwaltung.

Mutterschaftsgeld beantragen

Das Mutterschaftsgeld bekommen alle Schwangeren für die Dauer der gesetzlichen Mutterschutzfrist. Diese beginnt sechs Wochen vor dem errechneten Geburtstermin und endet normalerweise acht Wochen nach der Geburt des Kindes.

Ihr Anspruch auf Mutterschaftsgeld hängt davon ab, wie Sie krankenversichert sind und in welchem Arbeitsverhältnis Sie stehen. Das Mutterschaftsgeld bekommen Sie nicht automatisch, Sie müssen einen schriftlichen Antrag stellen – frühestens sieben Wochen vor dem voraussichtlichen Geburtstermin bei Ihrer gesetzlichen Krankenkasse oder beim Bundesamt für Soziale Sicherung (siehe S. 138).

Gut zu wissen: Bei Früh- oder Mehrlingsgeburten endet die Schutzfrist 12 Wochen nach der Geburt.

Wie viel Mutterschaftsgeld gibt es?

Die Höhe richtet sich nach dem durchschnittlichen Nettolohn der letzten drei Kalendermonate vor Beginn der Schutzfrist. Die gesetzliche Krankenkasse zahlt jedoch höchstens 13 Euro pro Tag. Wer mehr verdient, bekommt die Differenz zum Nettoverdienst als Zuschuss vom Arbeitgeber.

Wer als Arbeitnehmerin privat-, familien- oder überhaupt nicht krankenversichert ist, bekommt das Mutterschaftsgeld vom Bundesamt für Soziale Sicherung. Die Behörde zahlt einmalig 210 Euro, auch hier muss der Arbeitgeber einen Zuschuss zahlen. Erkundigen Sie sich am besten vorab bei Ihrer privaten Krankenversicherung und erfragen Sie, ob und welche Leistungen Sie bekommen.

Sehr wenig Einkommen?

Wenn Sie Arbeitslosengeld II beziehen, wird es möglicherweise erhöht, und Sie können verschiedene einmalige Leistungen bekommen. Gleiches gilt für die Sozialhilfe.
Auch wenn Sie keinen Anspruch auf Arbeitslosengeld II haben, können Sie Mehrbedarfszuschläge erhalten. Informationen dazu erhalten Sie im Jobcenter.

Freundlichkeit hilft immer

Geldsorgen und andere Probleme können dünnhäutig machen. Um so wichtiger ist es, dass Sie als Schwangere freundlich behandelt werden. Sollte das mal vergessen werden, denken Sie daran: Die Ämter und Behörden sind geschaffen worden, um Menschen in Not zu helfen. Sie dürfen freundlich darum bitten, freundlich behandelt zu werden.

Extra-Tipp: Manchmal tut es gut und entlastet, Ämtergänge in Begleitung eines lieben Menschen zu machen. Es spricht absolut nichts dagegen!

Im dritten Trimester können Treppensteigen oder ein Spaziergang an einem heißen Sommertag schon beschwerlicher werden. Denn der Bauch ist jetzt meist kugelrund, und Ihr Baby macht sich mit Turnübungen und Stupsern bemerkbar – so als ob es Sie fragen will: Ist schon alles gekauft, gepackt und vorbereitet?

28.–40. WOCHE:

DURCHATMEN FÜR DEN ENDSPURT!

DAS DRITTE TRIMESTER: WAS IST JETZT WICHTIG?

Nun liegt schon deutlich mehr als die Hälfte der Schwangerschaft hinter Ihnen: Mit der 25. Schwangerschaftswoche (SSW) kommen Sie bereits in den siebten Monat. Bestimmt spüren Sie mittlerweile deutlich, wenn das Baby sich bewegt und in Ihrem Bauch herumturnt. Vielleicht begegnen Ihnen nun Schwangerschaftsbeschwerden. Ob Sodbrennen, Rückenschmerzen oder geschwollene Beine: In diesem Kapitel finden Sie lindernde Tipps (siehe S. 130 ff.). Auch das Schlafen und Bewegen im Alltag wird mit zunehmendem Bauchumfang zur Herausforderung. Lesen Sie, was Sie tun können, damit es ein bisschen besser geht (siehe S. 126 ff.).

Ausruhen wird immer wichtiger

Jetzt wird es noch wichtiger, regelmäßige Pausen im Alltag einzulegen. Planen Sie für alles genug Zeit ein, um sich zwischendurch bewusst auszuruhen. Sie können zum Beispiel Kraft und Ruhe tanken, indem Sie sich für 20 Minuten entspannt auf Ihre linke Seite legen. Das unterstützt den Blutfluss sowie die Versorgung des Babys und tut Ihnen beiden gut.

Risiko Schwangerschaftsdiabetes?

Zwischen der 24. und 28. SSW übernehmen die Krankenkassen im Rahmen der Mutterschaftsrichtlinien die Durchführung eines sogenannten Zuckerbelastungstests. Damit können Sie Ihren Blutzucker unter Belastung testen lassen, um einen möglichen Schwangerschaftsdiabetes frühzeitig zu erkennen.

Die dritte Ultraschalluntersuchung

In der 29. bis 32. SSW findet der dritte Ultraschall statt – dabei werden nochmals das Wachstum und die Entwicklung Ihres Babys kontrolliert. Außerdem werden die inneren Organe und die Lage des Kindes sowie der Plazenta untersucht und die Menge des Fruchtwassers bestimmt.

Tipps für die Erstausstattung

Und nicht zu vergessen: Die Vorbereitungen auf Ihren zukünftigen Alltag mit Baby werden langsam „handfester". So finden Sie in diesem Kapitel auch Tipps für die Erstausstattung und Babykleidung (ab S. 108), das Babybett (siehe S. 114) und den Wickeltisch (siehe S. 116).

CHECKLISTE FÜR ALLES ORGANISATORISCHE

Noch gut 15 Wochen, dann ist es soweit. Ausreichend Zeit, um bis dahin noch einiges zu erledigen. Hier ein kleiner Überblick:

■ **Klinik suchen** Antworten auf Fragen zur Kliniksuche und Geburtsvorbereitung finden Sie auf S. 144 f.; das Wichtigste zu den Gebärorten von Klinik bis zum eigenen Zuhause auf S. 148 f. und Tipps zu weiteren Entscheidungen rund um die Geburt ab S. 150.

■ **Krankenkasse informieren** In der 34. SSW startet der Mutterschutz. Zeit, die ärztliche Bescheinigung über den voraussichtlichen Geburtstermin an die Krankenkasse zu schicken (siehe auch Fahrplan aller Monate auf S. 42 f.).

■ **Arbeitgeber informieren** Auch der Arbeitgeber braucht eine Bescheinigung über den erwarteten Geburtstermin (siehe Fahrplan aller Monate auf S. 42 f.).

■ **Entspannt aus dem Job** Informationen und praktische Tipps, wie Sie den Wechsel aus dem Arbeitsleben in den Mutterschutz oder als werdender Vater aus dem Arbeitsleben in die Elternzeit gut planen und gestalten können, finden Sie auf S. 106 f..

■ **Kinderärztin/-arzt suchen** – vor allem, falls Sie im Geburtshaus oder zu Hause gebären möchten. Mehr dazu auf S. 149.

■ **Vorsorgetermine jetzt zweiwöchig** Ab der 30. SSW finden die Vorsorgetermine alle zwei Wochen statt. Das kostet mehr Zeit – stellen Sie Ihren Alltag und Terminplan am besten schon jetzt langsam darauf ein.

■ **Klinikkoffer packen** Das ist eine persönliche Angelegenheit, und es ist gut, wenn Sie und gegebenenfalls auch Ihr Partner sich dafür ausreichend Zeit nehmen: Die wichtigsten Sachen können Sie auf jeden Fall schon zurechtlegen, aber welche sollen es sein? Tipps dazu finden Sie auf S. 120 ff. sowie auf S. 152.

■ **Viele Pausen einlegen** Egal, was Sie im Job oder privat planen: Pausen gehören dazu!

■ **Telefonliste anlegen** Eltern, Großeltern, Geschwister, Freunde, Kollegen oder die Nachbarn? Überlegen Sie vorab, wer sofort erfahren soll, wenn es losgeht.

■ **Haltbare Vorräte einkaufen** Lebensmittel, Kosmetika, Windeln: Damit die ersten Wochen entspannter sind, können Sie vieles schon jetzt einkaufen. Tipps dazu finden Sie auf S. 137.

■ **Vorkochen und einfrieren** Jetzt haben Sie vielleicht noch Zeit, ein paar Portionen gesundes Essen nach Ihrem Geschmack vorzubereiten – Tipps gibt es auf S. 186 f..

ENTSPANNT AUS DEM JOB IN DEN MUTTERSCHUTZ

Klingt gut, lässt sich jedoch nicht immer eins-zu-eins umsetzen. Je nachdem, welchen Job und welche Aufgaben Sie ausfüllen, können die letzten Wochen vor dem Mutterschutz noch mal recht intensiv und anstrengend sein.

Frühzeitig informieren und planen

Sicher sind einige Wochen vergangen, seit Sie Ihrem Arbeitgeber mitgeteilt haben, dass Sie schwanger sind und wann der errechnete Geburtstermin sein wird (siehe auch S. 43). Meist folgt auf diese Mitteilung ein Gespräch, in dem Ihr Arbeitgeber Sie etwa über Schutzmaßnahmen für Schwangere informiert. Vielleicht tauschen Sie auch schon erste Gedanken zur Planung des Mutterschutzes und der Elternzeit aus.

Anspruch auf Ruhe und Freistellung

Zu Anfang und zum Ende der Schwangerschaft ist es besonders ratsam, sich vor Augen zu halten, dass Sie als Schwangere einen Anspruch auf Ruhemöglichkeiten, kurze Arbeitsunterbrechungen und Freistellungen für erforderliche Vorsorgeuntersuchungen haben. Die Freistellungszeiten sind weder vor- noch nachzuarbeiten und werden auch nicht auf die Ruhepausen angerechnet.

Die Übergabe gut gestalten

Verschaffen Sie sich rechtzeitig einen Überblick, welche To-dos vor Ihrem Mutterschutz und/oder der Elternzeit noch erledigt werden sollten. Machen Sie eine Liste, ordnen Sie die Aufgaben nach Wichtigkeit. Ist es überhaupt machbar, noch alles „abzuarbeiten"? Was lässt sich delegieren? Achten Sie bei Ihrer Kalkulation darauf, genug Pausen einzuplanen.

Aktiv die Planung übernehmen

Sorgen Sie gut für sich – machen Sie von sich aus konkrete Vorschläge: Was kann bis wann an wen übergeben werden? Wie und wo soll die Übergabe stattfinden – persönlich, per Call, per E-Mail?

Überlegen Sie, ob Sie bei dringenden Fragen anbieten, noch erreichbar zu sein. Falls ja, wie? Per E-Mail ist für Sie eventuell weniger störend als ein Anruf? Gut zu wissen: Das wäre Ihrerseits ein nettes Angebot – verpflichtet sind Sie dazu aber nicht.

DAS HILFT BEI DER PLANUNG

1 Klare Ziele: Tauschen Sie sich in der Partnerschaft darüber aus, was Ihnen im Hinblick auf die Versorgung Ihres Babys, die Führung des Haushaltes und Ihre zukünftige Arbeitszeit besonders wichtig ist. Ein Kind gemeinsam großzuziehen, stellt Sie vor neue Herausforderungen und erfordert bestimmte Rahmenbedingungen. Planen Sie am besten gleich mehrere Austauschgespräche ein, denn solche Absprachen und Entscheidungen brauchen erfahrungsgemäß Zeit und Ruhe, um zu reifen.

2 Eigeninitiative: Bemühen Sie sich aktiv darum, gemeinsam festzulegen, wie Sie zukünftig die Kinderbetreuung und Elternzeit untereinander aufteilen wollen und wie sich Ihre Arbeitszeiten aufeinander abstimmen lassen. Suchen Sie zeitnah auch das Gespräch mit Ihren Vorgesetzten.

3 Übersicht: Bevor Sie mit Ihren Arbeitgebern ins Gespräch gehen, ist es hilfreich, sich sämtliche Aufgaben zu vergegenwärtigen, die Sie in Ihrem Job ausfüllen. Am besten fertigen Sie frühzeitig eine vollständige Liste an. So eine konkrete Übersicht ist eine wichtige Grundlage, um die Vertretungszeit zu planen.

4 Flexibilität: Je konkreter Ihre Vorstellungen zum Wiedereinstieg, zum Arbeitsumfang und zu den von Ihnen gewünschten Arbeitszeiten sind, desto eher kann eine gemeinsame und zielführende Planung gelingen. Falls Ihre Vorstellung sich stark von der Ihrer Vorgesetzten unterscheidet, sollten für einen guten Kompromiss beide Seiten aufeinander zugehen.

Wenn beide arbeiten und sich gemeinsam um Ihr Kind kümmern wollen, dann ist es besonders wichtig, sich rechtzeitig mit beiden Arbeitgebern abzustimmen, um passende Vertretungsmodelle und Wiedereinstiegslösungen zu gestalten. Erfahrungsgemäß wechseln sich Phasen der (Teilzeit-)Berufstätigkeit mit Job-Auszeiten beider Eltern ab.

Download-Tipp: Hilfreich bei der Vorbereitung eines Gesprächs mit der Chefin oder dem Chef ist die Broschüre „So sag ich's meinen Vorgesetzten – Elternzeit, Wiedereinstieg und flexible Arbeitsmodelle erfolgreich vereinbaren" des Bundesministeriums für Familie, Senioren, Frauen und Jugend.

Wichtige Termine, die rund um Mutterschutz und Elternzeit anstehen, finden Sie auch in unserer Checkliste auf S. 141.

BABY-BOUTIQUE?

FÜR SÜSSE KLEINE BABYSACHEN EIN VERMÖGEN AUSGEBEN? Davon raten wir ab, denn neu gekaufte Kinderkleidung enthält leider oft Schadstoffe.

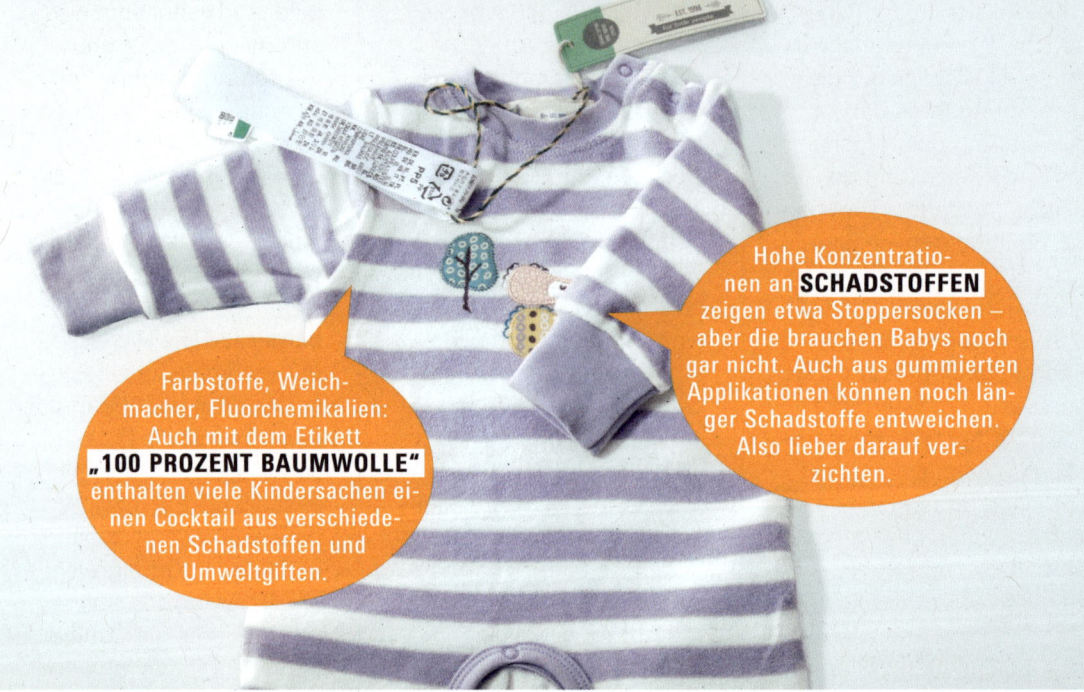

Hohe Konzentrationen an **SCHADSTOFFEN** zeigen etwa Stoppersocken – aber die brauchen Babys noch gar nicht. Auch aus gummierten Applikationen können noch länger Schadstoffe entweichen. Also lieber darauf verzichten.

Farbstoffe, Weichmacher, Fluorchemikalien: Auch mit dem Etikett **„100 PROZENT BAUMWOLLE"** enthalten viele Kindersachen einen Cocktail aus verschiedenen Schadstoffen und Umweltgiften.

BETROFFEN IST AUCH MARKENWARE – Wenn Sie beim Kauf neuer Babysachen auf Nummer sicher gehen wollen, achten Sie auf Textilsiegel (siehe rechte Seite), oder entscheiden Sie sich gleich dazu, die ersten Sachen für Ihr Kind Secondhand zu kaufen. Gebrauchte Kleidung ist schadstoffärmer, da sie schon öfter gewaschen wurde. Gut so, denn einige Schadstoffe gelten als krebserregend oder hormonell wirksam. Deshalb ist es besonders wichtig, gerade die Kleinsten davor zu schützen: Ihre zarte Haut ist noch besonders durchlässig.

BABY-FLOHMARKT!

DIE ERSTE KINDERKLEIDUNG LIEBER SECONDHAND KAUFEN!
Denn durch das Waschen sind viele schädliche Stoffe schon ausgespült.

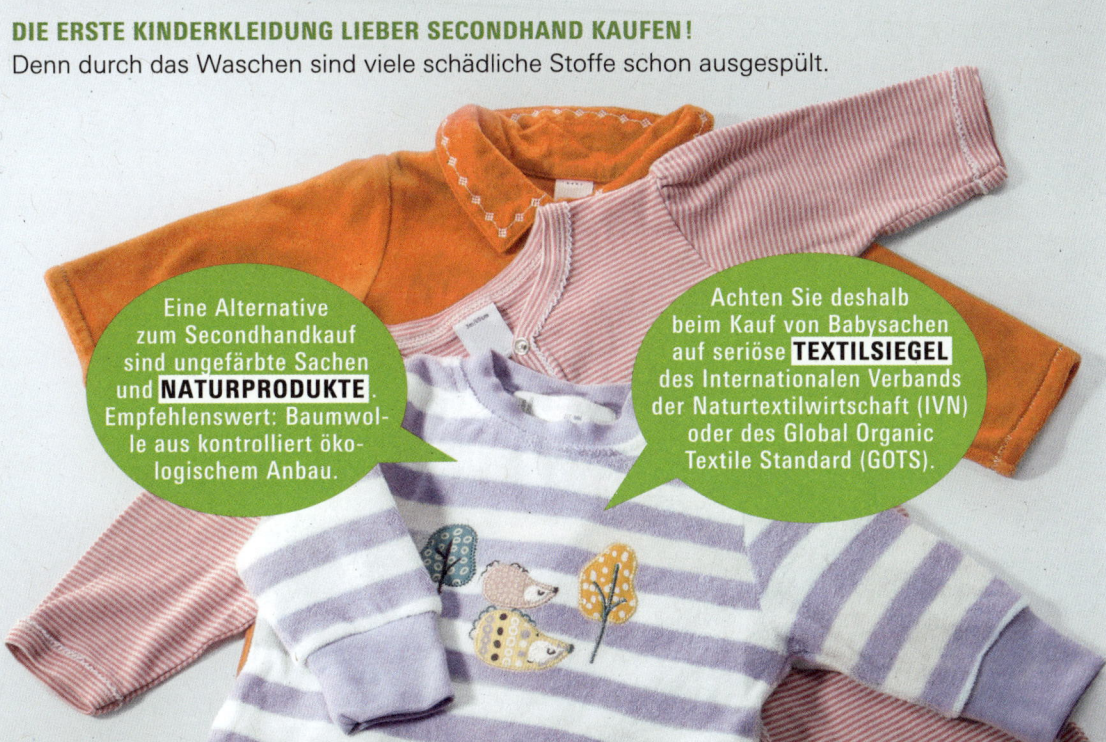

Eine Alternative zum Secondhandkauf sind ungefärbte Sachen und **NATURPRODUKTE**. Empfehlenswert: Baumwolle aus kontrolliert ökologischem Anbau.

Achten Sie deshalb beim Kauf von Babysachen auf seriöse **TEXTILSIEGEL** des Internationalen Verbands der Naturtextilwirtschaft (IVN) oder des Global Organic Textile Standard (GOTS).

GEBRAUCHT IST NACHHALTIG UND GESUND – weil viel ärmer an Schadstoffen. Es sprechen also gute Argumente dafür, Ausschau zu halten, wann und wo die nächsten Eltern-Kind-Flohmärkte in Ihrer Nähe stattfinden. Das Stöbern macht Spaß und einen netten Austausch gibt es gratis dazu. Auch Kleinanzeigen im Internet und Secondhandläden für Baby- und Kindersachen sind gute Adressen. Vielleicht lohnt es sich außerdem, im Freundes- und Familienkreis nachzufragen, ob Sie Babykleidung ausleihen oder übernehmen können.

DIE ERSTAUSSTATTUNG

ÜBERLEGEN SIE SICH AM BESTEN VON ANFANG AN GUT, was Sie für die ersten Monate wirklich brauchen und kaufen wollen. Denn: Die meisten Babys wachsen superschnell.

Sechs Spucktücher

Am besten sind leichte Mull- oder Baumwolltücher in Windelgröße.

Eine Babydecke

Die kann je nach Jahreszeit, in der Ihr Kind geboren wird, mehr oder weniger warm und kuschelig sein.

Drei bis vier Einteiler

Prima auch als Schlafanzug geeignet – ideal sind Einteiler mit Knopfleiste vorn und Wickelklappe. Dieser hier hat sogar aufknöpfbare Hosenbeine.

Drei bis vier Wickelstrampler

Für Neugeborene eine gute Wahl, weil Sie Ihr Baby liegend darin „einwickeln" können, ohne die Kleidung über den Kopf ziehen zu müssen.

Ein Babyschlafsack

Nicht zu groß, damit das Baby nicht darin „versinkt". Dieser hier hat auf der rechten Seite einen Reißverschluss und Schulter-Druckknopfverschluss.

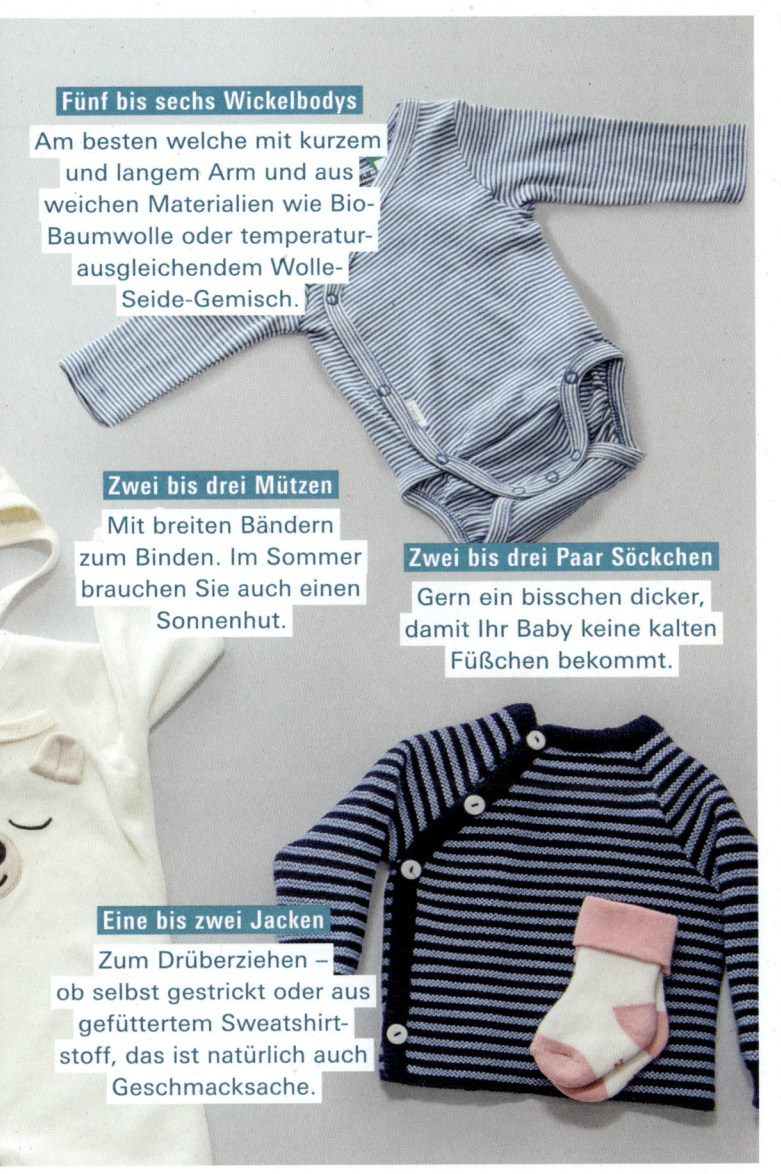

Fünf bis sechs Wickelbodys

Am besten welche mit kurzem und langem Arm und aus weichen Materialien wie Bio-Baumwolle oder temperaturausgleichendem Wolle-Seide-Gemisch.

Zwei bis drei Mützen

Mit breiten Bändern zum Binden. Im Sommer brauchen Sie auch einen Sonnenhut.

Zwei bis drei Paar Söckchen

Gern ein bisschen dicker, damit Ihr Baby keine kalten Füßchen bekommt.

Eine bis zwei Jacken

Zum Drüberziehen – ob selbst gestrickt oder aus gefüttertem Sweatshirtstoff, das ist natürlich auch Geschmacksache.

WENIGE BASISTEILE reichen, um für den Anfang perfekt ausgestattet zu sein. Auch wenn die winzigen Sachen einfach supersüß aussehen: Halten Sie sich beim Einkaufen zurück. Gerade in den ersten sechs Monaten wachsen fast alle Babys schnell – und gleich durch mehrere Kleidergrößen hindurch. Deshalb gibt es schöne Startersets auch oft gebraucht und dadurch praktischerweise „vorgewaschen" (siehe S. 108 f.) – viele Erstlingsteile sind so gut wie neu, weil sie nur wenige Wochen getragen wurden.

■ **Kleidergrößen:** Passt im ersten und zweiten Monat oft Größe 56, ist es im dritten und vierten meist schon Größe 62 und kurz darauf bereits Größe 68. Wird Ihr Baby eher klein, sollten Sie auch einige Sachen in Größe 50 kaufen.

■ **Sommer? Winter?** Warmer Overall und Mini-Handschuhe oder Sonnenschirm und Sonnenhut: Überlegen Sie beim Kauf, in welcher Jahreszeit Ihr Kind die Erstlingssachen braucht. Alles andere besorgen Sie besser erst später.

RICHTIG COOL?

DER ERSTE HOODIE UND DAZU MINI-JEANS – das gibt vielleicht beste Style-Noten, aber Ihr Baby wird nicht sehr begeistert sein.

Jeans sind ebenfalls ein No-Go: Harte **STOFFE** oder einen festen Bund am Bauch mögen Neugeborene nämlich gar nicht gern.

Babys liegen in der ersten Zeit vor allem auf dem Rücken: Da stört eine **KAPUZE** am Sweatshirt nur, da sie immer unbequem hinter oder unter Kopf und Rücken liegt.

ACHTUNG!
Nicht unpraktisch, sondern richtig gefährlich sind Kleinteile wie Schmuck oder Pailletten, die verschluckt werden könnten.

BABYKLEIDUNG FÜR NEUGEBORENE sieht oft unglaublich süß aus! Viel wichtiger für den Alltag ist aber, unpraktische Einkäufe zu vermeiden. Kaufen Sie deshalb keine Bodys oder Oberteile, die Sie über den Kopf Ihres Kindes ziehen müssen: Neugeborene wissen dann nicht, wie ihnen geschieht, sie mögen keine Kleidung mit Pulloverprinzip. Besser sind Wickelbodys und Wickeloberteile oder sehr weite Ausschnitte mit Druckknöpfen an den Schultern. Am besten setzen Sie auf Teile, die Sie von unten über den Körper hochziehen können.

EINFACH PRAKTISCH!

EIN SCHÖNER WEICHER BABYSTRAMPLER – gern aus Sweatshirtstoff –
oder ein Mini-Pulli plus Hose mit komfortablen Wickelklappen.

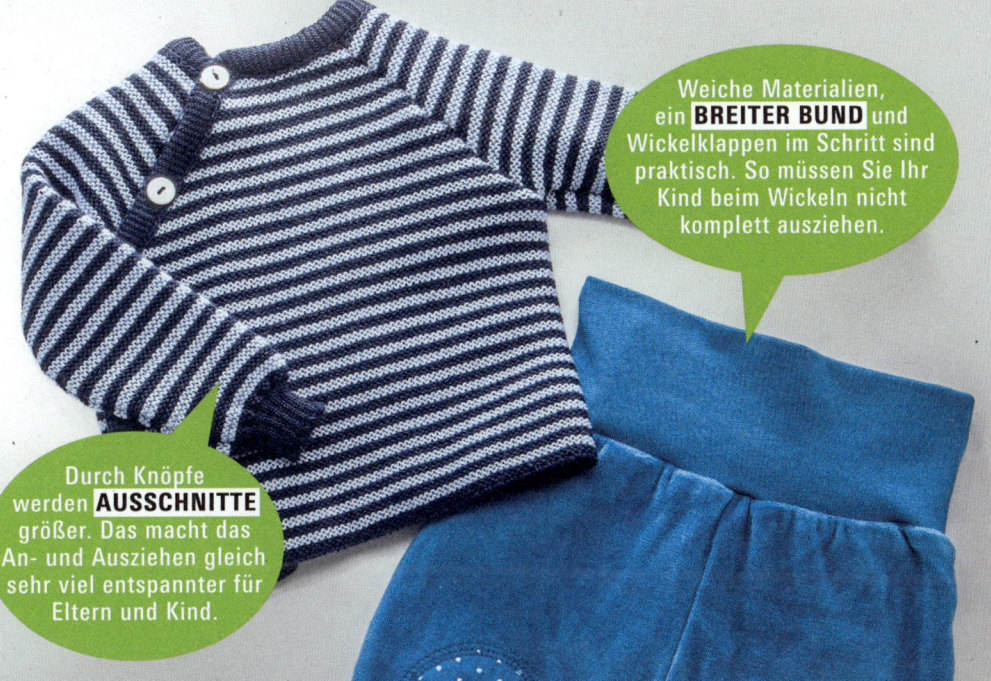

Weiche Materialien,
ein **BREITER BUND** und
Wickelklappen im Schritt sind
praktisch. So müssen Sie Ihr
Kind beim Wickeln nicht
komplett ausziehen.

Durch Knöpfe
werden **AUSSCHNITTE**
größer. Das macht das
An- und Ausziehen gleich
sehr viel entspannter für
Eltern und Kind.

BEQUEM FÜR BABY UND ELTERN – dieses Kriterium erfüllen nicht alle Kleidungsstücke, die speziell für die Allerkleinsten entworfen werden. Deshalb am besten schon beim Einkauf prüfen oder erfragen, wie das An- und Ausziehen funktionieren soll. Sehr patent sind auch Wickelbodys und Wickeloberteile, die Sie nicht über den Kopf ziehen müssen. Denn erstens mögen die meisten Babys das nicht und zweitens fördern Sie den Sinn für Räumlichkeit und Motorik, wenn Sie Ihr Baby beim Anziehen und „Wickeln" sanft nach links und rechts rollen.

Täglich rund 16 Stunden
Neugeborene schlafen gern
und viel. Beherzigen Sie schon
beim Planen wichtige Sicher-
heitstipps: Das ideale Bett für
Säuglinge ist tatsächlich sehr
spartanisch.

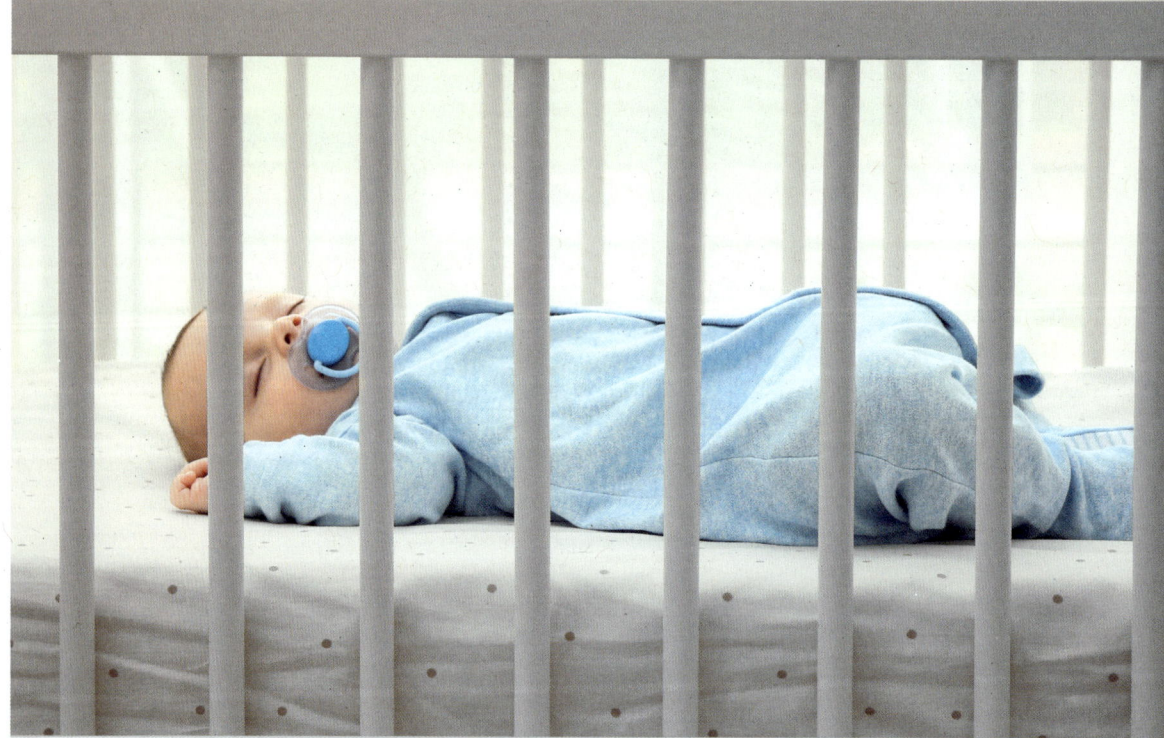

SCHLAF KIND-CHEN, SCHLAF...

Wo Neugeborene und Säuglinge am besten schlafen, darüber gibt es ganz unterschiedliche Meinungen. Am besten machen Sie sich Ihr eigenes Bild.

Kinderärztinnen und -ärzte raten im ersten Lebensjahr aus Sicherheitsgründen zu einem eigenen Bettchen im Elternschlafzimmer. Hebammen und die WHO befürworten dagegen auch das gemeinsame Schlafen im Eltern- oder Familienbett. Dann sollte das Bett aber keine Ritzen haben, in die Ihr Kind rutschen kann.

An- oder Beistellbetten, die wie ein „Balkon" am Elternbett befestigt werden, sind für die ersten Lebensmonate ein praktischer Kompromiss. So müssen Sie zum Stillen nicht extra aufstehen.

Der sichere Schlafplatz: Im ersten Jahr ist das Bettzeug (siehe Tipps 1 bis 6) entscheidend für die Sicherheit Ihres Babys. Risiken wie den plötzlichen Säuglingstod verringern Sie so wirksam. Infos dazu finden Sie unter www.kindergesundheit-info.de/themen/risiken-vorbeugen/ploetzlicher-kindstod-sids/vorbeugung-kindstod/.

Lieber nicht zu kuschelig: Achten Sie stets darauf, dass der Kopf Ihres Kindes nicht durch Decken, Kissen oder zu großes Bettzeug bedeckt werden kann. So kann es jederzeit gut atmen. Verzichten Sie auf Wärmflaschen, Heizkissen, dicke Bettdecken oder Felle. Für Babys ist eine Überwärmung gefährlich.

1 Schlafsack: Kaufen Sie lieber einen Schlafsack als eine Bettdecke. Er sollte Öffnungen für die Arme haben und nicht zu groß sein, damit das Kleine nicht in den Schlafsack hineinrutschen kann.

2 Matratze: Die Matratze sollte nicht zu weich sein und nach dem Kauf möglichst mehrere Tage bei geöffnetem Fenster ausgelüftet werden.

3 Kopfkissen: Verzichten Sie auf Kopfkissen – sie könnten zu einem Atemrückstau führen.

4 Rückenlage: Legen Sie Ihr Kind zum Schlafen auf den Rücken. So liegt es am sichersten.

5 Tücher & Co: Lassen Sie keine Windeln oder Tücher im Bett liegen, hängen Sie nichts in Reichweite des Babys auf: Das Kleine könnte sich darin verwickeln.

6 Kuscheltiere: Solange sie klein sind und so liegen, dass das Gesicht des Babys nicht verdeckt werden kann, ist alles okay.

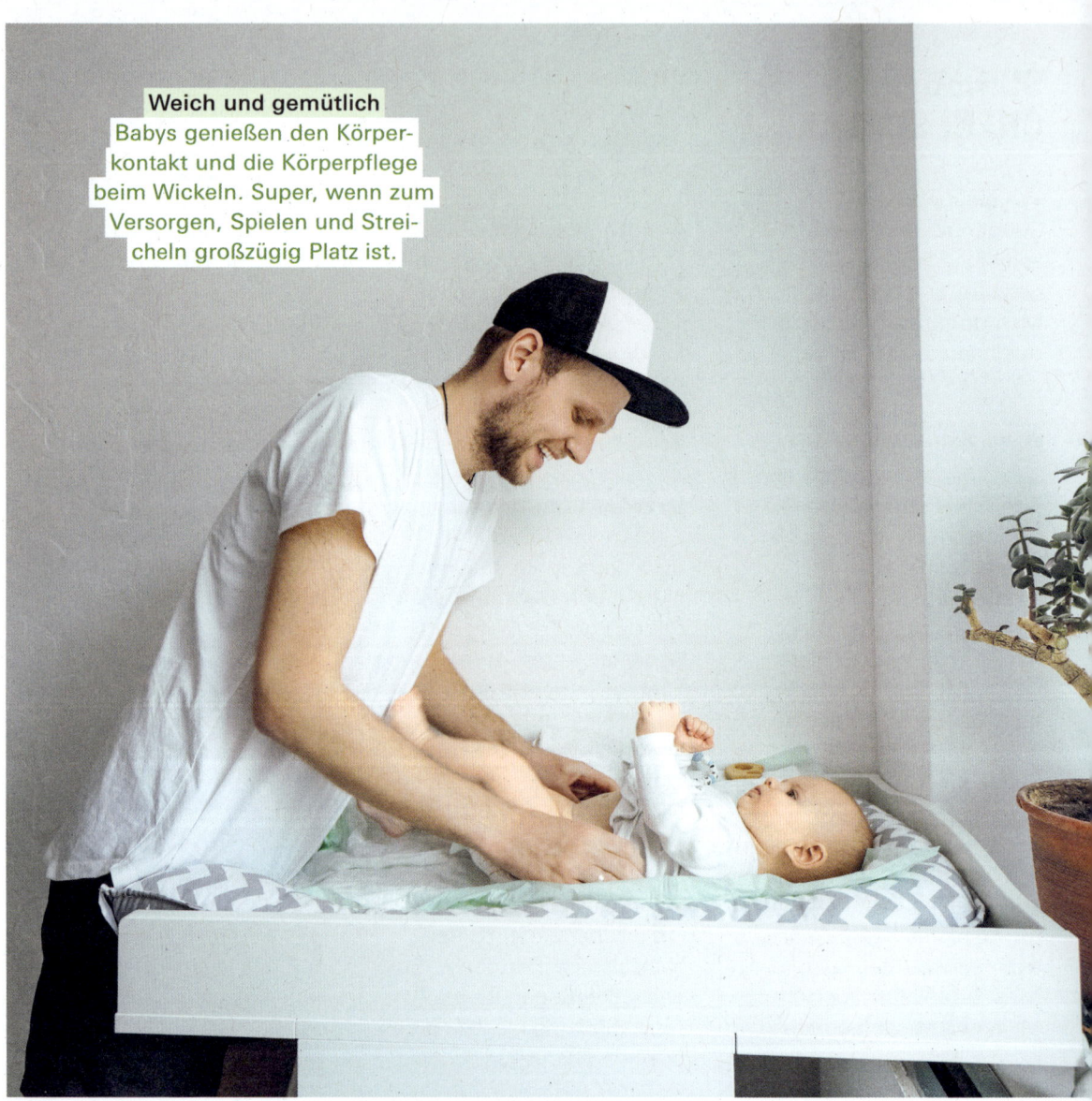

Weich und gemütlich
Babys genießen den Körperkontakt und die Körperpflege
beim Wickeln. Super, wenn zum
Versorgen, Spielen und Streicheln großzügig Platz ist.

DER PERFEKTE WICKELPLATZ

Wo und wie Sie Ihr Baby wickeln, ist im Prinzip eine Frage persönlicher Vorlieben. Viele Hebammen sagen: Der perfekte Wickelplatz ist auf dem Boden. Denn dort liegt Ihr Baby am allersichersten. Vorausgesetzt natürlich: Ihr Lifestyle und Ihre körperliche Fitness machen die „Bodenarbeit" mit.

Wo ist Platz? Ob Sie eine neue oder gebrauchte klassische Wickelkommode kaufen, ein vorhandenes Möbelstück umfunktionieren oder einen Wickelaufsatz für die Badewanne erwerben, ist natürlich auch eine Frage der Größe und Aufteilung Ihrer eigenen vier Wände.

Ist es bequem? Sie oder Ihr Partner werden Ihr Kind nicht nur in den nächsten Wochen ausgiebig pflegen, sondern für zwei bis drei Jahre mehrmals täglich die Windeln wechseln. Es lohnt sich also auf jeden Fall, vorab auszutesten, wo und auf welcher Höhe sich das am besten anfühlt, damit Körper und Rücken beim Windeln nicht unnötig belastet werden.

Ist es sicher? Lassen Sie Ihr Kind niemals allein auf dem Wickeltisch oder anderen erhöhten Flächen wie Sofa oder Sessel zurück – auch wenn es sich noch nicht selbst drehen kann.
Machen Sie es sich zur Gewohnheit, bei allem, was Sie am Wickeltisch tun, immer eine Hand am Kind zu haben. Legen Sie sich vor dem Wickeln alles bereit, was Sie benötigen. Falls etwas fehlt, nehmen Sie das Baby auf den Arm und holen gemeinsam, was Sie noch brauchen.

Wie organisieren? Diese Tipps helfen Ihnen, den perfekten Platz einzurichten:

1 **Platz:** Ihr Baby sollte nicht beengt liegen, sondern ausreichend Platz haben, um die Ärmchen auszustrecken und genüsslich zu strampeln.

2 **Wickelauflage:** Sie sollte groß und weich sein, damit sich das Kleine wohlfühlt. Achten Sie beim Kauf auf (Ab)Waschbarkeit.

3 **Wärmelampe:** Damit wird der Wickelplatz auch an kühlen Tagen schön kuschelig und warm – Neugeborene können Ihre Körpertemperatur noch nicht selbst regulieren.

4 **Schubladen:** Sie sind ideal, um Windeln, Cremes und Tücher in Reichweite aufzubewahren. Wandregale sollten außer Reichweite sein, damit Baby später nicht neugierig danach greifen kann.

5 **Wasser:** Eine Thermoskanne hält Wasser auch über Nacht warm.

KINDERWAGEN, BABY-SCHALE UND TRAGETUCH

Langsam wird es Zeit, sich mit einer weiteren Frage zu beschäftigen: Wie kommen Sie mit Ihrem Baby zukünftig am besten von einem Ort zum nächsten? Die Antwort hängt davon ab, wie Sie hauptsächlich unterwegs sein möchten: Zu Fuß? Mit öffentlichen Verkehrsmitteln? Oder mit dem eigenen Auto?

Die erste Fahrt nach der Geburt

Für die meisten jungen Familien geht die erste Fahrt mit dem Neugeborenen aus dem Geburtshaus oder dem Krankenhaus nach Hause. Wenn Sie mit dem eigenen Auto fahren, sollten Sie bereits vorher eine Babyschale kaufen – für Neugeborene und Babys bis 15 Monate ist das die beste und sicherste Wahl.

Extra-Tipp: Falls Sie mit dem Taxi nach Hause fahren, melden Sie am besten vorher an, dass Sie für die Fahrt auch einen Autositz für ein Neugeborenes brauchen.

1. Unterwegs in der Babyschale

Der sicherste Platz für das Neugeborene und die Babyschale ist auf der Rückbank hinter dem Beifahrersitz. Das ist die verkehrsabgewandte Seite, sodass Sie Ihr Kind gut ein- und ausladen können. Babyschalen werden mit einer sogenannten Isofixbasis oder mit dem Sicherheitsgurt im Auto befestigt. Wichtig: In der Babyschale fährt das Baby immer rückwärts gerichtet – also entgegen der Fahrtrichtung. Dann ist es bei einem Frontalaufprall gut geschützt, denn der gesamte Rücken wird so großflächig in die Schale gedrückt.

Für Babys in den ersten Lebensmonaten ist es zudem sehr wichtig, möglichst viel und ausgestreckt auf dem Boden oder einer ebenen Fläche liegen zu können, weil sie dann am meisten Bewegungsspielraum zum Strampeln und Trainieren ihrer Muskeln haben. Legen Sie Ihr Kind deshalb wirklich nur für den Transport in die Babyschale, und befreien Sie es nach Ankunft so schnell wie möglich wieder aus der eingesunkenen Körperhaltung (siehe dazu auch S. 204 f.).

Als Faustregel gilt: Autofahrten mit Säuglingen sollten in den ersten drei Lebensmonaten idealerweise höchstens 20 Minuten dauern.

Extra-Tipp: Ausführliche Informationen finden Sie auch auf test.de/thema/autokindersitze/.

2. Riesige Auswahl an Kinderwagen

Die Auswahl ist riesig: Neben den klassischen Kinderwagen stehen sogenannte Kombikinderwagen zur Wahl, die später zur Sportkarre werden, außerdem sportliche Shopper, Jogger und sogar Fahrradanhängerkinderwagen. Alle Modelle haben Vor- und Nachteile und je nach Ihrer Lebenssituation können verschiedene Kriterien unterschiedlich ins Gewicht fallen. Schauen Sie sich dazu am besten unsere verschiedenen Qualitätsprüfungen und Tests an – auf test.de/thema/kinderwagen/.

Müssen Sie viele Treppen überwinden, sind zum Beispiel große Räder hilfreich – ebenso auf holprigen Wegen. In öffentlichen Verkehrsmitteln oder in engen Geschäften sind dagegen kleine, wendige Räder praktisch.

Vor allem sollten Sie bedenken, dass Ihr Baby im Kinderwagen Platz braucht, damit es sich gut bewegen und entspannt schlafen kann. Bis Säuglinge selbstständig sitzen können, also nach rund sechs bis acht Monaten, sollten sie flach liegen. Babys bis sechs Monate brauchen dafür eine Fläche, die mindestens 35 cm x 78 cm misst.

Vergessen Sie beim Kauf nicht, dass Ihr Baby sehr schnell wachsen wird und der Wagen deshalb anpassbar sein sollte. Probieren Sie verschiedene Modelle im Handel am besten in Ruhe aus. Wenn Sie viel unterwegs sind, lohnt es sich außerdem, vorab zu testen, wie einfach Sie den Kinderwagen zusammenklappen können und wie gut er sich transportieren lässt. Passt er in den Kofferraum Ihres Autos? Gibt es eine Transportsicherung?

Extra-Tipp: Auf Test.de sehen Sie kostenlose Videos mit aktuellen Tipps für den Kinderwagen – sowie den Kombikinderwagenkauf.

3. Kuschelig im Tragetuch

Babys lieben Körperwärme und sind meist sehr zufrieden, wenn sie sich mithilfe eines Tragetuchs oder einer Babytrage ganz nah anschmiegen können. Für die Eltern ist praktisch, dass sie die Hände frei haben und auch auf „schwierigen" Böden wie am Strand oder im Wald gut vorankommen.

Wichtig ist, dass Tuch oder Tragehilfe die passende Größe haben, richtig sitzen und sich verstellen lassen, wenn sie von zwei Personen genutzt werden. Lassen Sie sich beraten, welche verschiedenen Tuchqualitäten, Binde- und Knotentechniken es gibt.

Worauf Sie achten sollten: Besonders bei den ganz Kleinen muss das Köpfchen mit einer Stoffbahn gut gestützt werden. Die ideale Beinposition ist angewinkelt und leicht nach außen zeigend. Das schont Hüftgelenke und Wirbelsäule. Je höher Ihr Baby sitzt, desto besser verteilt sich sein Gewicht. In den ersten Monaten sollte es nur zu Ihnen schauen: So ist es gut vor einem Hohlkreuz geschützt – und vor visueller Reizüberflutung.

HANDGEPÄCK?

EINE TASCHE FÜR DEN KREISSSAAL, eine für das Baby und eine für den Heimweg? Gar nicht einfach, alles Nötige kompakt zu packen.

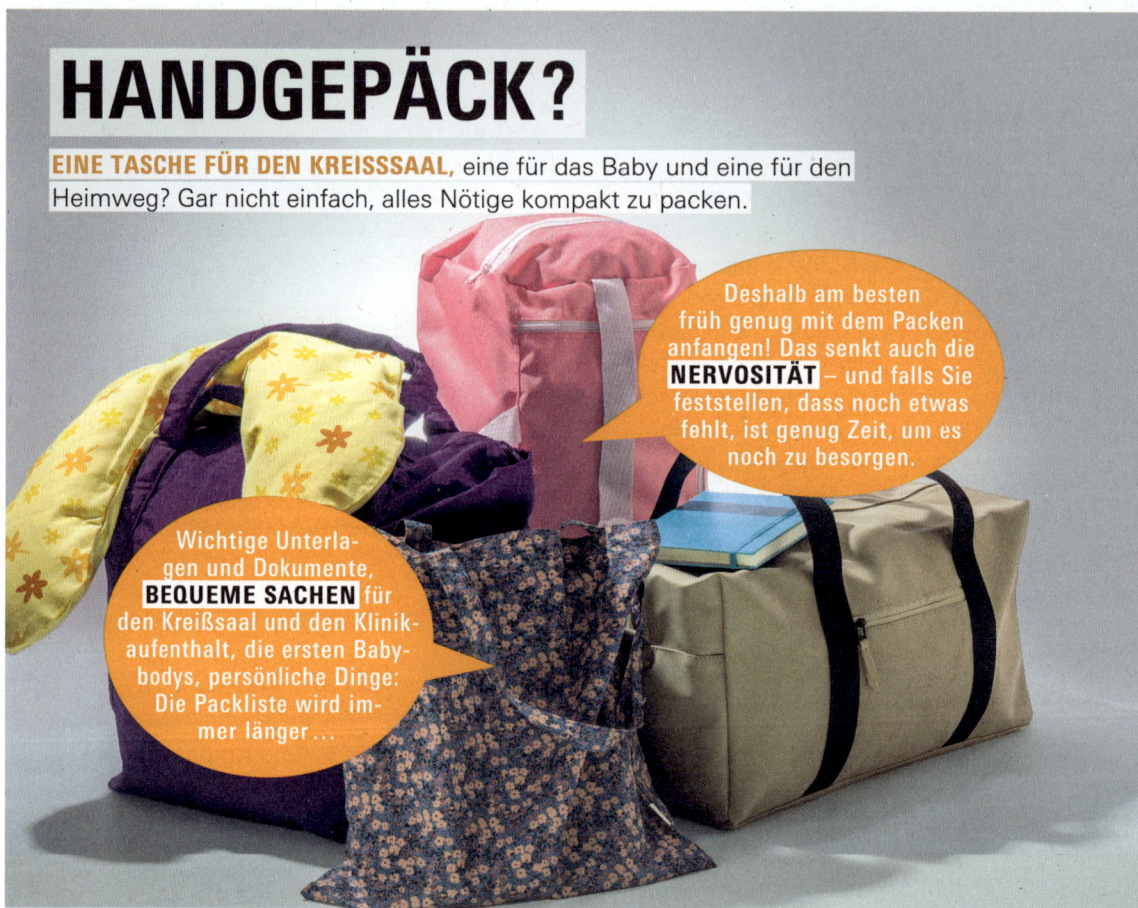

Deshalb am besten früh genug mit dem Packen anfangen! Das senkt auch die **NERVOSITÄT** – und falls Sie feststellen, dass noch etwas fehlt, ist genug Zeit, um es noch zu besorgen.

Wichtige Unterlagen und Dokumente, **BEQUEME SACHEN** für den Kreißsaal und den Klinikaufenthalt, die ersten Babybodys, persönliche Dinge: Die Packliste wird immer länger …

VOLL BEPACKT FÜR DEN GROSSEN TAG? Sieht ganz schön abenteuerlich aus, ist aber total unpraktisch, wenn Sie alle wichtigen Dinge, die mit in die Klinik oder das Geburtshaus sollen, auf mehrere Taschen und Tüten verteilen. Schnell kann da eine zu Hause vergessen werden und zudem sind Sie verleitet, mehr als das Nötigste einzupacken (was Sie brauchen, siehe unsere Liste S. 123). Plus: Wissen Sie dann so schnell, was in welcher Tasche ist? Auch ein Rucksack, bei dem Sie nur von oben an alles herankommen, ist nicht wirklich praktisch.

HANDLICHES GEPÄCK!

EINE GROSSE REISETASCHE ODER EIN TROLLEY auf Rollen haben den Vorteil, sehr übersichtlich und gut transportierbar zu sein.

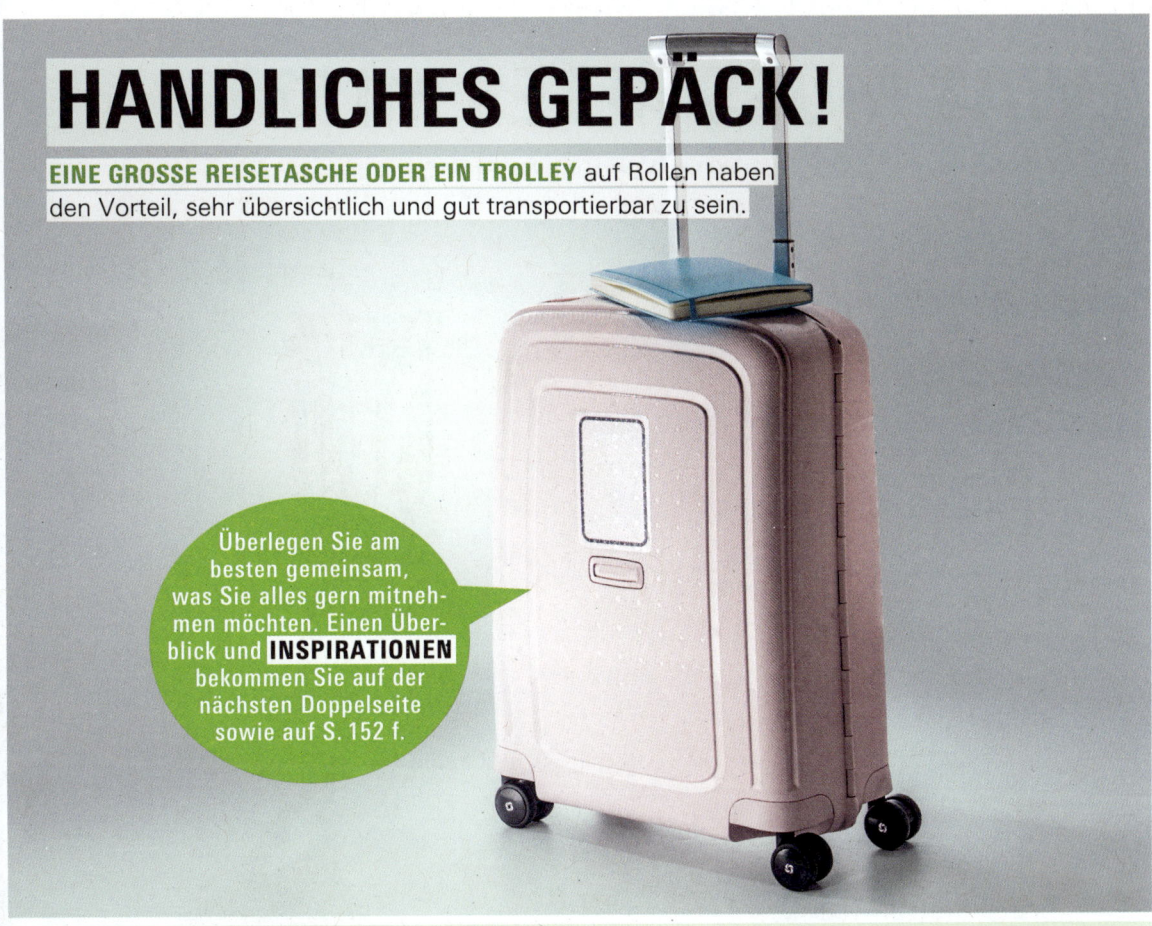

Überlegen Sie am besten gemeinsam, was Sie alles gern mitnehmen möchten. Einen Überblick und **INSPIRATIONEN** bekommen Sie auf der nächsten Doppelseite sowie auf S. 152 f.

LIEBER NUR EIN GEPÄCKSTÜCK! Denn: Wenn Sie aus der Klinik nach Hause fahren, haben Sie noch ein kleines „Gepäckstück" mehr dabei – Ihr Baby und wahrscheinlich auch noch die Babyschale für die Autofahrt. Gut, als Begleitung dann eine Hand frei zu haben, da Ihre Partnerin so kurz nach dem Gebären möglichst wenig bis nichts tragen sollte. Bewährt beim Packen hat sich der Drei-Schritte-Plan: 1. Überlegen: Was wollen wir mitnehmen? 2. Ausbreiten und zurechtlegen: Was muss verpackt werden? 3. Entscheiden, auswählen und einpacken.

WAS MUSS ALLES MIT?

RISKIEREN SIE EINEN BLICK AUF UNSERE VORAUSWAHL – und entscheiden
Sie dann in Ruhe, was Sie gerne einpacken möchten!

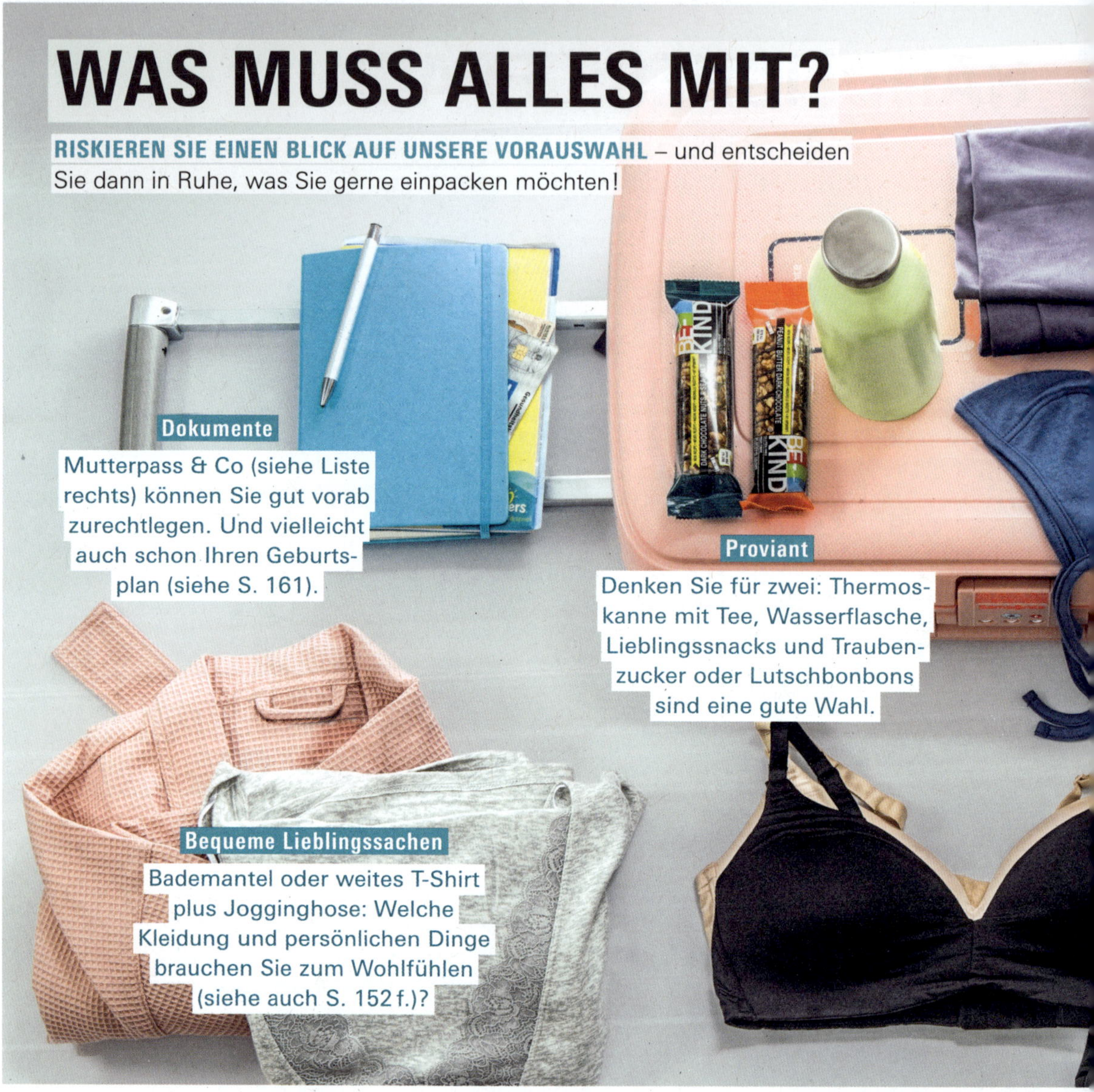

Dokumente

Mutterpass & Co (siehe Liste rechts) können Sie gut vorab zurechtlegen. Und vielleicht auch schon Ihren Geburts- plan (siehe S. 161).

Proviant

Denken Sie für zwei: Thermos- kanne mit Tee, Wasserflasche, Lieblingssnacks und Trauben- zucker oder Lutschbonbons sind eine gute Wahl.

Bequeme Lieblingssachen

Bademantel oder weites T-Shirt plus Jogginghose: Welche Kleidung und persönlichen Dinge brauchen Sie zum Wohlfühlen (siehe auch S. 152 f.)?

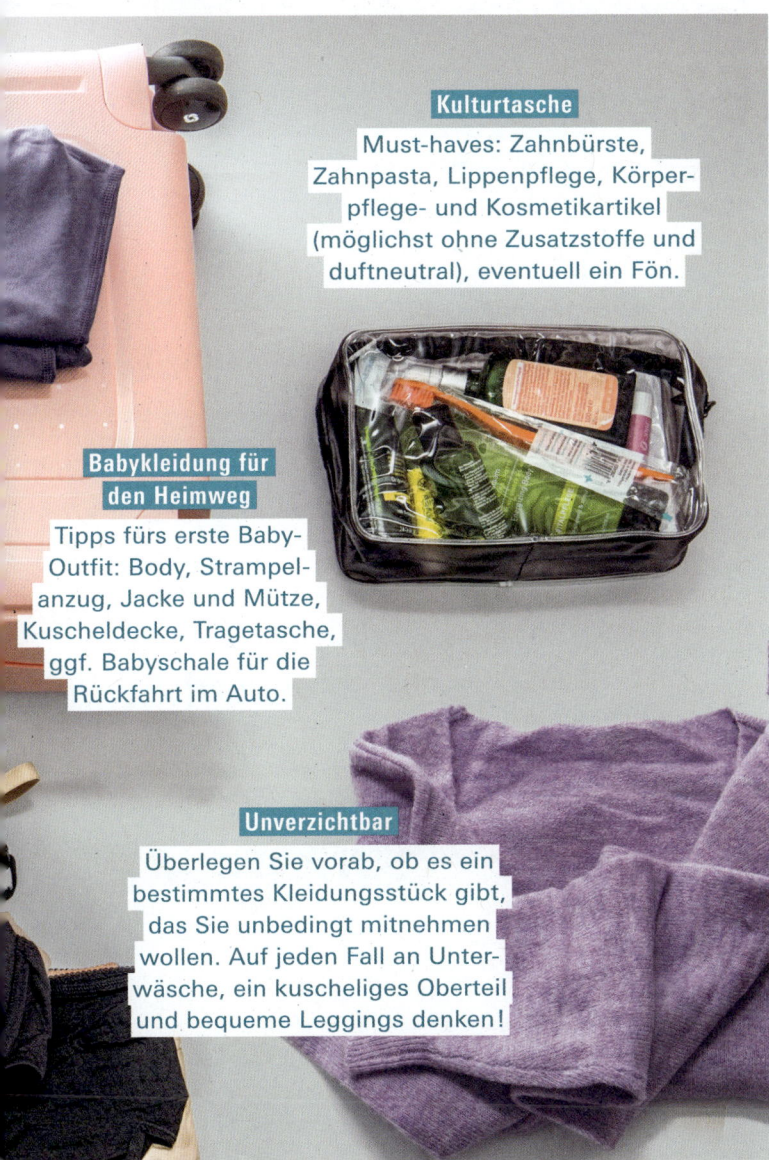

Kulturtasche

Must-haves: Zahnbürste, Zahnpasta, Lippenpflege, Körperpflege- und Kosmetikartikel (möglichst ohne Zusatzstoffe und duftneutral), eventuell ein Fön.

Babykleidung für den Heimweg

Tipps fürs erste Baby-Outfit: Body, Strampelanzug, Jacke und Mütze, Kuscheldecke, Tragetasche, ggf. Babyschale für die Rückfahrt im Auto.

Unverzichtbar

Überlegen Sie vorab, ob es ein bestimmtes Kleidungsstück gibt, das Sie unbedingt mitnehmen wollen. Auf jeden Fall an Unterwäsche, ein kuscheliges Oberteil und bequeme Leggings denken!

TEAMWORK IST GEFRAGT!

Manche Schwangere wollen ihren Klinikkoffer oder die Kliniktasche (siehe vorige Seiten) allein packen, andere freuen sich, gemeinsam mit ihrem Partner oder ihrer Partnerin alles Wichtige für die Geburt zusammenzulegen. Dann geht das Packen auch ganz schnell. Wichtig sind folgende Dinge:

■ **Dokumente:** Krankenkassenkarte, Mutterpass, Personalausweis, Familienstammbuch/ Geburtsurkunde, ggf. Allergieausweis sowie Papier & Stift.

■ **Kleidung:** Bademantel, zwei bis drei Pyjamas (die man vorne öffnen kann), zwei Still-BHs (oder Bustiers), bequeme Slips, T-Shirts, Strickjacke, Jogginghose oder Leggings, warme Socken und Hausschuhe.

■ **Persönliches:** Kulturtasche, Getränke (Thermoskanne), nicht zu wenig Snacks und persönliche Lieblingssachen.

■ **Heimweg:** Planen Sie auch das Danach ein: bequeme Kleidung, die Ihnen etwa im 6. Monat gepasst hat, sowie eine Tragetasche oder ggf. eine Babyschale für das eigene Auto.

DR. ONLINE?

ONLINERECHERCHEN SIND HILFREICH, aber bergen auch Gefahren:
Wie ist die Qualität der Informationen? Und: Macht Wissen wirklich sicherer?

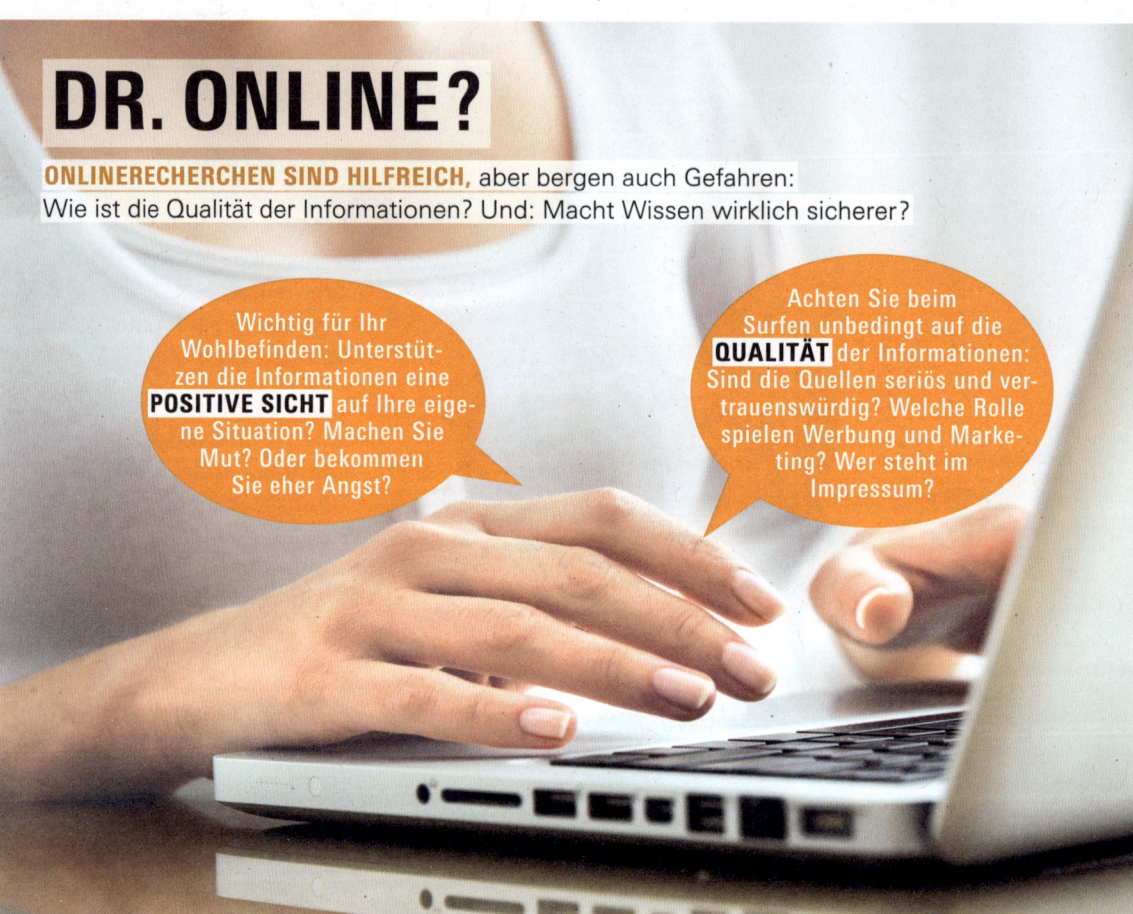

Wichtig für Ihr Wohlbefinden: Unterstützen die Informationen eine **POSITIVE SICHT** auf Ihre eigene Situation? Machen Sie Mut? Oder bekommen Sie eher Angst?

Achten Sie beim Surfen unbedingt auf die **QUALITÄT** der Informationen: Sind die Quellen seriös und vertrauenswürdig? Welche Rolle spielen Werbung und Marketing? Wer steht im Impressum?

NUR EINEN SUCHBEGRIFF EINGEBEN, schon öffnet sich eine Liste verschiedenster Webadressen: Nachrichtenseiten, Blogs, Webseiten großer Pharmakonzerne – und dann natürlich noch die vielen verschiedenen Social-Media-Kanäle. Wer wirklich alles über Schwangerschaft und Geburt wissen will, könnte Tag und Nacht im Internet recherchieren und sich mit immer mehr Meinungen und Informationen auseinandersetzen oder sogar Geburtsberichte lesen. Aber tut das wirklich gut? Oder führt es nur zu Ängsten und Verunsicherung?

ECHTE EXPERTISE!

DER PERSÖNLICHE KONTAKT SCHAFFT VERTRAUEN, Berührungen und sinnliche Erfahrungen unterstützen Sie und Ihren Körper.

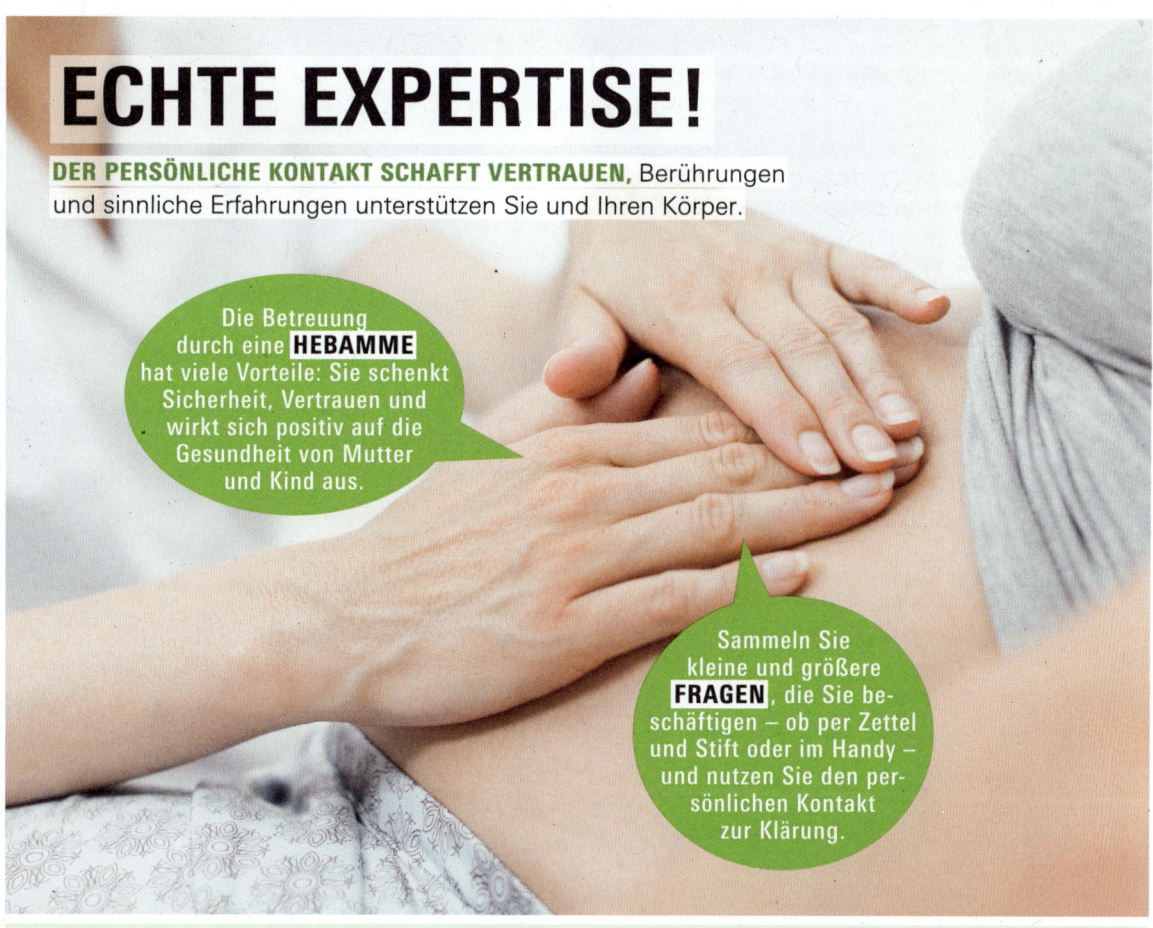

Die Betreuung durch eine **HEBAMME** hat viele Vorteile: Sie schenkt Sicherheit, Vertrauen und wirkt sich positiv auf die Gesundheit von Mutter und Kind aus.

Sammeln Sie kleine und größere **FRAGEN**, die Sie beschäftigen – ob per Zettel und Stift oder im Handy – und nutzen Sie den persönlichen Kontakt zur Klärung.

EINFACH NUR MEHR ZU WISSEN schenkt nicht gleich mehr Vertrauen oder ein stärkeres Gefühl von Sicherheit. Beides ist aber enorm wichtig, um sich vor, während und nach der Geburt beschützt und sicher zu fühlen. Ein gutes Gespräch mit der Hebamme, Ihrer Ärztin oder Ihrem Arzt kann viele Fragen und Sorgen klären – endlose Recherche im Internet kaum. Haben Sie Fragen und Unsicherheiten in Bezug auf bestimmte Informationen oder Angst vor der Geburt? Sprechen Sie das lieber im persönlichen Kontakt an. Sie werden sehen, wie gut das tut.

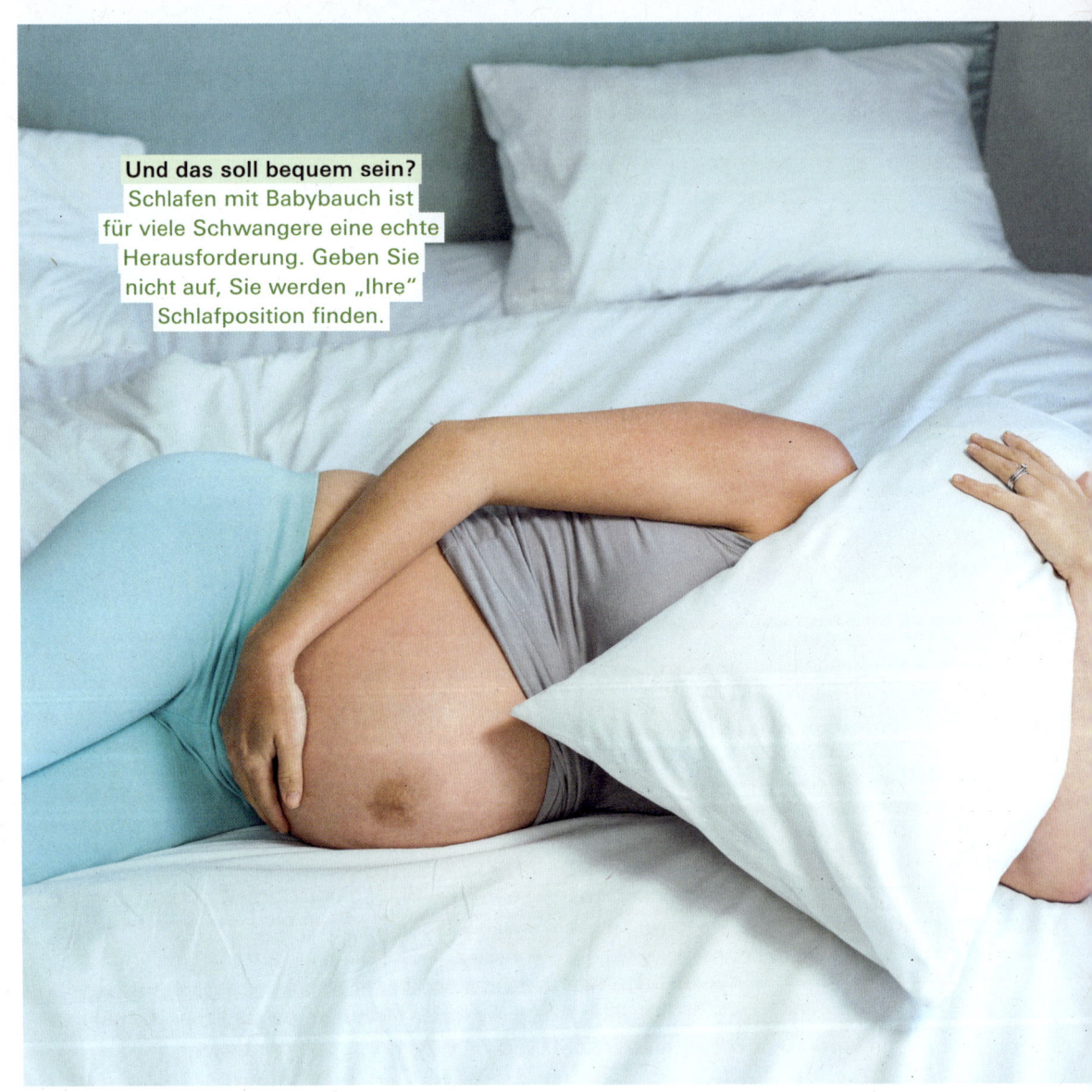

Und das soll bequem sein?
Schlafen mit Babybauch ist
für viele Schwangere eine echte
Herausforderung. Geben Sie
nicht auf, Sie werden „Ihre"
Schlafposition finden.

ZUM SCHLAFEN BRAUCHEN SIE KISSEN! VIELE!

In der Schwangerschaft, vor allem in den letzten Wochen, kann es sein, dass Sie nicht mehr so gut schlafen. Vielleicht können Sie sich nur schwer an eine neue Liegeposition gewöhnen, müssen häufig auf die Toilette oder immer dann, wenn Sie müde sind, fängt das Baby an, in Ihrem Bauch herumzuturnen. Zum Glück gibt es einige Möglichkeiten, die Probleme mit dem Schlafen zu lösen.

Wenn Sie unbequem liegen, kann ein so genanntes Seitenschläferkissen oder Stillkissen Abhilfe schaffen. Das können Sie sich, wenn Sie auf der Seite liegen, zwischen Ihre Knie klemmen – den oben liegenden Arm können Sie dort auch noch ablegen. Denn die Kissen sind so lang, dass Sie von den Waden bis hoch zum Kopf reichen. Zusätzlich kann es gut tun, sich noch ein stützendes Kissen in den Rücken zu legen, oder noch komfortabler: legen zu lassen.

Die Rückenlage meiden: Ab etwa der 30. Woche finden es manche Schwangere unangenehm, auf dem Rücken zu liegen und bevorzugen die Seitenlage. Das liegt daran, dass das größer werdende Kind mit seinem Gewicht auf die große Hohlvene drücken kann (Vena cava), die an der Wirbelsäule entlangläuft. Durch den Druck wird der mütterliche Blutfluss zurück zum Herzen gestört ebenso wie der Blutfluss zur Plazenta. Es kommt zum Blutdruckabfall, der wiederum Schwindel, Übelkeit und in seltenen Fällen sogar eine Ohnmacht verursachen kann. Alle Symptome verschwinden aber rasch, wenn die Position verändert wird.

1 **Nicht zu früh ins Bett** – das kann beim Einschlafen helfen. Warten Sie ab, bis Sie echt müde sind.

2 **Ein Spaziergang** vor dem Schlafengehen entspannt. Smartphone und Laptop sollten vor dem Schlafengehen gemieden werden.

3 **Kräuterkissen** gefüllt mit Melisse, Lavendel, Baldrian oder Passionsblume sind bewährte Hausmittel.

4 **Stift und Zettel** am Bett helfen, den Kopf frei zu bekommen, wenn Sie wach liegen. Schreiben Sie auf, was Ihnen gerade wichtig ist. Vielleicht wird sogar ein kleines Schwangerschafts-Tagebuch draus.

5 **Kleiner Trost:** Nachts aufstehen zu müssen ist immerhin gut für Ihren Kreislauf. Vielleicht gönnen Sie sich ein paar Atemzüge am offenen Fenster.

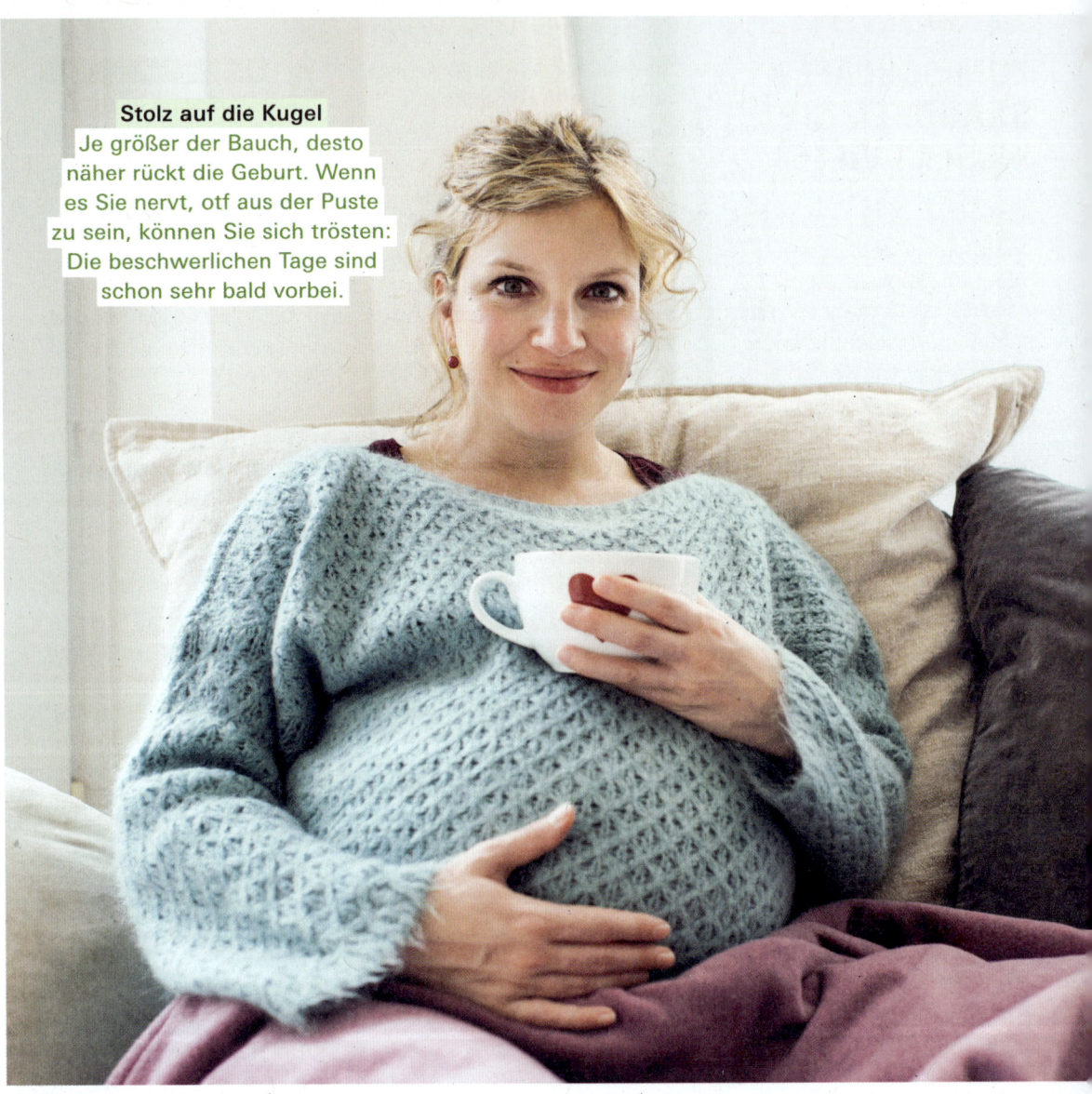

Stolz auf die Kugel
Je größer der Bauch, desto näher rückt die Geburt. Wenn es Sie nervt, otf aus der Puste zu sein, können Sie sich trösten: Die beschwerlichen Tage sind schon sehr bald vorbei.

SO GEHT'S: BEWEGEN MIT BABYBAUCH

Mit Fortschreiten der Schwangerschaft werden Rücken, Beine und Beckenboden immer stärker beansprucht. Wenn Sie berufstätig sind und viel am Bildschirm sitzen müssen, haben Sie vielleicht auch einen verspannten Nacken. Da Rücken und Wirbelsäule den wachsenden Bauch mittragen müssen, ist es gut, sich am besten ab sofort an einen rückenschonenden Alltag zu gewöhnen.

Sie müssen etwas heben?

Wenn sich das nicht umgehen lässt, dann am besten so: Gehen Sie in die Hocke, halten Sie Ihren Rücken möglichst gerade. Umfassen Sie die Last mit beiden Händen und erheben Sie sich mithilfe der Kraft Ihrer Oberschenkelmuskeln. Die zählen zu den größten und kräftigsten Muskeln, die Sie haben. Seien Sie auch beim Absetzen achtsam. Gehen Sie dazu wieder mithilfe der Oberschenkelmuskeln in die Hocke, anstatt das Gewicht mit gekrümmtem Rücken abzulegen.

Aufstehen mit Babybauch – das kann zu einer echten Herausforderung werden. Denn die Bauchmuskulatur ist in ihrer Funktion eingeschränkt. Entlasten Sie Ihre Bauchmuskeln, indem Sie sich aus der Seitenlage erheben. Zuerst die Füße über Sofa- oder Bettrand baumeln lassen, dann auf den unten liegenden Unterarm stützen, schließlich mit der Hand den Oberkörper hochdrücken.

Vom Fußboden kommen Sie am besten wieder hoch, indem Sie sich aus der Seitenlage in den Vierfüßlerstand begeben. Von dort können Sie erst ein Bein aufstellen, dann mit den Händen auf dem Oberschenkel abstützen und langsam erheben. Am besten dazu mal das linke, mal das rechte Bein wählen, damit alle Muskeln gleichmäßig belastet werden.

1 **Oberste Regel:** Heben Sie möglichst nichts Schweres. Suchen Sie, wann immer dies möglich ist, nach Entlastung!

2 **Vermeiden Sie** beim Heben und Aufstehen jegliche Drehbewegungen.

3 **Atmen Sie ein,** bevor Sie etwas heben wollen. Atmen Sie aus, während Sie sich erheben: Halten Sie bei Anstrengungen nicht die Luft an.

4 **Tragen Sie** schwere Sachen möglichst nah am Körper und verteilen Sie das Gewicht gleichmäßig auf beide Arme. Beherzigen Sie alle diese Tipps am besten auch nach der Geburt, wenn Sie Ihr Baby tragen.

WENN ES BESCHWERLICH WIRD, ...

Zu den vielen **Anpassungsprozessen des Körpers** in der Schwangerschaft gehören leider auch einige „Nebenwirkungen", die manchmal ganz schön nerven können.

Zum Glück müssen Sie Blähungen, Rückenschmerzen und Zahnfleischbluten nicht klaglos ertragen. Es gibt bewährte Tipps, verschiedene Hausmittel und zur Not auch Medikamente, die die Beschwerden lindern und helfen können.

Gut zu wissen: Jeder Körper reagiert anders – verlassen Sie sich deshalb beim Ausprobieren der Ratschläge auf Ihren Bauch und beobachten, was Ihnen gut tut.

Blähungen

Ursachen: Der erhöhte Progesteronspiegel wirkt entspannend auf die Blase und den Darm. Deshalb müssen Sie vielleicht öfter zur Toilette und häufiger pupsen.

Verhaltenstipps: Wenn möglich, lassen Sie den Winden freien Lauf. Meiden Sie Getränke mit Kohlensäure und blähendes Gemüse (Erbsen, Bohnen, Kohl). Essen Sie langsam, kauen Sie alles gut durch. Möhren, Fenchel und Tomaten sind gut verträglich. Auch kleine Schlucke Kümmel-, Fenchel- oder Anistee tun gut.

Medikamente: Nach ärztlicher Rückfrage gibt es die Wirkstoffe Dimeticon oder Simeticon – aber höher dosiert (etwa doppelt so hoch), damit sie wirken.

Heißhunger

Ursachen: Eigentlich regelt das Hormon Insulin den Zuckergehalt im Blut. Durch die gesteigerte Insulinproduktion in der Schwangerschaft fällt der Blutzuckerspiegel schneller ab – und zack, ist der Heißhunger da.

Verhaltenstipps: Haben Sie immer etwas zum Essen für zwischendurch dabei wie einen Apfel, eine Banane, zuckerreduzierte Müsliriegel oder Nüsse. Snacken Sie mehrere kleine Mahlzeiten über den Tag. Nicht so gut sind Süßigkeiten und Produkte aus weißem Mehl.

Nachhaltig essen: Vollkornprodukte enthalten komplexe Kohlenhydrate. Das sättigt nachhaltig und schützt vor erneutem Heißhunger.

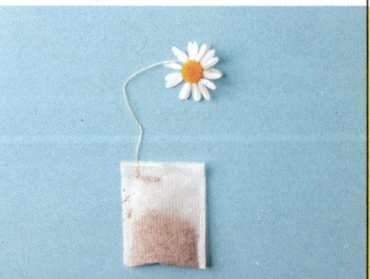

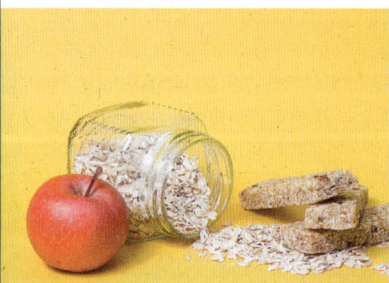

Kreislaufprobleme

Ursachen: Sind Blutzuckerspiegel und Blutdruck niedrig, reagiert der Körper mit Kreislaufproblemen. Aber: Schwindel kann auch auf Bluthochdruck hinweisen, vor allem in der zweiten Hälfte der Schwangerschaft.

Verhaltenstipps: Wecken Sie Hände und Füße, wenn Sie gesessen oder gelegen haben, etwa durch sanftes Bewegen oder Kreisen der Gelenke. Stehen Sie erst dann langsam auf.

Soforthilfe: Trinken Sie über etwa zehn Minuten ein bis zwei große Gläser Wasser und essen Sie eine Kleinigkeit (siehe Heißhunger), gern etwas leicht Salziges. Ein kalter Waschlappen seitlich am Hals tut ebenfalls gut.

Nasenbluten

Ursachen: Alle Schleimhäute sind jetzt besser durchblutet und empfindlicher, auch die in der Nase. Bluten die Schleimhäute, sieht das meist viel bedrohlicher aus, als es in Wirklichkeit ist.

Verhaltenstipps: Behalten Sie die Ruhe, beugen Sie sich leicht nach vorn, drücken Sie die Nasenflügel einige Minuten fest zusammen. Legen Sie ein kaltes Tuch auf die Nasenwurzel. Vorbeugend hilft ein Nasenspray mit Meerwasser. Es hält die Schleimhäute feucht.

Medizinisch abklären: Blutet die Nase länger als 20 Minuten oder passiert das häufiger, besprechen Sie das am besten mit Ihrer Ärztin oder Ihrem Arzt.

Rückenschmerzen

Ursachen: Mit wachsendem Bauchumfang und aufgrund der hormonell bedingten Lockerung der Bänder kann sich die Körperhaltung verändern. Rückenschmerzen sind häufig eine Folge.

Verhaltenstipps: Tragen Sie bequeme Schuhe und laufen Sie viel barfuß. Achten Sie auf ausreichend Bewegung und Rückenschonung im Alltag (siehe S. 64 f.).

Medikamente: Nach ärztlicher Rücksprache kann für kurze Zeit Ibuprofen (nur in den ersten sechs Schwangerschaftsmonaten!) eingenommen werden. Sonst Paracetamol (hilft bei Rückenschmerzen nicht immer gut). Wärmepflaster können ebenfalls Linderung verschaffen.

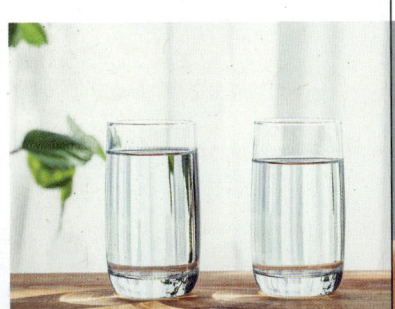
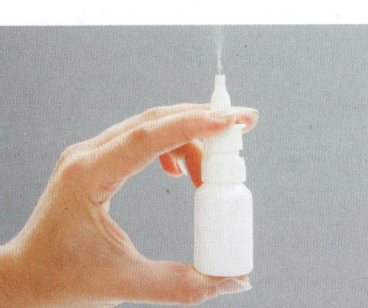
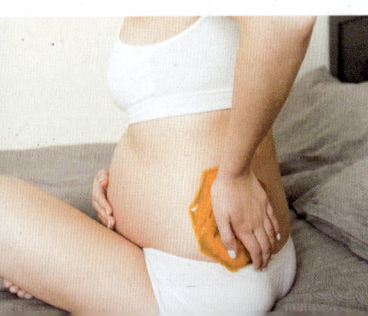

... HELFEN DIESE TIPPS

Sie selbst bestimmen mit, wie sehr Sie sich von den typischen Begleiterscheinungen beeinträchtigen lassen. Bei der Bewertung der Beschwerden spielt die Psyche nämlich eine große Rolle. Versuchen Sie also, sich nicht darüber aufzuregen, und lassen Sie es möglichst ruhig angehen.

Gut ist – zumindest in der Schwangerschaft – gut genug. Diese Einstellung spart wertvolle Kraft und kann erleichternd wirken.

Extrem belastet? Bleiben Sie mal zu Hause auf dem Sofa oder im Bett. Hilft das nicht, sprechen Sie unbedingt zeitnah mit Ihrer Hebamme, Ihrer Ärztin oder Ihrem Arzt (siehe S. 21), und suchen Sie gemeinsam nach konkreten Möglichkeiten der Entlastung.

Hämorrhoiden

Ursachen: Wenn Baby und Gebärmutter gegen Ende der Schwangerschaft immer stärker auf den Enddarm drücken, begünstigt das die Bildung von Hämorrhoiden. Nach der Geburt bilden sie sich meist wieder zurück.

Verhaltenstipps: Trinken Sie viel, und legen Sie die Beine hoch, das entlastet die gestauten Venen, die auch zu den Hämorrhoiden führen. Kühlend und abschwellend wirken Eiswürfel, die Sie am besten in ein Baumwollläppchen wickeln und auf die betroffenen Stellen legen.

Medikamente: Um Schmerzen und Juckreiz zu lindern, sind Salben oder Zäpfchen geeignet, die das Lokalbetäubungsmittel Lidocain enthalten.

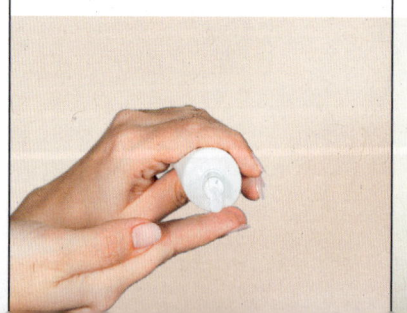

Sodbrennen

Ursachen: Hormonell bedingt ist der Magenschließmuskel entspannter, außerdem drückt die wachsende Gebärmutter auf den Magen – da kann vor allem im Liegen Magensäure in die Speiseröhre gelangen und das unangenehme Brennen verursachen.

Verhaltenstipps: Meiden Sie Schokolade, Tomatensoße und Obstsäfte – die können leicht Sodbrennen auslösen. Schlafen Sie nachts am besten mit etwas erhöhtem Kopfteil und möglichst auf der linken Seite.

Medikamente: Wenn Sie das Sodbrennen sehr beeinträchtigt, können Sie für kurze Zeit ein säurehemmendes Mittel einnehmen (z. B. Ranitidin).

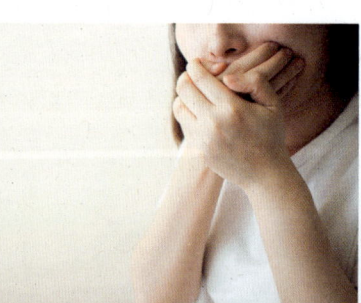

Verstopfung

Ursachen: Das gesamte Verdauungssystem arbeitet in der Schwangerschaft langsamer als üblich. Auch der Darm ist viel träger als gewöhnlich.

Verhaltenstipps: Essen Sie verdauungsanregende Lebensmittel wie Vollkornprodukte, Flohsamenschalen, geschroteten Leinsamen, Obst, Gemüse, Trockenfrüchte, und trinken Sie am besten zwei Liter Wasser, Früchte- oder Kräutertee. Gut für die Darmmuskulatur: Spaziergänge und Bewegung (siehe S. 61).

Tabu! Pflanzliche Abführmittel (Aloe und Sennesblätter) und darmreizende Stoffe wie Bisacodyl oder Natriumpicosulfat können vorzeitige Wehen auslösen.

Wassereinlagerungen

Ursachen: Meist sind die Füße, Fußgelenke oder Beine geschwollen, aber auch Finger und Hände können betroffen sein – vor allem gegen Abend und an besonders anstrengenden oder heißen Tagen.

Verhaltenstipps: Trinken Sie reichlich Wasser, auch, wenn das widersinnig klingt. Wechselduschen, sanfte Massagen und das Hochlegen der Beine können Linderung verschaffen.

Hausmittel: Ein körperwarmes Bad (maximal 37 °C) für etwa 30 Minuten kann durch den Wasserdruck bewirken, dass das Wasser aus dem Gewebe in die Blutbahn gebracht und mit dem Urin ausgeschieden wird.

Zahnfleischbluten

Ursachen: Nicht nur alle Schleimhäute sind besser durchblutet, sondern auch das Zahnfleisch. Dadurch ist es empfindlicher, schwillt leichter an und neigt beim Zähneputzen zum Bluten.

Verhaltenstipps: Benutzen Sie am besten schon vorbeugend eine weiche Zahnbürste und achten Sie auf eine kalzium- und vitaminreiche Ernährung (siehe S. 86 f.).

Zahnärztliche Behandlung: Sollten Sie während der Schwangerschaft eine zahnärztliche Behandlung benötigen und eine Spritze wünschen sind Betäubungsmittel ohne Adrenalin die bessere Wahl.

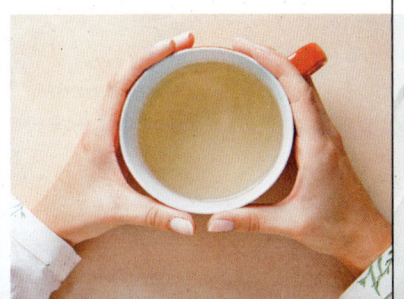
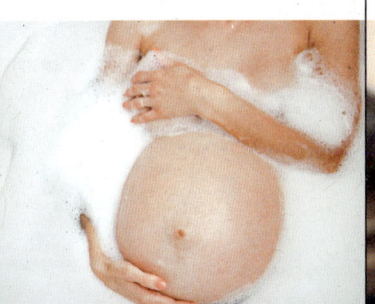
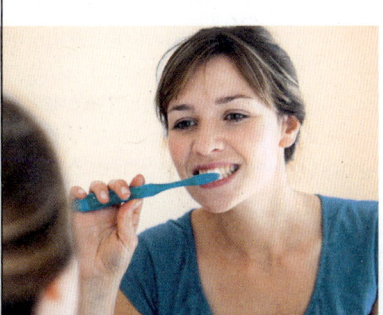

KLOPAPIER?

DREILAGIG UND EXTRASOFT: Klingt gut, kann aber trotzdem in wenigen Wochen, kurz nach der Geburt, ganz schön unangenehm sein.

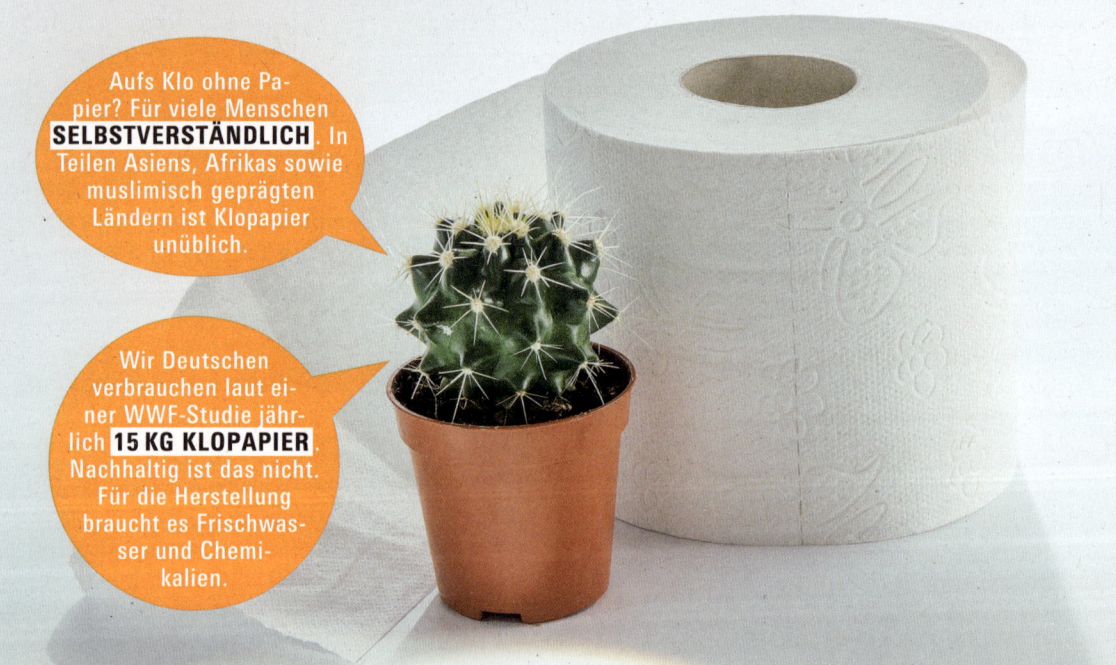

Aufs Klo ohne Papier? Für viele Menschen **SELBSTVERSTÄNDLICH**. In Teilen Asiens, Afrikas sowie muslimisch geprägten Ländern ist Klopapier unüblich.

Wir Deutschen verbrauchen laut einer WWF-Studie jährlich **15 KG KLOPAPIER**. Nachhaltig ist das nicht. Für die Herstellung braucht es Frischwasser und Chemikalien.

WAS SICH JETZT SUPERWEICH ANFÜHLT, kann schon bald Irritationen verursachen. Aus der Sicht von Proktologinnen sollte der After grundsätzlich sanft gereinigt werden, denn der Analbereich ist sehr sensibel. Schnell wird die Haut dort wund, die Benutzung von Toilettenpapier reizt zusätzlich. Kommen Geburtsverletzungen hinzu, kann es richtig weh tun. Auch feuchtes Toilettenpapier sollten Sie auf keinen Fall verwenden. Die darin enthaltenen Konservierungs- und Duftstoffe tun der sensiblen Zone gar nicht gut und können die Wundheilung verzögern.

HANDBIDET!

ANGENEHMER FÜR DIE INTIMZONE und den Analbereich ist die Reinigung mit lauwarmem Wasser. Probieren Sie es aus!

Mit Wasser und per Hand lassen sich auch kleine Bestandteile fäkalen Sekrets entfernen. Danach natürlich **GRÜNDLICH** die Hände mit Seife waschen.

Bereiten Sie das **GEWEBE** zwischen Vagina und After mit regelmäßigen Massagen auf die Geburt vor. Kreisende Bewegungen mit einem naturbelassenen Öl tragen dazu bei, dass der Damm trotz immer größerer Dehnung elastisch bleibt.

VAGINA, DAMM UND ANUS werden durch die Geburt enorm gedehnt und sind deshalb die ersten Tage oft geschwollen und wund. Zum Glück regeneriert sich das Gewebe meist recht schnell, sodass es vor allem der erste Toilettengang ist, der Überwindung kostet. Tipp: Das Pinkeln tut weniger weh, wenn Sie in einen Wasserstrahl hineinpinkeln, sodass sich Urin und Wasser mischen. Auch für den Po ist die Reinigung mit klarem, lauwarmem Wasser die allerbeste Art. Sie brauchen dazu keine Seife: alles, was Sie hier wegspülen, ist wasserlöslich.

VORRÄTE ANLEGEN – FÜR DIE ERSTE ZEIT ZU DRITT

Das dritte Trimester ist auch ein gutes Zeitfenster, um ein bisschen vorzusorgen. Machen Sie es vor der Geburt genau so wie die Eichhörnchen vor dem Winter: Legen Sie sich ein paar schöne Vorräte an.

Auf der rechten Seite finden Sie unsere Hitliste an Dingen, die garantiert gut lagerfähig sind und sich auch dann noch halten, wenn sie nicht gleich in der ersten Zeit verbraucht werden.

Mehr Zeit zum Ausruhen genießen

Das Prinzip ist simpel. Ob Knäckebrot, Pasta, Hülsenfrüchte, TK-Produkte oder Dosentomaten: Alles, was bereits eingekauft und in Ihrem Vorratsschrank oder Gefrierfach ist, muss niemand mehr besorgen, wenn Sie nach der Geburt mit Ihrem Baby wieder in den eigenen vier Wänden angekommen sind. Gerade die ersten Tage sind sehr aufregend, denn alles ist neu.

Da tut es wirklich gut und ist beruhigend, wenn Sie sich ohne dringliche Haushaltpflichten oder Ablenkungen gemeinsam um das Neugeborene kümmern können, und niemand unnötig oft das Haus verlassen muss, um einkaufen zu gehen.

Welche großen Teile brauchen Sie?

Sinnvoll ist auch zu überlegen, welche großen, sperrigen oder schweren Sachen Sie üblicherweise im Haushalt brauchen. Das können große Waschmittelpackungen sein, Putzmittel oder die ersten Windelpakete sowie Maxi-Binden (alles siehe rechts), vielleicht aber auch Mineralwasser, H-Milch, Soja- oder Hafermilch, möglicherweise auch Kisten oder Tetrapacks mit anderen Getränken, die Sie gern mögen?

Was fehlt noch zum Glücklichsein?

Was Sie sonst noch brauchen, um sich wohlzufühlen, hängt von persönlichen Vorlieben ab. Kaffee oder Tee für einen guten Start in den Tag? Die Lieblingskekse, kleine Knabbereien oder Müsliriegel für zwischendurch? Vielleicht achten Sie in der kommenden Woche einfach mal darauf, was sie so konsumieren und notieren das eine oder andere auf einem „Vorrats-Einkaufszettel".

Vielleicht haben Sie auch Lust, bereits jetzt gemeinsam ein paar Gerichte vorzukochen und für später einzufrieren – Anregungen, Ideen und Tipps dazu finden Sie auf S. 186 f..

HITLISTE

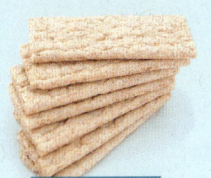

Knäckebrot
Hält prima und ist immer gut für einen kleinen Snack.

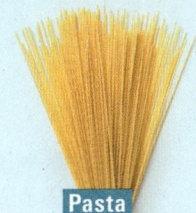

Pasta
Sind schnell gekocht und halten sich praktisch unbegrenzt.

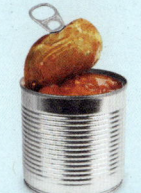

Dosentomaten
Daraus haben Sie im Nu eine Soße zur Pasta gezaubert.

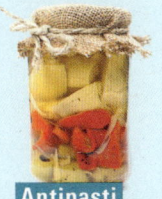

Antipasti
Oliven, Artischocken, Gurken – für die Lust auf Herzhaftes.

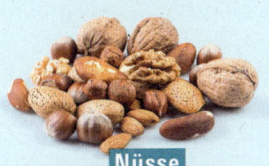

Nüsse
Nüsse aller Art und auch getrocknete Früchte sind gute Nervennahrung.

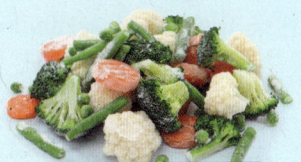

TK-Gemüse/Beeren
TK ist so vitaminreich wie frisch gekauft.

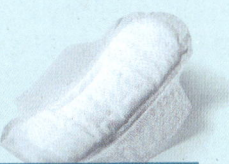

Maxi-Binden/Slips
Große Schlüpfer und besonders saugfähige Binden sind Must-haves.

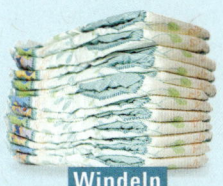

Windeln
Die ersten Pakete (Größe 1) können Sie schon zu Hause stapeln.

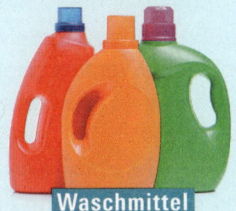

Waschmittel
… sowie Putzzeug und Kosmetika auf Vorrat erleichtern den Start.

MUTTERSCHUTZ, ELTERNZEIT, ELTERNGELD & CO

Mutterschutz, Mutterschaftsgeld, Mutterschutzlohn, Elterngeld, Kindergeld, Elternzeit – Begriffe, die alle irgendwie ähnlich klingen. Lesen Sie, was genau was ist und welche Gesetze und Leistungen es zur Unterstützung von Müttern, Eltern und Kindern gibt.

Die Checkliste auf der übernächsten Seite zeigt im Überblick, welche Anträge Sie wann stellen sollten.

Besondere Rechte: der Mutterschutz

Der Mutterschutz gilt für alle Schwangeren und jungen Mütter. Sobald Sie Ihren Arbeitgeber über Ihre Schwangerschaft informiert haben, sichert das dazu gehörige Gesetz einen besonderen Kündigungsschutz sowie ein Beschäftigungsverbot sechs Wochen vor und acht Wochen nach der Geburt – die sogenannte Mutterschutzfrist.

Das Mutterschaftsgeld

Die Zahlung des Mutterschaftsgeldes während der Mutterschutzfrist übernehmen die Krankenkassen oder das Bundesamt für Soziale Sicherung (weitere Informationen dazu finden Sie auf S. 101).

Der Mutterschutzlohn

Den Mutterschutzlohn bekommen Sie, wenn Sie vor Beginn und/oder nach Ende der Mutterschutzfrist zum Beispiel wegen eines ärztlichen Beschäftigungsverbotes nicht arbeiten. Gezahlt wird der durchschnittliche Lohn der letzten drei abgerechneten Kalendermonate vor Eintritt der Schwangerschaft.

Elterngeld gibt es in drei Varianten

Elterngeld ist eine staatliche Leistung für Eltern von Säuglingen und Kleinkindern, damit diese ihr Kind erziehen und betreuen können. Es soll einen Ausgleich schaffen, falls Sie weniger Einkommen haben, weil Sie zeitweise weniger oder gar nicht arbeiten. Es gibt drei Varianten: Basiselterngeld, ElterngeldPlus und Partnerschaftsbonus. Sie sind miteinander kombinierbar.

Mit Elterngeld können Sie bis zu 30 Stunden pro Woche arbeiten. Sie können aber auch nicht erwerbstätig sein. Studium oder Ausbildung müssen Sie für den Bezug von Elterngeld nicht unterbrechen.

Extra-Tipp: Familienportal.de zeigt einen etwa fünfminütigen Elterngeld-Erklärfilm (siehe Service S. 219).

Das Basiselterngeld

Das Basiselterngeld liegt zwischen 300 Euro und 1 800 Euro pro Monat – abhängig vom Einkommen. Meist sind es 65 Prozent des Nettoeinkommens, mit einem kleinen Einkommen bis zu 100 Prozent. Basiselterngeld können Sie für mindestens zwei Monate und bis zu zwölf Lebensmonate Ihres Kindes beantragen. Beziehen beide Eltern das Elterngeld, erhalten Sie zusammen 14 Lebensmonate.

ElterngeldPlus

Sie und Ihr Partner haben die Möglichkeit, länger als bisher Elterngeld in Anspruch zu nehmen. Durch eine Halbierung Ihres monatlichen Basiselterngeldes können Sie die Bezugszeit auf 28 Monate verdoppeln.

Der Partnerschaftsbonus

Damit bekommen beide Eltern jeweils vier Extramonate mit ElterngeldPlus, allerdings nur in vier aufeinanderfolgenden Lebensmonaten. Voraussetzung: Beide arbeiten Teilzeit, mindestens 25 und höchstens 30 Stunden pro Woche. Dabei zählt, wie viele Wochenstunden Sie pro Monat durchschnittlich arbeiten. Den Partnerschaftsbonus können auch getrennt erziehende Eltern erhalten.

Extra-Tipp: Auf Familienportal.de finden Sie zum Stichwort Partnerschaftsbonus praktische Beispiele, wie Sie Elterngeld, ElterngeldPlus und Partnerschaftsbonus kombinieren können.

Anträge bei der Elterngeldstelle

Den Antrag stellen Sie bei der Elterngeldstelle Ihres Bundeslandes. Familienportal.de stellt eine Suchfunktion bereit. In einigen Bundesländern können Sie Elterngeld online beantragen, mehr unter Elterngeld-digital.de. Bis spätestens 2022 sollen staatliche Leistungen wie Kinder- und Elterngeld gebündelt online beantragt werden können.

Die Elternzeit: unbezahlte Auszeit

Die Elternzeit ist eine nicht bezahlte Auszeit mit dem Anspruch, wieder an den Arbeitsplatz zurückkehren zu können. Als Arbeitnehmerin oder Arbeitnehmer muss Ihr Arbeitgeber Sie pro Kind bis zu drei Jahre von der Arbeit freistellen. Die Zeit kann auf beide Eltern aufgeteilt werden.

Die Elternzeit anmelden

Ihre Elternzeit melden Eltern schriftlich und mit Unterschrift bei Ihrem Arbeitgeber an. Ein Formular dafür gibt es nicht. Eine Vorlage zur Anmeldung finden Sie auf Familienplanung.de. Wollen Sie Teilzeit arbeiten, diese am besten direkt mitbeantragen. Soll die Elternzeit mit der Geburt beginnen, startet sie für die Mutter erst nach Ende der Mutterschutzfrist. Mütter melden Ihre Elternzeit am besten kurz nach der Geburt an (siehe Checkliste S. 141). Der Vater oder das Elternteil, das das Kind nicht zur Welt bringt, muss die Elternzeit bereits sieben Wochen vor errechnetem Geburtstermin anmelden.

Kindergeld beantragen

Das Kindergeld soll die grundlegende Versorgung von Kindern sichern und ist nach der Anzahl der Kinder in einer Familie gestaffelt. Es beträgt für das erste und zweite Kind 219 Euro monatlich (sowie 225 Euro für das dritte und 250 Euro für das vierte Kind). Das Kindergeld beantragen Sie bei der Familienkasse.

Den Antrag können Sie frühzeitig bei der Familienkasse anfordern und bereits ausfüllen. Verschicken Sie den unterschriebenen Antrag dann gleich nach der Geburt mit der Geburtsurkunde im Original.

Kinderzuschlag: wenn's knapp ist

Einen Zuschlag zum Kindergeld bekommen Sie, wenn Ihr Einkommen nicht oder nur knapp ausreicht, um für den gesamten Bedarf Ihrer Familie aufzukommen.

Der Kinderzuschlag beträgt pro Kind bis zu 185 Euro im Monat und ist abhängig von der Situation Ihrer Familie. Auskunft gibt ebenfalls die Familienkasse. Bekommen Sie den Kinderzuschlag oder Wohngeld, erhalten Sie auch Leistungen für Bildung und Teilhabe.

Steuerentlastungen

Eltern können Freibeträge nutzen, um ihre Einkommensteuer zu senken. Bei hohem Einkommen profitieren sie vom Kinderfreibetrag. Alleinerziehende können mit einem Entlastungsfreibetrag rechnen.

Für jedes Kind, für das Eltern Kindergeld bekommen, erhalten sie im Prinzip auch einen Kinderfreibetrag. Der wird mit der Abgabe der Steuererklärung beantragt.

Verheiratete oder in einer Lebenspartnerschaft Lebende können gemeinsam veranlagt werden: Bis zu 18816 Euro pro Jahr müssen Sie Ihr gemeinsames Einkommen nicht versteuern – das ist der doppelte steuerliche Grundfreibetrag.

Sonderausgabe Kinderbetreuung

Sie können das Finanzamt auch an den Betreuungskosten beteiligen: Bis zu 6000 Euro pro Kind und Jahr können geltend gemacht werden. Zwei Drittel davon werden als Sonderausgaben berücksichtigt, also maximal 4000 Euro pro Kind pro Jahr.

Es kommt nicht darauf an, ob Ihr Kind in einer Kindertagesstätte, durch eine Tagesmutter oder eine Großmutter betreut wird. Auch wenn das Kind bei Ihnen zu Hause betreut wird, kann das berücksichtigt werden. Die Kosten müssen durch Rechnungen der betreuenden Stelle und Überweisungsbelege nachgewiesen werden.

Anträge: je früher, desto besser

Irgendwann ist sie dran: die Auseinandersetzung mit bürokratischen und organisatorischen Aufgaben und Fragen.

Unser Tipp: Je früher Sie starten, desto entspannter ist das für alle. Die Checkliste rechts gibt Überblick.

CHECKLISTE FÜR ALLES BÜROKRATISCHE

VOR DER GEBURT

■ **Arbeitgeber fragen:** Gibt es Sonderurlaub für familiäre Ereignisse? Und besteht in Bezug auf die Urlaubstage rund um die Geburt eine gewisse Flexibilität?

■ **Vaterschaft anerkennen:** Unverheiratete können die Vaterschaft bereits vor der Geburt beim Standes- oder Jugendamt anerkennen.

■ **Gemeinsames Sorgerecht:** Können Sie ebenfalls schon beim Jugendamt beantragen, falls Sie nicht verheiratet sind.

■ **Anmeldung der Elternzeit:** Die Elternzeit melden Eltern schriftlich und mit Unterschrift bei Ihrem Arbeitgeber an.

■ **Unterschiedliche Anmeldefristen:** Elternzeit Mutter spätestens sieben Wochen vor Ende der Mutterschutzfrist; Vater/zweites Elternteil sieben Wochen vor dem errechneten Geburtstermin.

■ **Antrag auf Kindergeld:** Frühzeitig bei der Familienkasse anfordern und bereits ausfüllen und unterschreiben.

■ **Antrag auf Elterngeld:** Formulare vorab bei den zuständigen Elterngeldstelle anfordern und vorbereiten, Antrag nach der Geburt stellen.

NACH DER GEBURT

■ **Geburtsanzeige/Standesamt:** Die Geburtsanzeige ist oft schon in der Klinik möglich, die Geburtsurkunden holen Sie dann später im Standesamt ab. Verheiratete bringen das Familienstammbuch oder die Heiratsurkunde mit. Ledige Mütter und unverheiratete Väter, die ihre Vaterschaft anerkannt haben, brauchen ihre Geburtsurkunde.

■ **Krankenversicherung:** Melden Sie Ihr Kind mit Geburtsurkunde bei Ihrer Krankenversicherung an. Falls ein Elternteil privat versichert ist, halten Sie Rücksprache mit der gesetzlichen Krankenkasse.

■ **Finanzamt:** Lassen Sie einen Vermerk auf der Lohnsteuerkarte machen.

■ **Gemeinsames Sorgerecht:** Das gemeinsame Sorgerecht beantragen Sie spätestens jetzt beim Standes- oder Jugendamt.

■ **Kindergeld:** Antrag abschicken.

■ **Elternzeit Mutter:** Frist beachten! Spätestens eine Woche nach Geburt anmelden.

■ **Elterngeld:** Vorbereitete Anträge mit den vorab erfragten Unterlagen abschicken – möglichst bald, am besten innerhalb der ersten drei Monate nach der Geburt.

Wenn Sie denken, größer kann der Bauch nun wirklich nicht mehr werden, ist es fast soweit. Jetzt kommen die Wochen und Tage, die sich nicht mehr richtig planen lassen. Denn den Zeitpunkt der Geburt bestimmt Ihr Baby. Wenn es soweit ist, werden Sie genug Kraft und Energie für die Geburt aufbringen. Haben Sie Vertrauen in sich selbst!

UM DIE 40. WOCHE:

ES GEHT LOS!

FRAGEN ZU GEBURT UND GEBURTSVORBEREITUNG

Nun geht die Schwangerschaft bald zu Ende. Auch dabei nimmt sich Ihr Körper die Zeit, die er braucht. Einige Anzeichen können Sie vielleicht schon gegen Ende des neunten Monats spüren: ein Ziepen und Ziehen, ähnlich wie starke Menstruationsschmerzen. Sind das Übungswehen? Muss ich mir jetzt Sorgen machen? Die ersten Fragen rund um die bevorstehende Geburt beantworten wir hier schon mal. Viele weitere Antworten und wichtige Informationen finden Sie auf den folgenden Seiten.

„Muss" ich die Geburt vorbereiten?

Es lohnt sich auf jeden Fall und ist sehr hilfreich, wenn Sie und Ihr Partner sowie die Ihnen nahestehenden Menschen sich auf Ihre Art und Weise auf die Geburt vorbereiten. Überlegen und entscheiden Sie vorab in Ruhe, wo Ihr Kind zur Welt kommen soll. Welche Möglichkeiten bieten Ihnen die jeweiligen Alternativen (siehe auch S. 148 f.)?

Und: Wer kann und soll Sie bei der Geburt begleiten (siehe auch S. 154 f.), wer soll sofort benachrichtigt werden? Mit welcher Entscheidung geht es Ihnen gut?

Werde ich das alles schaffen?

Das ist eine Frage, die viele Schwangere gegen Ende ihrer Schwangerschaft sehr beschäftigt. Wichtig zu verstehen ist, dass eine Geburt ja keine Prüfung ist, für die Sie einen Leistungsnachweis bekommen und die Sie „schaffen" müssen. Vielmehr erleben Sie mit Ihrer Schwangerschaft und Geburt sehr besondere und intensive Momente. Sie können darauf vertrauen, dass in Ihrem Körper schon zum Ende der Schwangerschaft Dinge geschehen, die Ihnen die Geburt erleichtern: So lockert sich zum Beispiel das Gewebe im Geburtskanal. Vertrauen Sie auch darauf, dass Sie in den Stunden der Geburt aus allen Ihnen zur Verfügung stehenden Möglichkeiten genau die Kraft und die Ressourcen schöpfen werden, die Sie brauchen (siehe S. 158 f.).

Was sind Übungswehen?

Ungefähr vier bis fünf Wochen vor der Geburt spüren die meisten Schwangeren erste Übungswehen. Sie können sich als Ziehen bemerkbar machen und sorgen dafür, dass der Kopf Ihres Kindes schon mal ganz langsam in das Becken rutscht. Dadurch fällt

Ihnen das Atmen möglicherweise leichter, falls es vorher beschwerlich war. Der Druck auf die inneren Organe wird vielleicht ebenfalls etwas schwächer. Andererseits kann durch das „Absenken" Ihres Babys aber der Druck auf Ihre Blase noch stärker werden.

Wie bereitet sich mein Körper vor?

Um gut für die Geburt gerüstet zu sein, lockert sich gegen Ende der Schwangerschaft Ihr Gewebe im Geburtskanal, Ihre Vaginalflüssigkeit nimmt zu, und Ihre Gelenke werden nachgiebiger. Auch Ihre Bänder, die Ihr Becken zusammenhalten, lockern sich schon, damit Ihr Becken für die Geburt Ihres Kindes flexibel ist und sich besser öffnen kann. Manche Frauen bekommen deshalb in dieser Zeit auch einen leicht schaukelnden Gang.

Was, wenn die Fruchtblase platzt?

Manchmal kann es passieren, dass die Fruchtblase platzt, bevor die Wehen einsetzen. Meistens beginnen die Wehen dann innerhalb von 24 Stunden von selbst, häufig sogar schon nach zwei Stunden. Falls Ihre Fruchtblase platzen sollte, bleiben Sie ruhig und informieren Sie Ihre Hebamme, Ihren Arzt oder die Ärztin.

Wenn der Kopf Ihres Babys schon so tief ins Becken gerutscht ist, dass nur wenig Fruchtwasser entrinnt, dann haben Sie genug Zeit, sich langsam auf den Weg in die Klinik zu machen.

Was Sie am besten tun, wenn das durchsichtige Fruchtwasser plötzlich in einem Schwall abgeht, lesen Sie auf S. 166 f.

Was tun bei Schmerzen?

Die Schmerzen bei der Geburt entstehen, wenn sich der Muttermund über Stunden immer mehr weitet und schließlich auf 10 Zentimeter öffnet. Außerdem werden der untere Teil der Gebärmutter sowie die Mutterbänder und schließlich Vagina und Vulva bei der Geburt stark gedehnt. Welche Möglichkeiten es heutzutage gibt, mit den Geburtsschmerzen umzugehen, lesen Sie auf S. 164 f. Tröstlich zu wissen: Die Schmerzen unter der Geburt aktivieren auch körpereigene Hormone, die ähnlich wie Schmerzmittel wirken können und zwischen den Wehen immer wieder für Entspannung sorgen.

Warum gibt es Geburtsschmerzen?

Vermutlich signalisierten die einsetzenden Geburtsschmerzen Gebärenden in früheren Zeiten, dass es nun wichtig ist, einen guten und sicheren Platz für die Geburt zu suchen. Schmerzen sorgen auch dafür, dass Gebärende sich intuitiv bewegen wollen und je nach Geburtsphase immer wieder neu genau die Körperhaltungen suchen und einnehmen, die ihnen gerade besonders gut tun. Wahrscheinlich werden dadurch auch Ihr Körper und Ihr Baby bei der Geburt so gut es geht geschont.

MANN MUSS MIT?

SIND MÄNNER WIRKLICH DIE BESTEN GEBURTSBEGLEITER? Fast alle werdenden Väter begleiten ihre Frauen zur Geburt. Aber das ist kein Muss!

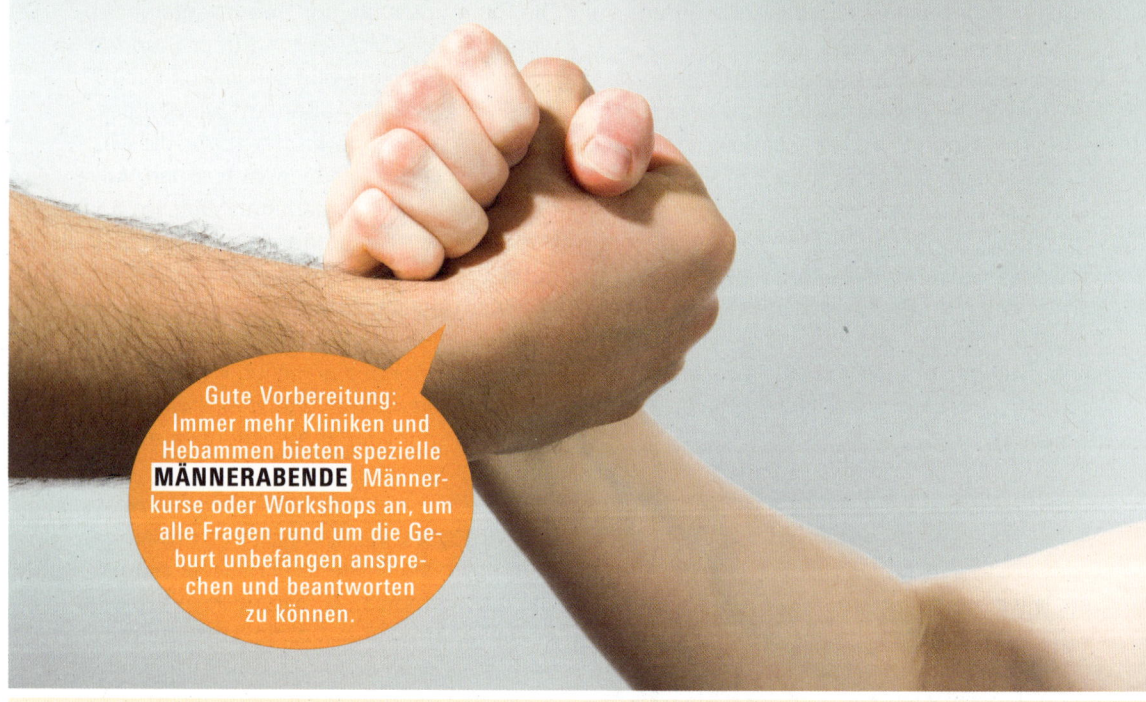

Gute Vorbereitung: Immer mehr Kliniken und Hebammen bieten spezielle **MÄNNERABENDE**, Männerkurse oder Workshops an, um alle Fragen rund um die Geburt unbefangen ansprechen und beantworten zu können.

EIN TABU NICHT durch ein Gegen-Tabu ersetzen: War es bis in die 1980er ein Novum, gilt es heute als selbstverständlich, dass der Vater bei der Geburt dabei ist. Dabei sollte jedes Paar diese Frage individuell klären. Denn es kann gute und fürsorgliche Gründe geben, bei der Geburt lieber draußen zu bleiben. Befürchtet der Partner etwa, zu sehr mitzuleiden oder der Erfahrung aus anderen Gründen nicht gewachsen zu sein? Dann könnte die werdende Mutter das Gefühl bekommen, sich nicht richtig gehen lassen und ihre Schmerzen zeigen zu dürfen.

MANN KANN MIT!

JEDER UND JEDE BEGLEITET AUF EIGENE WEISE: Wichtig ist, dass sich die werdende Mutter und ihre Geburtsbegleitung vorab gut absprechen.

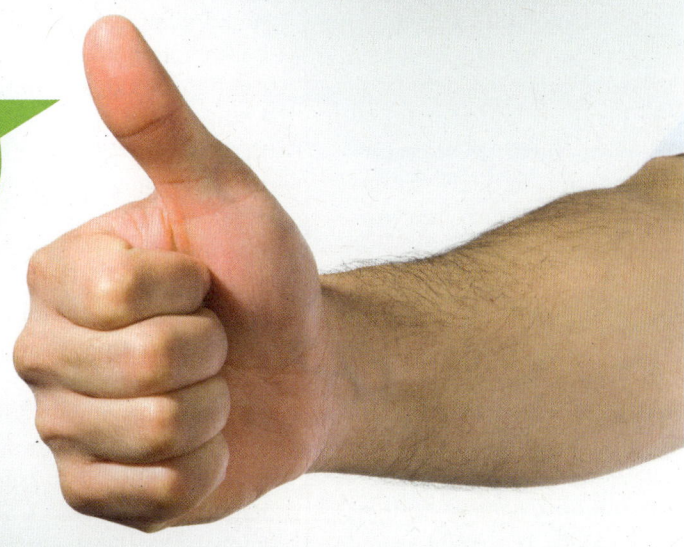

Ob die oder der Partner, die beste Freundin, eine Schwester oder die Mutter: Wer auch immer zur Geburt mitkommt, sollte viel **ZEIT MITBRINGEN** und sich emotional und kräftemäßig darauf einstellen.

Paare können vorab auch **VEREINBAREN**, dass der Partner oder die Partnerin nur am Kopfende bleibt.

WER IST DER ODER DIE „RICHTIGE"? Auch wenn heutzutage fast alle Partner bei der Geburt dabei sind, sollte das keine Selbstverständlichkeit, sondern eine gut überlegte und gemeinsame Entscheidung sein. Die Begleitperson hat eine gewisse Verantwortung und sollte gut gewählt werden. Sie dient nicht nur der moralischen Unterstützung, sondern vertritt die Gebärende und sollte in ihrem Sinn und Auftrag handeln können. Deshalb ist es in jedem Fall wichtig, der auserwählten Person vorab seine Sorgen und Wünsche mitzuteilen.

WO SOLL IHR BABY ZUR WELT KOMMEN?

Oder auch: Wo möchten Sie gebären? In einer Geburtsklinik mit Familienzimmern? In einem Geburtshaus? Oder vielleicht sogar zu Hause? In dieser Tabelle finden Sie nützliche Informationen zu den verschiedenen Möglichkeiten. Außerdem bekommen Sie einen ersten Überblick über die Vor- und Nachteile.

Hören und schauen Sie sich in Ruhe um. Nutzen Sie die von den Kliniken angebotenen Informationsabende. Vielleicht können Sie auch mit einem Paar sprechen, welches die Geburt gemeinsam in einem Geburtshaus oder zu Hause erlebt hat.

Allerdings: Geburtshaus und Hausgeburt sind leider keine Alternativen für Risikoschwangere.

Geburtsklinik

Gut zu wissen: Ärzte und Hebammen sind rund um die Uhr vor Ort. Bei Komplikationen können viele Kliniken auf eigene Kinder- oder Intensivstationen zurückgreifen. Nach dem Gebären können Sie stationär mit dem Neugeborenen im Krankenhaus bleiben, um Kraft zu tanken und sicherer mit dem Baby zu werden.

Besonderheiten: Fast alle Kliniken bieten an, dass das Baby rund um die Uhr bei Ihnen im Zimmer liegt (Rooming-in). Häufig gibt es auch – oft als private Zusatzleistung – Zimmer für die ganze Familie. Viele Kliniken haben außerdem eine Säuglingsstation. Dort kümmern sich Schwestern um die Neugeborenen, vor allem nachts.

In manchen Situationen ist eine klinische Betreuung unumgänglich: zum Beispiel, wenn Sie mehr als ein Baby erwarten oder wenn Ihr Baby in Steiß- oder Querlage liegt. Auch bei Bluthochdruck, Blutgerinnungsstörungen, behandlungsbedürftiger Diabetes Typ I und II oder akuten Infektionen ist eine klinische Betreuung sehr wichtig.

Vorteile: Die Entscheidung für eine Klinik birgt in Bezug auf die medizinischen Behandlungsmöglichkeiten die geringsten Risiken. Es gibt alle Möglichkeiten der modernen Schmerzbehandlung, zum Beispiel auch die PDA (siehe S. 165). Und es kann ein Notfallkaiserschnitt durchgeführt werden.

Nachteile: Der Klinikalltag mit Schichtdienst und festen Abläufen bietet nicht so viel Ruhe und Intimität wie das Gebären in einem Geburtshaus oder zu Hause.

Extra-Tipp: Geben Sie bei der Suche nach geeigneten Geburtskliniken im Internet die Begriffe Krankenhaus, Geburt sowie Ihren Wohnort oder die nächstgrößere Stadt in Ihrer Nähe ein.

Geburtshaus

Gut zu wissen: Geburtshäuser werden von Hebammen geleitet, manchmal gehören auch Ärzte zum Team. Sie sind ebenfalls mit Diagnosegeräten und Notfallapparaturen ausgestattet. Es wird viel Wert auf einen natürlichen Geburtsablauf gelegt. Vorab findet eine genaue Anamnese und Risikoabwägung statt.

Besonderheiten: Die Geburt ist ambulant. Das heißt: Die Betreuung und Versorgung in den ersten Tagen nach der Geburt zu Hause muss gut organisiert werden. Für die U2 des Neugeborenen zwischen dem dritten und zehnten Lebenstag (siehe S. 171) sollten Sie vorab eine kinderärztliche Praxis auswählen, das Gleiche gilt für eine Hausgeburt.

In Geburtshäusern werden persönliche Betreuung sowie eine entspannte, familiäre und ruhige Atmosphäre großgeschrieben. Zu Ihrer eigenen Sicherheit finden bereits während der Schwangerenvorsorge sorgfältige Untersuchungen statt, um zu beurteilen, ob das Geburtshaus für Sie der geeignete Gebärort ist. Das hilft beim Entscheiden.

Vorteile: Schon Vorsorge und Geburtsvorbereitungskurs finden im Geburtshaus statt. Das schafft von Anfang an ein entspanntes Vertrauensverhältnis zwischen Geburtshaus-Team und werdenden Eltern.

Nachteile: Frauen mit einer Risikoschwangerschaft können hier nicht entbinden. Die Möglichkeiten der Schmerzlinderung sind nicht so umfassend wie in einer Klinik und es kann kein Notfallkaiserschnitt durchgeführt werden.

Extra-Tipp: Unter www.netzwerk-geburtshaeuser.de oder www.hebammenverband.de finden Sie Adressen und Links zu den Webseiten der Geburtshäuser.

Hausgeburt

Vorteile: Für eine Hausgeburt sprechen die mögliche Intimität und die vertraute Umgebung. Wenn Ihre Schwangerschaft ohne größere Probleme verläuft, Sie eine normale Geburt erwarten und ein starkes Vertrauen in Ihre eigenen Kräfte spüren, ist eine Hausgeburt ein einzigartiges und sehr intimes Erlebnis. Die Hebamme bringt zur Geburt Geräte zur Überwachung und Sauerstoffversorgung des Neugeborenen mit. Vorab wird auch zu Ihrer Sicherheit immer ein Wechsel in eine nahe gelegene Klinik mitbedacht.

Nachteile: Es kann kein Notfallkaiserschnitt durchgeführt werden, die Möglichkeiten zur Schmerzlinderung sind eingeschränkt.

Extra-Tipp: Vorab prüft die Hebamme gewissenhaft, ob aus ihrer Sicht medizinisch, körperlich und seelisch nichts gegen eine Hausgeburt spricht.

WICHTIGE ENTSCHEIDUNG: WO UND WIE?

Gute Entscheidungen, mit denen man sich rundum wohlfühlt, brauchen oft ein bisschen Zeit. Die folgenden Ratschläge helfen Ihnen dabei, herauszufinden, wo und wie Sie Ihr Baby gern zur Welt bringen möchten und was es dabei zu beachten gibt.

TIPP 1: Infoabende nutzen

Die meisten Geburtshäuser und Kliniken bieten in regelmäßigen Abständen Informationsabende an. So bekommen Sie und Ihr Partner, Ihre Partnerin oder Ihre Geburtsbegleitung schon mal einen ersten Eindruck von der Stimmung in den Räumlichkeiten sowie von den Ärzten, Ärztinnen und Hebammen vor Ort. Sie können sich erkundigen, ob es Beleghebammen gibt (siehe auch S. 15), ob und mit welchen Mitteln Geburten eingeleitet werden (siehe auch S. 168) und welche Schmerzmittel (siehe S. 164 f.) angeboten werden.

Manchmal ist man sich schon beim ersten Klinikbesuch sicher, dass sie eine gute Wahl ist. Manchmal brauchen Sie vielleicht auch mehrere „Vergleichsbesuche" in verschiedenen Kliniken, um sich ein abschließendes Bild zu machen.

TIPP 2: Den Kreißsaal besichtigen

Meist gibt es auch die Möglichkeit, schon vorab einmal in einen Kreißsaal zu schauen. Auch dort können Sie erfahren, wie Raum und Atmosphäre auf Sie wirken. Sie können sich erkundigen, welche Geburtspositionen praktiziert werden, welche Unterstützungsmöglichkeiten es gibt und wie viele Geburten tatsächlich wie stattfinden.

TIPP 3: Ambulant oder stationär?

Planen Sie eine ambulante Geburt, oder möchten Sie noch einige Tage stationär in der Klinik bleiben? „Ambulant" bedeutet, dass Sie während der Geburt die medizinische Versorgung in einer Geburtsklinik oder einem Geburtshaus in Anspruch nehmen. Wenige Stunden nach der Geburt gehen Sie mit Ihrem Baby nach Hause, um sich dort zu erholen. In dem Fall sollten Sie die Betreuung für Sie und Ihr Kind sowie den Haushalt vorab gut organisieren (Infos ab S. 174). Bei einem stationären Aufenthalt bleiben Sie noch einige Tage mit dem Neugeborenen in der Klinik, um sich auszuruhen und sicherer beim Stillen und bei der Pflege des Babys zu werden.

TIPP 4: Geburtspositionen kennen

Im Geburtsvorbereitungskurs und im Gespräch mit Ihrer Hebamme lernen Sie auch verschiedene Geburtspositionen kennen. Die aufrechte Position im Hängen an einer Sprossenwand oder einem Seil sowie Hocken oder Sitzen haben gegenüber einer Geburt im Liegen unter anderem den Vorteil, dass das Gewicht des Babys bereits in Richtung des Geburtskanals drückt. Viele Frauen empfinden in dieser Position auch weniger Schmerzen.

Für Sie ist wichtig, sich in der jeweiligen Position sicher und wohl zu fühlen. Vielleicht probieren Sie übungshalber die eine oder andere Position schon einmal aus?

TIPP 5: Eine Geburt im Wasser?

Manche Kliniken und Geburtshäuser bieten Wassergeburten an. Der Wasserdruck sowie das angenehm warme Wasser um 35 °C fördern die Entspannung und mildern Geburtsschmerzen. Eine Wassergeburt ermöglicht dem Neugeborenen außerdem einen sanften Übergang aus dem warmen Fruchtwasser ins Leben.

Falls Sie sich für eine Wassergeburt interessieren, fragen Sie bei der Besichtigung einfach mal nach, wie viel Prozent der Geburten im Wasser stattfinden. So können Sie auch besser einschätzen, wie erfahren die Geburtshelferinnen und -helfer mit Wassergeburten sind.

TIPP 6: Gibt's ein Perinatalzentrum?

Kliniken und Krankenhäuser, in denen Sie entbinden können, unterscheiden sich auch im Grad ihrer Spezialisierung – vor allem in Bezug auf Personal und Ausstattung. So können Schwangere und Neugeborene entsprechend ihrer medizinischen Bedürfnisse behandelt werden.

Geburtskliniken betreuen alle Schwangeren. Kliniken mit perinatalem Schwerpunkt nehmen Notfälle oder Frühgeborene ab der 33. Schwangerschaftswoche auf und versorgen sie. Sie werden von KinderärztInnen geleitet und haben Beatmungsplätze, aber keine Intensivstation.

Perinatalzentren bestehen aus einer Geburtsklinik mit angeschlossener Kinderklinik. Sie werden von ÄrztInnen und NeonatologInnen geleitet, welche sich speziell mit der Behandlung von Frühgeborenen und kranken Neugeborenen auskennen. Kreißsaal, Geburtsstation, Operationssaal und Neugeborenen-Intensivstation sind räumlich miteinander verbunden.

TIPP 7: In Ruhe entscheiden

Nehmen Sie sich Zeit. Bitten Sie Ihre Hebamme sowie Ihre Ärztin oder Ihren Arzt um eine Einschätzung, wann ein guter Zeitpunkt für den Besuch von Infoabenden und Besichtigungen ist. Das kann regional unterschiedlich sein. Spätestens im siebten Monat (25. bis 28. SSW) sollten Sie sich diesem Thema widmen.

PERSÖNLICHE DINGE FÜR EIN GUTES BAUCHGEFÜHL

Es ist eine schöne und manchmal auch lustige Aufgabe, sich schon während der Schwangerschaft gemeinsam zu überlegen, was Sie gern in die Klinik, den Kreißsaal oder das Geburtshaus mitnehmen möchten. Je nach persönlichen Vorlieben gehören neben den unverzichtbaren Dokumenten und der Ausstattung für das Neugeborene ganz verschiedene Dinge in den Klinikkoffer (siehe auch S. 122 f.) oder die Tasche (siehe auch S. 120 f.).

Überlegen Sie sich, was Sie für ein gutes Bauchgefühl und eine entspannte Atmosphäre brauchen – alles in dem Wissen, dass, wenn es wirklich soweit ist, auch alles ganz anders werden kann. Bleiben Sie offen dafür, und lassen Sie sich darauf ein.

Wärme und kuschelige Sachen

Wenn Sie schnell frieren, können das zum Beispiel ein Paar warme, gemütliche Wollsocken sein. Vielleicht gehören auch ein kuscheliger Bademantel oder eine flauschige Strickjacke dazu, die Sie sich schnell mal überwerfen können, wenn Ihnen kalt ist, aber Sie eigentlich möglichst gar keine Kleidung mehr am Körper haben wollen.

Schön, vertraut und praktisch

Auch Dinge, die Ihnen einfach vertraut und obendrein praktisch sind, sind eine gute Idee: ein Wohlfühl-T-Shirt oder Sweatshirt, Ihre persönliche Wärmflasche oder eine Thermoskanne mit Ihrem Lieblingstee. Schlappen oder Hausschuhe sind ebenfalls nützlich.

Extra-Tipp: Kontaktlinsenträgerinnen sollten außerdem Pflegemittel und unbedingt eine Brille mitbringen, auch wenn Sie sich damit sonst nicht so wohlfühlen.

„Meine" oder „unsere" Musik?

Mit Musik fällt vieles leichter: Vertraute Songs oder Playlists können auch während einer Geburt die Stimmung positiv beeinflussen (siehe auch S. 161). Viele werdende Eltern bringen deshalb ihren eigenen Soundtrack mit.

Laden Sie die Musik, die sie hören möchten, vorab auf Ihr Smartphone, damit Sie sie unabhängig von WLAN abspielen können. Praktisch sind Kopfhörer, weil Sie damit auch eventuell störende Geräusche von außen gut ausblenden können. Und natürlich sollten Sie die entsprechenden (Lade-)Kabel nicht vergessen.

HITLISTE

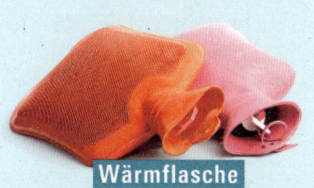

Wärmflasche

Wärme kann sowohl für den Bauch als auch den Rücken wohltuend sein.

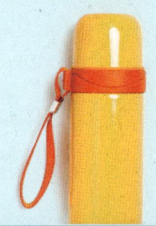

Thermoskanne mit Tee

Damit sind Sie unabhängig vom Getränkeangebot vor Ort.

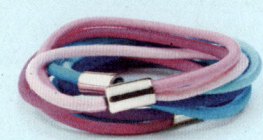

Haargummis

Am besten gleich ein paar, damit lange Haare nicht stören.

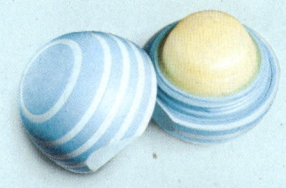

Lippenbalsam

Pflegeprodukte schützen die Lippen vor dem Austrocknen.

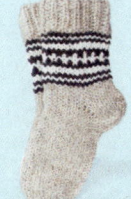

Dicke Socken

Warme Füße tragen zur Entspannung bei.

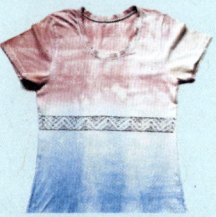

Wohlfühl-T-Shirt

Ein vertrautes Kleidungsstück fühlt sich einfach gut an.

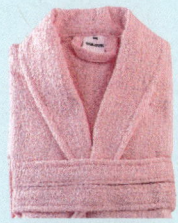

Bademantel

Weit, bequem und noch dazu wärmend. Einfach perfekt!

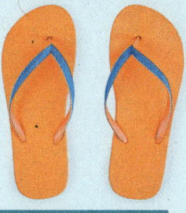

Badeschlappen

Ob mit oder ohne Zehentrennung ist Geschmackssache.

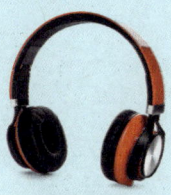

Kopfhörer

Praktisch sind Bluetooth-Modelle ohne Kabel.

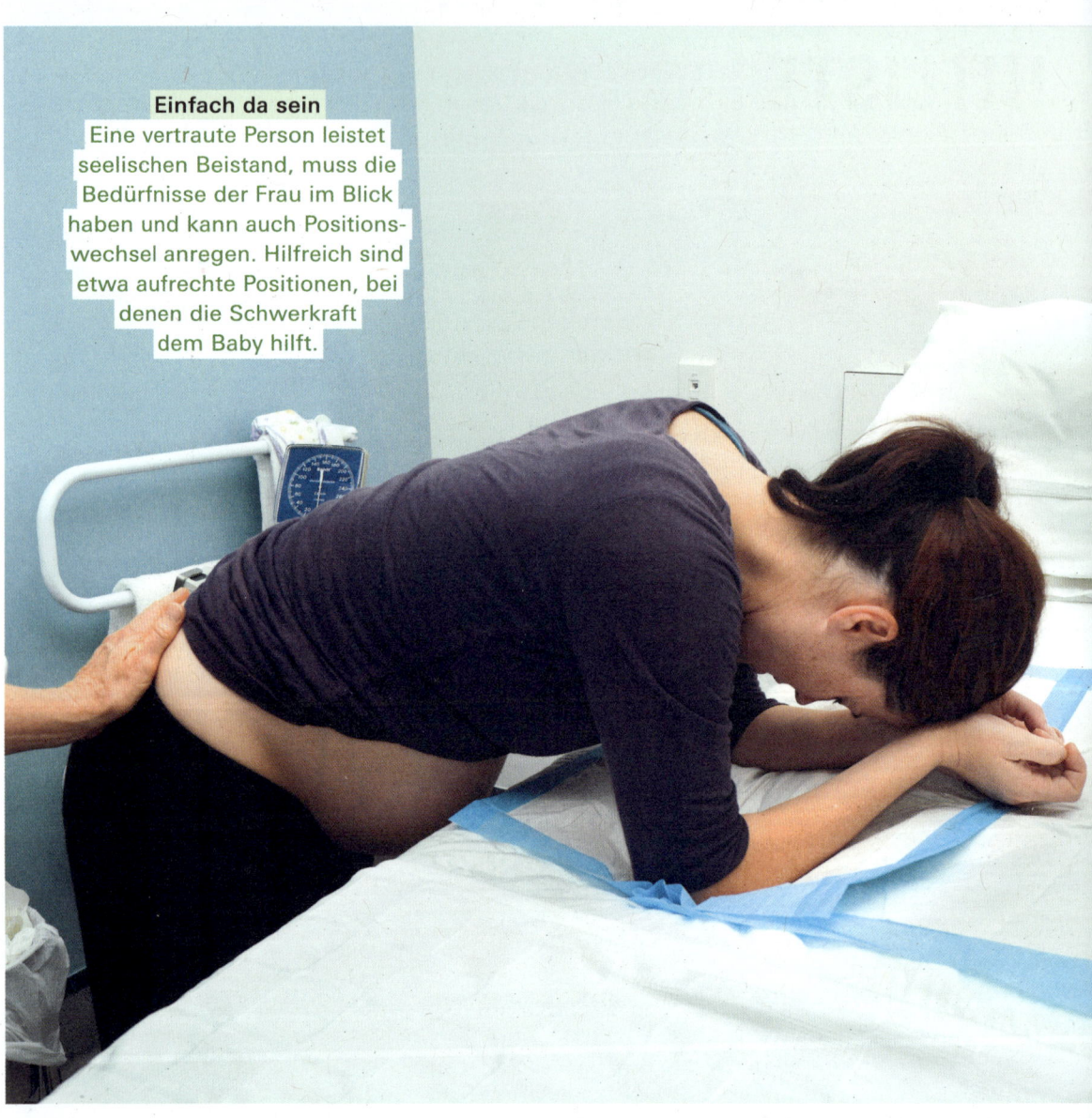

Einfach da sein
Eine vertraute Person leistet seelischen Beistand, muss die Bedürfnisse der Frau im Blick haben und kann auch Positionswechsel anregen. Hilfreich sind etwa aufrechte Positionen, bei denen die Schwerkraft dem Baby hilft.

WER BEGLEITET DIE GEBURT?

Neben den Hebammen, Ärztinnen und Ärzten in der Klinik, den Hebammen im Geburtshaus oder der Hebamme zu Hause ist es schön, wenn Sie noch einen liebevollen Menschen haben, der während der langen Stunden der Geburt für Sie da ist und Sie unterstützt. Oft ist das der Partner oder die Partnerin, die beste Freundin, Schwester oder die eigene Mutter – vielleicht auch eine Doula.

Was ist eine Doula? Doulas sind Begleiterinnen für eine Geburt in Geborgenheit und Würde. Sie unterstützen Gebärende achtsam und liebevoll durch ihre kontinuierliche Anwesenheit während der Geburt und sorgen für ihr Wohlbefinden. Wichtig: Als medizinische Laien beurteilen Doulas nicht das Vorgehen von Fachleuten.

Sie sind kein Ersatz für eine Hebamme, sondern eine Ergänzung mit eigenen Schwerpunkten. Die Doula-Begleitung wird von den Eltern selbst finanziert und kostet zwischen 450 und 800 Euro (Adressen siehe Service S. 218 f.).

Miteinander sprechen: Bevor Sie entscheiden, wer Sie begleiten soll, sprechen Sie ausführlich miteinander über Ihre Erwartungen und Vorstellungen, denn das verbindet.

Wege erkunden: Finden Sie dann gemeinsam heraus, wie Sie am besten in die Klinik oder das Geburtshaus kommen und wie lange das dauert.

Mit den ersten Wehen ist es wichtig, dass Ihre Geburtsbegleitung schön ruhig bleibt und Sicherheit ausstrahlt. Die Tatsache, dass es jetzt wirklich losgeht, ist schon mehr als aufregend.

Drei Tipps für die Geburtsbegleitung, damit der gemeinsame Start gut gelingt:

1 **Geht es nachts los?** Bei noch schwachen Wehen ermuntern Sie die werdende Mutter zum Weiterschlafen. Schlaf und Ruhe – auch zwischen den Wehen – geben Kraft für die bevorstehende Geburt.

2 **Tagsüber** können Sie sich die Zeit noch mit einem Spaziergang, vielleicht sogar Tanzen und Musik hören und einem Tee vertreiben (siehe S. 157).

3 **Haben wir alles?** Fragen Sie als Begleitperson sicherheitshalber nach, ob Mutterpass und alle anderen wichtigen Dokumente eingepackt sind (siehe S. 123). Achten Sie von Anfang an darauf, dass die Gebärende das Gefühl braucht, die bevorstehende Geburtssituation und alles, was ihr jetzt guttut, selbst bestimmen zu können.

TAXI RUFEN?

BEI DEN ERSTEN WEHEN GLEICH AB IN DIE KLINIK –
dazu besteht meist kein Grund.

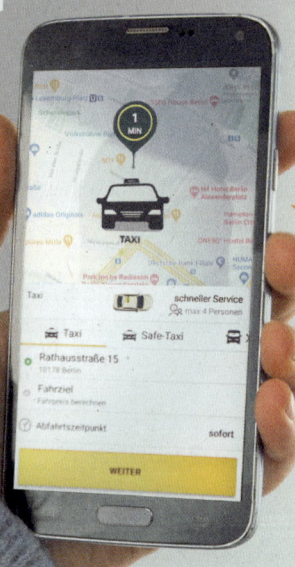

Erst wenn die Wehen alle fünf bis zehn Minuten kommen und zwischen 30 und 60 Sekunden dauern, ist es **AN DER ZEIT**, ins Krankenhaus zu fahren. Und natürlich immer dann, wenn Sie, Ihr Partner oder Geburtsbegleitung das Gefühl haben, zu Hause nicht mehr so gut aufgehoben zu sein.

MIT WEHENDEM MANTEL in die Klinik sausen, wie man es aus Filmen kennt? Eine Vorstellung, die für Hektik sorgen kann. Dabei ist meist genau das Gegenteil gefragt: Geduld. Erst wenn die Wehen regelmäßig deutlich spürbar sind und immer stärker werden, ist es Zeit, das Taxi zu rufen oder mit dem eigenen Auto in die Klinik zu fahren. Wie oft und wie lange? Sprechen Sie „Ihren" zeitlichen Rahmen am besten vorab mit Ihrer Hebamme und Ihrer Ärztin oder Ihrem Arzt durch. So fühlen Sie sich gut und sicher – auch, wenn Sie nicht sofort lossausen.

TEE TRINKEN!

DAS HAT DIE NATUR KLUG EINGERICHTET: Es bleibt für Sie und Ihre Begleitung meist noch genug Zeit für eine Pause.

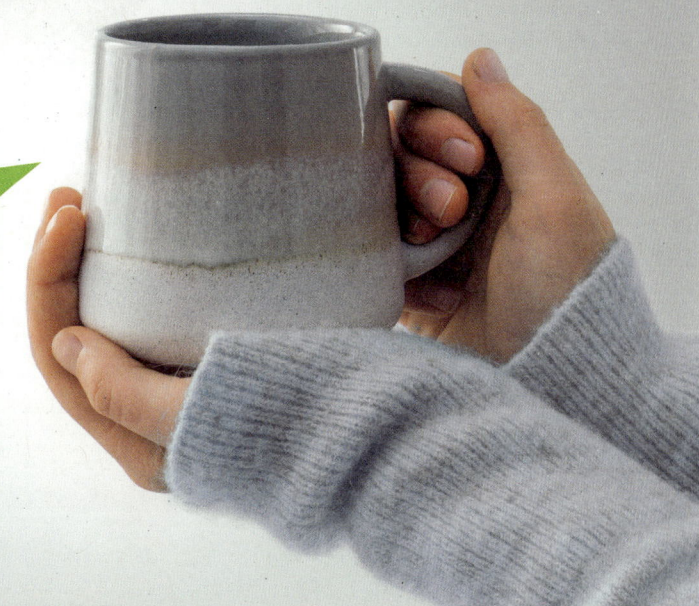

Bis ein Baby geboren wird, muss sich der Muttermund weit öffnen und das Köpfchen Millimeter für Millimeter Richtung Beckenboden bewegen. Durch starke Wehen und Kontraktionen der Gebärmutter wird es meist erst **NACH VIELEN STUNDEN** auf die Welt geschoben.

ALSO ABWARTEN UND TEE TRINKEN! Wollen Sie vor der Geburt noch Kraft tanken, sind Sie zu Hause am besten aufgehoben – eine Geburt ist nämlich gerade beim ersten Kind ein langer Prozess. Die Latenzphase ist die längste Phase der Geburt, sie kann beim ersten Kind 24 Stunden oder länger dauern, die darauffolgende Eröffnungsphase (siehe S. 169) dauert im Durchschnitt noch mal acht bis 14 Stunden. Für diese anstrengende Zeit werden Sie sehr viel Energie brauchen. Gut, wenn Sie sich vorher zu Hause noch ein wenig ausruhen und stärken.

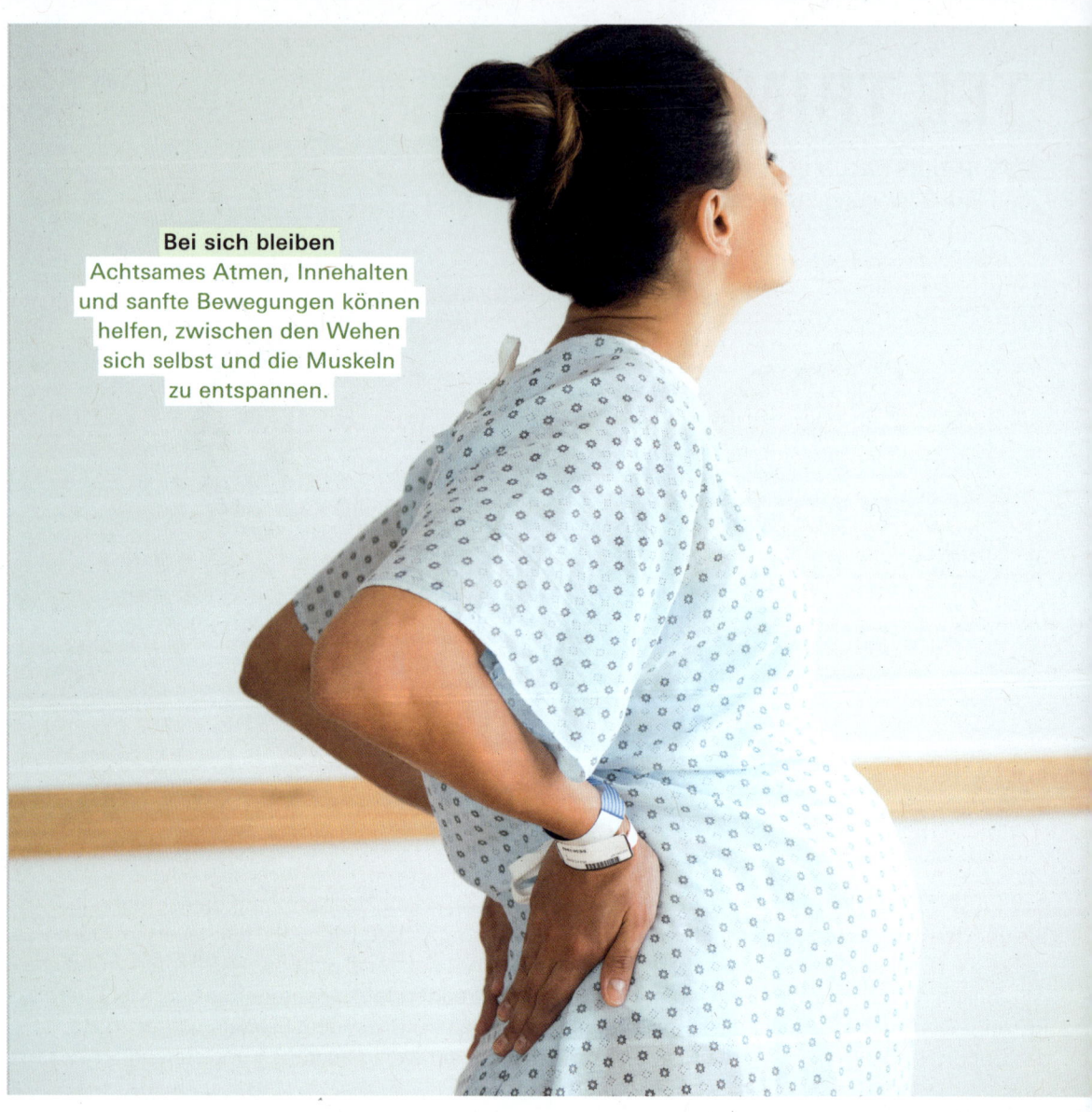

Bei sich bleiben
Achtsames Atmen, Innehalten und sanfte Bewegungen können helfen, zwischen den Wehen sich selbst und die Muskeln zu entspannen.

AUF SICH SELBST VERTRAUEN

Sie sind die Nummer eins!
Wie bei der Schwangerenvorsorge sind Sie auch jetzt wieder die Hauptperson. Geht es Ihnen gut, so können Sie Ihre Kraft und Ihr Selbstvertrauen voll abschöpfen. Fühlen Sie sich in den Räumen und in Ihrer persönlichen Situation wohl, sicher und beschützt, so werden Sie den Herausforderungen und Phasen der Geburt (siehe S. 169) ausdauernd begegnen.

Bitten Sie die Hebamme
oder Ihre Begleitung, Sie während der vielen Stunden, die Sie gemeinsam verbringen, immer mal wieder zu fragen: „Hast du alles, was du brauchst?"

Oft sind es einfache Dinge,
die einen Unterschied machen: Vielleicht ist Ihnen der Raum zu hell, sodass Sie sich nicht wirklich ge-

borgen fühlen? Vielleicht möchten Sie einen Schluck Wasser trinken. Ein warmes Bad nehmen. Vielleicht brauchen Sie auch ein paar tröstende, aufmunternde oder anerkennende Worte, jemanden, der Ihre Hand hält, Ihren Rücken stützt oder Ihr Kreuzbein massiert.

Die Position verändern –
auch das kann guttun. Beim Veratmen der Wehen entfaltet sich zum Beispiel in einer aufrechten Haltung Ihre Lunge besser. So werden Sie und das Baby optimal mit Sauerstoff versorgt. Das kann ein gutes Gefühl sein. Doch nicht immer: Vielleicht sind Sie auch sehr müde, wollen sich einfach nur noch hinlegen und die Augen schließen – mit einem kühlen Tuch auf der Stirn. Auch das ist vollkommen in Ordnung.

Denken Sie daran: Bei der Geburt gibt es für Sie kein „richtig" oder „falsch" und

eine Geburt ist auch keine „Leistungsshow".

1 **Finden Sie heraus,** was Sie gerade brauchen. Bitten Sie Ihre Begleitung, Ihre Hebamme oder auch anwesende Ärztinnen und Ärzte darum, Ihre Bedürfnisse zu berücksichtigen und zu stillen.

2 **Vertrauen Sie** auf sich und die Kraft und den Rhythmus Ihres eigenen Körpers. Er hat Ihr Kind in den vergangenen Monaten getragen und versorgt. Er wird auch dafür sorgen, dass Ihr Baby wohlbehalten auf die Welt kommt.

3 **Sind Sie nervös?** Das ist vollkommen normal und kann sogar wünschenswerte Auswirkungen haben: Viele MusikerInnen oder SportlerInnen sind vor Auftritten oder Wettkämpfen aufgeregt und vollbringen gerade deswegen Außergewöhnliches und Großartiges.

GEBURT NACH PLAN?

DIE PROFIS MACHEN DAS SCHON? Natürlich können Sie einfach mit Wehen ins Krankenhaus fahren und darauf vertrauen, dass alles gut geht.

Klinik ist gleich Klinik? Nein. Davon überzeugen Sie sich am besten persönlich – die meisten Kliniken und Geburtshäuser bieten **INFOABENDE** an.

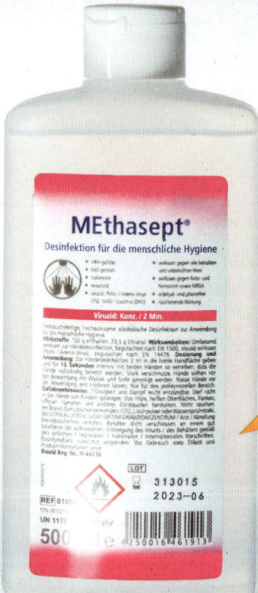

Vertrauen Sie Ihrem Bauchgefühl: Wirkt die Stimmung im Krankenhaus auf Sie eher **STERIL** oder warm und herzlich? Fühlen Sie sich dort wohl? Wie sieht der Kreißsaal aus?

DIE STANDARDS SIND HOCH: Vom kleinen Krankenhaus bis zur hoch spezialisierten Geburtsklinik mit angeschlossener Intensivstation für Neugeborene – prinzipiell genügen alle Kliniken und Krankenhäuser in Deutschland vergleichsweise hohen Standards. Aber es sind eben nicht alle gleich ausgestattet: Zum Beispiel gibt es nicht überall Wasserbecken zur Wehenlinderung oder die Möglichkeit einer Wassergeburt. Auch eine Neonatologie – also eine Frühchenstation – gibt es nicht in jedem Krankenhaus (siehe S. 151).

GEBURTSPLAN!

LIEBER STIMMEN SIE SICH PERSÖNLICH EIN, indem Sie herausfinden, was Ihnen rund um die Geburtsvorbereitung und die Geburt wichtig ist.

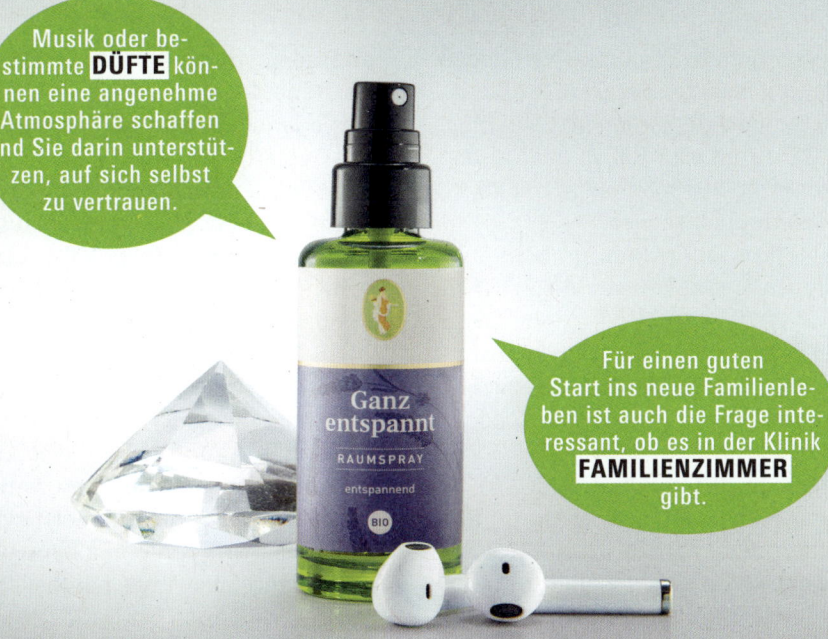

> Musik oder bestimmte **DÜFTE** können eine angenehme Atmosphäre schaffen und Sie darin unterstützen, auf sich selbst zu vertrauen.

> Für einen guten Start ins neue Familienleben ist auch die Frage interessant, ob es in der Klinik **FAMILIENZIMMER** gibt.

EINEN WUNSCHZETTEL SCHREIBEN: Vielleicht bekommen Sie von der Klinik vorab einen Fragebogen, den Sie zur Geburt ausgefüllt mitbringen. Dort wird festgehalten, welche Positionen Sie probieren oder ausschließen möchten, welche Medikamente und Schmerzstiller für Sie in Frage kommen und welche auf gar keinen Fall (siehe S. 164 f.). So einen Geburtsplan können Sie auch für sich persönlich schreiben und so vorab formulieren, was für Sie und Ihre Begleitung wichtig ist, zum Beispiel sanfte Musik während der Geburt.

WAS PASSIERT BEI EINEM KAISERSCHNITT?

Die Kaiserschnittrate ist bundesweit in den letzten Jahren stark gestiegen. Laut Statistischem Bundesamt kamen im Jahr 1991 noch 15,3 Prozent aller Babys per Kaiserschnitt zur Welt, 2018 waren es mit 29,1 Prozent fast doppelt so viele.

Das Institut für Qualität und Transparenz im Gesundheitswesen (IQTIG) kommt für 2018 auf 30,66 Prozent. Die jeweiligen Kaiserschnittraten der insgesamt 686 Geburtskliniken in Deutschland sind extrem unterschiedlich: sie liegen zwischen 10,4 bis 66,7 Prozent.

Wenn ein Kaiserschnitt geplant ist

Manchmal sprechen medizinische Gründe für einen geplanten Kaiserschnitt: zum Beispiel, wenn die Plazenta vor dem Muttermund liegt und deshalb eine natürliche Geburt verhindert. Auch, wenn das Baby quer oder in Steißlage im Bauch liegt und sich nicht drehen will oder aber die Mutter Mehrlinge erwartet, spricht das für einen Kaiserschnitt.

Ein Kaiserschnitt kann auch Leben retten: Bei der Geburt können plötzlich Situationen eintreten, die einen Kaiserschnitt erforderlich machen: etwa wenn sich die Herztöne des Babys dramatisch verschlechtern oder ein Geburtsstillstand eintritt.

Geplante Kaiserschnitte werden meist unter Teilnarkose durchgeführt (siehe S. 165). Muss die Geburt in einer Notsituation (nur in etwa 1,5 Prozent aller Fälle) sehr schnell gehen, so kommt meist nur eine Vollnarkose oder Spinalanästhesie infrage.

So läuft ein Kaiserschnitt ab

Bei einem geplanten Kaiserschnitt wird die Schwangere zunächst auf die Operation vorbereitet. Für die Narkose wird ein intravenöser Zugang gelegt, meist eine Spinalanästhesie in wachem Zustand. Damit es beim Eingriff nicht zu einer Blasenverletzung kommt, wird auch ein Dauerkatheter gelegt.

Dann kleiden sich alle für die Operation steril ein. Die werdende Mutter wird auf dem OP-Tisch steril abgedeckt. Der Anästhesist leitet die lokale Betäubung ein und kneift Sie anschließend mehrmals, um zu prüfen, ob Sie wirklich nichts mehr spüren. Dann darf der Partner oder die Partnerin den OP-Saal betreten. Der Platz für die Geburtsbegleitung ist grundsätzlich am Kopf der

Schwangeren, wo sie gut mit leisen Worten und lieben Gesten beruhigt werden kann.

Die Operation selbst

Zunächst wird ein Einstich in das zu öffnende Gewebe gesetzt. Dann wird es entsprechend des Platzbedarfs kräftig auseinandergezogen. Durch die lokale Anästhesie spüren Sie dieses Auseinanderziehen und Ruckeln zwar nicht schmerzhaft, aber doch als recht heftigen Akt.

Normalerweise trennt ein Tuch den Blick der Schwangeren und ihrer Begleitung vom Operationsteam. Bei der sogenannten Kaisergeburt, die nicht in allen Kliniken angeboten wird, wird dieser Sichtschutz für einige Minuten abgesenkt. So können Eltern direkt miterleben, wie ihr Kind das Licht der Welt erblickt. Ob diese Variante für Sie in Frage kommt, sollte gründlich abgewogen werden (siehe S. 219).

Falls Sie gern sehen möchten, wie ein Kaiserschnitt oder auch eine normale Geburt funktioniert, können Sie sich im Rahmen der Geburtsvorbereitung bei der Hebamme nach einem geeigneten Film erkundigen. Am besten nicht selbst googeln!

TIPP: Auf die Wehen warten

In vielen Kliniken ist es üblich, den Kaiserschnitt-Termin im Voraus festzulegen, anstatt auf den Beginn der Wehen zu warten. Die Wehen sind das natürliche Zeichen, dass ein Kind reif für die Geburt ist. Heute weiß man zum Beispiel, dass etwa sechs Stunden vor Einsatz der Wehen das Wasser aus den Lungenbläschen des Ungeborenen entweicht. Auch werden Hormone ausgeschüttet, die das Baby auf die Geburt vorbereiten. Allein diese zwei Tatsachen lassen es sinnvoll erscheinen, auf den natürlichen Einsatz der Wehen zu warten – auch dann, wenn ein Kaiserschnitt notwendig und geplant ist. Dabei ist noch nicht berücksichtigt, welche Unterschiede es für die Schwangere, ihren Körper und ihre Seele macht, ob ein Kaiserschnitt mit dem natürlichen Einsatz der Wehen durchgeführt wird oder zu einem festen Termin, der im Prinzip allen gut passt. Zugegeben: Für die Klinik (und unter Umständen auch für die werdenden Eltern) ist das Warten auf die Wehen nicht ganz so bequem und voraussehbar.

Die große Frage, die Sie sich stellen sollten, heißt: Ist unser Wunsch nach Planbarkeit wirklich ein guter Grund, in den natürlichen Geburtsablauf einzugreifen? Oder wollen wir uns lieber eine Klinik suchen, in welcher der natürliche Beginn der Wehen abgewartet wird?

Ein vorab vereinbarter Kaiserschnitt, bei dem man auf die natürlichen Wehen wartet, hat gegenüber dem geplanten Kaiserschnitt deutliche Vorteile: Klinische Erfahrungen zeigen, dass die Neugeborenen weniger unter Anpassungsstörungen leiden und entsprechende Verlegungen in Kinderkliniken dadurch reduziert werden.

DER UMGANG MIT DEM SCHMERZ

Wehen- und Geburtsschmerzen haben eine besondere Funktion und unterscheiden sich von Schmerzen, die zum Beispiel in Folge von Verletzungen oder Krankheiten entstehen. So gibt es zwischen den Wehen immer wieder Erholungspausen, in denen Sie keine Schmerzen haben werden. Das Schmerzempfinden kann individuell sehr unterschiedlich sein. Gut, dass es viele verschiedene Schmerzstiller gibt.

Das wichtigste Hormon für die Geburt ist das Oxytocin. Oxytocin unterstützt die Wehen und sorgt für positive und entspannte Stimmung (siehe auch S. 91). Diese wiederum wirkt möglicher Angst entgegen, welche mit mehr Adrenalin im Blut die Oxytocinausschüttung und damit die Wehen hemmen kann.

Sanfte Schmerzstiller

Achtsames Atmen stärkt das Vertrauen in den Körper und kann bei Schmerzen wie eine positive Stimmung entspannend wirken. Methoden wie Hypnobirthing (eine Art Selbsthypnose) kombinieren Atmung und psychologische Anker.

Wärme und warmes Wasser entkrampfen und entspannen, eine Wärmflasche auf den schmerzenden Stellen oder ein warmes Vollbad können deshalb helfen.

Eine Massage des Kreuzbeins können Sie mit Ihrer Geburtsbegleitung im Kurs schon vorab üben und ausprobieren: Ein gleichmäßiger Druck oder ein sanftes Kreisen auf der entsprechenden Stelle lindern Beschwerden.

Medikamente

Krampflösende Mittel werden häufig in der Eröffnungsphase der Geburt eingesetzt. Zum Beispiel Buscopan – möglichst als Spritze oder in einer Infusion. Die Wirksamkeit von Tabletten oder Zäpfchen ist unsicher.

Opiathaltige Mittel oder auch Opioide wirken mit ihren schmerzlindernden Eigenschaften deutlich stärker – unter der Geburt kommen zur Schmerzbehandlung häufig Fentanyl, Sufentanil oder Pethidin (Handelsname Dolantin) zum Einsatz.

Gut zu wissen: Auch Meptazinol (in Meptid) kommt häufig zum Einsatz, weil es die Atmung des Neugeborenen weniger beeinträchtigen soll als z. B. Pethidin.

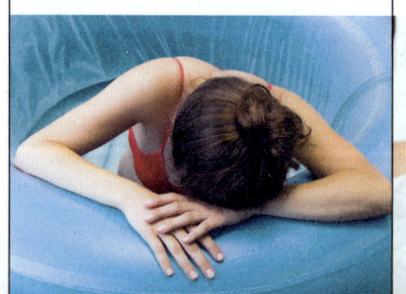
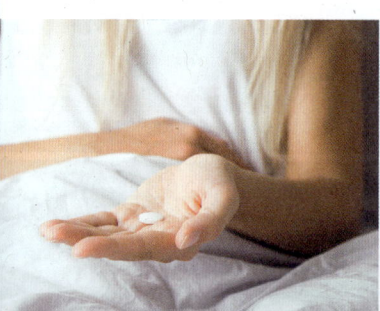

Lachgas

Über eine Atemmaske kommt in immer mehr Geburtskliniken wieder Lachgas zum Einsatz. In Frankreich, Finnland oder Kanada ist diese Methode der Schmerzlinderung relativ häufig üblich.

Die fixe Mischung von 50 Prozent Lachgas und 50 Prozent Sauerstoff löscht den Schmerz nicht komplett aus, wirkt aber schnell. Sie ist über das kontrollierte eigene Einatmen gut zu dosieren und selbst zu steuern.

Gut zu wissen: Lachgas gilt als nebenwirkungsarm und kommt auch im späteren Gebärverlauf noch zum Einsatz. Das bewusste Miterleben der Geburt und die Wehentätigkeit werden davon nicht beeinflusst.

Periduralanästhesie (PDA)

Ein starkes Schmerzmittel ist die PDA, bei der Bauch und Becken regional betäubt werden. Dazu wird ein Schmerzmittel in die äußeren Schutzhüllen des Rückenmarks (Periduralraum) gespritzt. Meist wird eine PDA erst gelegt, wenn der Muttermund schon etwa 5 Zentimeter geöffnet ist.

Bis die Wirkung eintritt, kann es ungefähr 15 bis 20 Minuten dauern. Ob und wie lange Sie nach einer PDA in der Klinik bleiben sollten, hängt von der Stärke der Dosierung und der persönlichen Situation ab.

Gut zu wissen: Wünschen Sie sich eine Wassergeburt? Dann ist eine PDA oder Spinalanästhesie leider nicht möglich.

Spinalanästhesie

Das Betäubungsmittel wirkt ähnlich wie eine PDA, wird aber mit einer kleineren Nadel direkt in den Rückenmarkskanal (Spinalkanal) gespritzt. Daher tritt die starke betäubende Wirkung sehr schnell ein.

Diese Methode empfiehlt sich in der Endphase einer Geburt, wenn noch keine PDA gelegt wurde. Eine Spinalanästhesie ist meist auch das Mittel der Wahl bei einem geplanten oder eiligen Kaiserschnitt.

Gut zu wissen: Falls Sie eine PDA oder Spinalanästhesie planen, können Sie das vorab in der Klinik besprechen und sich bereits im Vorfeld mit den Fragen der dazugehörigen Aufklärungsbögen beschäftigen.

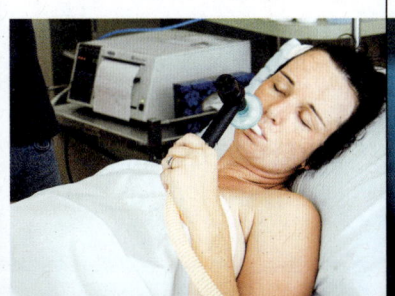
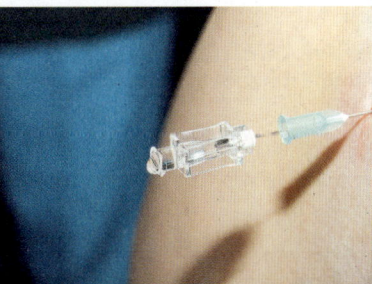
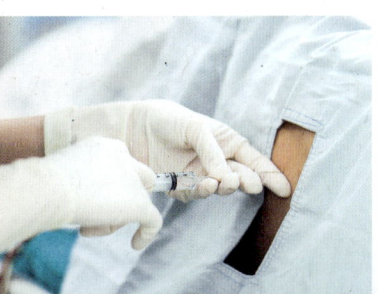

ZU FRÜH? ZU SPÄT? UND WAS HEISST DAS JETZT?

Wir haben es im ersten Kapitel schon erwähnt: Gerade mal vier Prozent aller Babys kommen exakt am errechneten Geburtstermin zur Welt (siehe S 16) – rund 80 Prozent zum errechneten Termin plus/minus 14 Tage. Manchmal machen sich die ersten Wehen aber schon deutlich früher bemerkbar. Oder ein Baby lässt sich nach Ansicht der ÄrztInnen und GeburtshelferInnen „zu viel" Zeit mit der Ankündigung seiner Geburt. Was passiert dann?

Vorzeitige Wehen

Etwa jede dritte Schwangere bekommt Wochen, manchmal Monate vor dem Geburtstermin vorzeitige Wehen. Mögliche Ursachen können eine Stoffwechselstörung oder Gestose (Schwangerschaftsvergiftung) sein, aber auch Stress oder körperliche Überbelastung. Vorzeitige Wehen sind ein wichtiges Signal des Körpers, sich unbedingt mehr Pausen zu gönnen. Meist verordnen die Ärztin, der Arzt oder die Hebamme den Betroffenen Ruhe und Entspannung.

Hilft das nicht, kommen wehenhemmende Medikamente zum Einsatz. Sie wirken allerdings nur begrenzt und haben oft starke Nebenwirkungen. Meist werden sie in die Blutbahn gespritzt, entspannen die Gebärmuttermuskulatur und schwächen so die Wehentätigkeit. Da sie aber auch alle anderen Muskeln entspannen, wird der Kreislauf schwächer und der Herzschlag steigt. Wehenhemmer sollten nur zwischen der 24. und 34. Schwangerschaftswoche und nicht länger als zwei Tage eingesetzt werden. Studien haben gezeigt, dass ihre langfristige Anwendung die Frühgeburtsrate nicht senken kann.

Notfall: Vorzeitiger Blasensprung

Manchmal platzt die Fruchtblase, bevor die Wehen einsetzen (siehe S. 145). Liegt das Baby noch recht hoch, kann das Fruchtwasser ganz plötzlich in einem Schwall abgehen. Das ist zum Glück selten, aber falls es passiert, tun Sie am besten Folgendes: Legen Sie sich sofort hin und schieben Sie sich zwei Kissen unter den Po, damit der Kopf des Kindes möglichst oben bleibt. Sorgen Sie dafür, dass Sie liegend in die Klinik gebracht werden, am besten mit dem Krankenwagen. Falls Sie gerade unterwegs sein sollten, sprechen Sie unbedingt Ihre Mitmenschen an und bitten Sie darum, einen Krankenwagen zu rufen. Währenddessen legen Sie sich, wo immer Sie sich gerade aufhalten oder befinden, auf den Boden. Schieben Sie auch hier möglichst etwas unter Ihren Po und warten Sie, bis Sie abgeholt werden.

Wenn das Baby zu früh kommt

Kommt ein Baby vor Ende der 37. Schwangerschaftswoche (SSW) zur Welt, spricht man von einer Frühgeburt. Frühgeborene haben heute sehr gute Überlebens- und Entwicklungschancen. Von extrem früh Geborenen spricht man bei einer Geburt vor der 28. SSW, von sehr früh Geborenen bei einer Geburt zwischen der 28. und 31. SSW und von mäßig früh Geborenen, wenn ein Baby zwischen der 32. und 37. SSW. das Licht der Welt erblickt.

Bestimmte Umstände können das Risiko für eine Frühgeburt erhöhen. Dazu zählen Nikotin- und Alkoholkonsum während der Schwangerschaft oder sehr starke seelische Belastungen, aber auch Fehlbildungen des Kindes, der Gebärmutter oder der Plazenta. Auch bestimmte Erkrankungen wie Gestose, Diabetes oder eine bakterielle Vaginainfektion können möglicherweise eine Frühgeburt auslösen.

Zwillinge und Mehrlinge kommen ebenfalls häufig vor dem errechneten Geburtstermin zur Welt.

Wenn das Baby zu viel Zeit braucht

Ist der erwartete Geburtszeitraum überschritten, kann es sein, dass der Mutterkuchen Ihr Baby nicht mehr gut versorgt. Dann wird meist nach sorgfältiger Abwägung verschiedener Möglichkeiten versucht, die Geburt einzuleiten (siehe auch S. 168). Dabei werden in der Regel Hinweise aus Ultraschall und CTG aufgenommen und natürlich auch Ihr persönliches Befinden berücksichtigt. Überprüft wird auch, ob der vorgesehene Geburtstermin korrekt errechnet wurde.

Ein Einleitungsversuch bedeutet nicht, dass die Geburt sofort einige Stunden später losgeht. Sie nimmt immer noch die Zeit in Anspruch, die Ihr Körper und das Baby brauchen. Manchmal kann es Tage dauern, bis der Körper, das Hormonsystem der Mutter und das Baby „überzeugt" sind, dass nun die Geburt beginnen soll. Damit die Einleitung nicht zu aggressiv ist (das könnte Mutter, Gebärmutter und Baby überfordern), gehen die meisten Kliniken schrittweise vor. Zu Anfang kommen vielleicht sanfte Verfahren wie Akupunktur oder pflanzliche Mittel zum Einsatz.

Prostaglandine in Tablettenform machen den Muttermund weicher, häufig setzen dann nach einigen Stunden bis Tagen spontane Wehen ein. Ausnahmsweise setzt man auch Oxytocin ein, das sich per Tropf steuern lässt. Auch der Wirkstoff Misoprostol kommt zum Einsatz (siehe S. 168).

UND FALLS DIE WEHEN EINGELEITET WERDEN?

Verstreicht der errechnete Geburtszeitraum, ohne dass sich das Baby auf den Weg macht, kann es notwendig sein, die Geburt einzuleiten. Dabei sollten Vor- und Nachteile sorgfältig abgewogen werden.

In Deutschland werden mittlerweile etwa ein Viertel aller Geburten mit Unterstützung eines Arzneimittels eingeleitet. Zu den Mitteln gehören Hormone, sogenannte Prostaglandine, oder auch der Wirkstoff Oxytocin zur Stimulation der Wehen. Prostaglandine werden meist als Gel oder Zäpfchen in die Vagina eingeführt.

Kleine Tablette, großes Risiko

Angewendet wird in vielen Kliniken auch der Wirkstoff Misoprostol, der in dem umstrittenen Arzneimittel Cytotec steckt. Cytotec ist als Magenschutzmittel zugelassen. Weil es wehenfördernd ist, verwenden Kliniken die Tabletten aber auch, um eine Geburt einzuleiten. Das ist im sogenannten „Off-Label-Use" auch zulässig.

Anfang 2020 sorgte der häufige Einsatz des Mittels für öffentliche Diskussionen. Auffällig war vor allem die Unterschiedlichkeit der Dosierungen (zwischen 20 Mikrogramm und 200 Mikrogramm), was auch auf mangelnde Kenntnisse hinweist, welches denn die „richtige" Dosierung ist. Hinweise auf eine Überstimulation der Gebärmutter und einzelne Fälle von Gebärmutterrissen haben die Kritik verstärkt.

Extra-Tipp: Informieren Sie sich sicherheitshalber vorab in der Klinik über die Mittel der Geburtseinleitung.

Cytotec? Nein danke!

Angesichts dieser Kenntnisse sollte das Mittel keine Option mehr sein. Das Bundesinstitut für Arzneimittel und Medizinprodukte (BfArM) informiert jetzt auch mit einem Rote-Hand-Brief über die Risiken: Es liegen zahlreiche neue Berichte über schwere Nebenwirkungen bei der Anwendung von Cytotec außerhalb der zugelassenen Indikation vor.

Ist eine medikamentöse Geburtseinleitung notwendig, so sollte besser das für diesen Bereich zugelassene Mittel Angusta aus Dänemark genutzt werden. Es ist in mehreren EU-Ländern für diese Anwendung zugelassen. Empfohlen wird dann eine Dosierung von 25 Mikrogramm alle zwei Stunden.

DIE PHASEN EINER GEBURT

Manch eine Geburt dauert acht oder zehn Stunden, die andere erstreckt sich über Tag und Nacht – und doch sagt die Anzahl der Stunden allein wenig über die körperlichen und mentalen Anstrengungen oder über die Schmerzen einer Geburt aus. Jede Geburt läuft in verschiedenen Phasen ab, wobei das Baby sich mehrfach dreht und dabei immer weiter in das Becken geschoben und gepresst wird.

1 **Die Latenzphase** beginnt mit den ersten Anzeichen der Geburt (siehe auch S. 157) und reicht bis zu einer Öffnung des Muttermundes von 4 bis 5 Zentimetern. Erst dann beginnt die aktive Phase der Eröffnungswehen. In den vielen Stunden findet jede Gebärende ihre Art, die Geburt voranzubringen.

2 **In der Eröffnungsphase** wird der Muttermund bis zur vollständigen Öffnung gedehnt, indem der Kopf des Babys mit jeder Wehe mehr auf den Gebärmutterhals drückt. Zu Anfang liegt das Baby dabei seitlich – zwischen den Schläfen ist sein Köpfchen am schmalsten. Ist es tiefer ins Becken geschoben, so beugt das Baby sein Kinn auf die Brust, um den Kopfumfang zu verringern und die Schädelknochen schieben sich ein wenig übereinander.

3 **In der Übergangsphase,** die nur einige Minuten dauert, werden die Wehen noch intensiver, der Muttermund ist vollständig geöffnet und das Baby hat mit seinem Kopf die Beckenmitte erreicht. Es kann sich nun besser drehen und tut das auch – meist mit dem Rücken nach vorn, damit auch die Schultern in den Beckeneingang hineinrutschen können.

4 **In der Endphase** passt sich Ihr Baby dem kurvenförmigen Verlauf Ihres Beckens an. Millimeterweise wird es gepresst und geschoben, bis der Kopf geboren ist. Das Kind schaut dabei meist nach hinten. Damit auch die Schultern den Beckenausgang passieren, dreht es sich noch einmal zur Seite. Schultern, Körper und Beinchen sind da – die Geburt ist geschafft.

5 **In der Nachgeburtsphase** wird der Mutterkuchen, die Plazenta, geboren, und die GeburtshelferInnen prüfen, ob er auch vollständig abgestoßen wurde. In den nächsten Stunden sorgen die Nachwehen dafür, dass sich die stark gedehnte Gebärmutter wieder zusammenzieht. Das kann noch einmal wehtun, aber je heftiger die Krämpfe sind, desto schneller wird sich Ihre Gebärmutter verkleinern und zurückbilden.

HALLO KLEINES, WILLKOMMEN AUF DER WELT!

Nach vielen Monaten im Bauch ist die Geburt für Kind und Mutter eine riesige Umstellung. Das Kleine muss plötzlich allein atmen. Seine Umgebung ist nicht mehr dunkel und sanft geräuschgedämpft wie in der Fruchtblase, sondern ungewohnt grell und laut. Gut, dann leise die vertrauten Stimmen der Eltern zu hören. Hören, schmecken und riechen funktioniert bei Neugeborenen schon sehr gut. Auch den Saug-, Such- und Greifreflex hat die Natur bereits jedem Baby für den Start ins Leben mitgegeben.

Bonding: Körperkontakt ist wichtig

Durch Hautkontakt, Körperwärme, Herzschlag, Stimme und Geruch der Mutter spürt das Neugeborene: Hier ist alles vertraut. Das Gefühl der Sicherheit und Geborgenheit stabilisiert Atmung und Kreislauf des Babys, über den Hautkontakt werden auch Stillreflexe aktiviert. Die ersten innigen Begegnungen zwischen Baby und Eltern nennt man Bonding. Den Begriff haben Wissenschaftler geprägt, die diese besondere Bindung in den Stunden nach der Geburt untersucht haben. Vielleicht müssen Sie oder Ihr Baby noch medizinisch untersucht oder versorgt werden, bevor sie sich intensiver begegnen können. Oder Sie sind noch zu erschöpft. Auch das ist in Ordnung – für das Bonding gibt es kein „richtig" oder „falsch".

Abnabeln und das erste Mal stillen

Meistens nabeln die Geburtshelferinnen das Baby erst ab, wenn die Nabelschnur nicht mehr pulsiert. Dazu wird die Nabelschnur zunächst abgeklemmt und dann durchtrennt. Eine Aufgabe, die auch der Partner, die Partnerin oder eine Geburtsbegleiterin übernehmen kann. Da die Nabelschnur keine Nervenzellen hat, ist das schmerzlos.

Manche Babys wollen schon kurz nach der Geburt trinken, andere erst noch ausruhen. Falls das Stillen wehtut, liegt oder saugt Ihr Baby vermutlich nicht in der richtigen Position. Dann reagieren Sie am besten sofort: Fahren Sie vorsichtig mit Ihrem kleinen Finger zwischen den Mund des Babys und Ihre Brust, um es so noch einmal von der Brustwarze zu lösen und neu „anzudocken". Das Baby soll möglichst die ganze Brustwarze in den Mund nehmen, statt nur am vorderen Teil zu saugen.

DAS BABY WIRD UNTERSUCHT

1 Kaum auf der Welt, wird Ihr Baby gleich aufmerksam begutachtet, gemessen und gewogen. Gut zu wissen: Das Blut für die notwendigen Laborwerte wird aus der Nabelschnur entnommen. Und der Apgar-Test kann auch gemacht werden, wenn das Baby auf Ihrem Bauch liegt. Wahrscheinlich sieht es ein bisschen anders aus als die rosig glatten Wonneproppen aus Filmen oder der Werbung. Stellen Sie sich eher darauf ein, ein verknautschtes winziges Etwas in den Armen zu halten. Vielleicht noch etwas mitgenommen von der anstrengenden Geburt.

2 Blutuntersuchung: Bestimmt wird der Säuregehalt des Blutes (pH-Wert). Ist er zu niedrig, wird das Baby besonders überwacht oder behandelt.

3 Apgar-Test: Liefert wichtige Anhaltspunkte, um zu beurteilen, wie es dem Neugeborenen geht. Alle Babys werden in den ersten zehn Minuten nach der Geburt dreimal diesem Test unterzogen. Geprüft werden Atmung, Puls, Muskelspannung, Reaktion auf Außenreize und Hautfarbe. Pro Bereich gibt es bis zu zwei Punkte.

4 Früherkennung: Die ersten Untersuchungen sowie alle folgenden beim Kinderarzt sind dazu da, die Entwicklung Ihres Babys zu beobachten. Insgesamt sind im ersten Lebensjahr gleich sechs solcher Untersuchungen vorgesehen. Die U1 und U2 – die ersten dieser sechs Untersuchungen – werden unmittelbar nach der Geburt (U1) sowie zwischen dem 3. und 10. Lebenstag (U2) gemacht. Mehr Infos zu allen U's auf den Seiten der BZgA unter www.kinder gesundheit-info.de.

Der erste Atemzug: Im Geburtskanal wird der Brustkorb des Babys so fest zusammengedrückt, dass es das Fruchtwasser, was es noch in der Lunge oder im Rachen hat, ausspuckt. Sobald sich der Brustkorb wieder ausdehnen kann, holt das Neugeborene zum ersten Mal Luft. Dabei verschließt sich automatisch der Zugang vom Bauch des Kindes zur Nabelschnur. Von nun an atmet Ihr Baby ganz allein.

Die Körpertemperatur muss der kleine Organismus jetzt ebenfalls allein regeln. Viele Neugeborene frieren deshalb leicht, weil ihre Körperoberfläche im Verhältnis zu ihrem Gesamtgewicht sehr groß ist. Außerdem leitet die Haut in dieser sensiblen Phase die Wärme besonders gut weiter. Deswegen müssen Neugeborene besonders in der ersten Zeit sorgsam vor Unterkühlung und Überhitzung geschützt werden.

Da liegt es vor Ihnen, Ihr Baby. Sie können es bewundern, in den Armen wiegen, es vielleicht zum ersten Mal baden. Die ersten Tage und Wochen nach der Geburt sind besonders innig und intensiv. Wieder beginnt eine Zeit großer Umstellungen und neuer Umstände. Klappt es mit dem Schlafen? Wickeln? Stillen? Lassen Sie sich gerade jetzt viel Zeit und Ruhe, um langsam in alle neuen Gefühle und Aufgaben hineinzuwachsen.

WOCHENBETT:

UND WIEDER ALLES NEU!

DIE ALLERERSTEN TAGE MIT BABY ZU HAUSE

Alles ist aufregend neu: Schon der Weg aus der Klinik in die eigenen vier Wände kann da zu einer kleinen Herausforderung werden, von der Sie sich erst einmal erholen müssen. Tun Sie genau das: Erholen Sie sich. Ruhen Sie sich aus. Die nächste Zeit sollten alle Rücksicht auf Sie nehmen.

Schlafen Sie, wenn Sie müde sind. Genießen Sie Ihre Zwei- oder Dreisamkeit. Essen Sie, worauf Sie Lust haben. Ob von Familie, Freunden oder Profis: Nehmen Sie die Hilfe und Unterstützung, die Ihnen angeboten wird, gern und mit gutem Gefühl an.

Hebammen-Hausbesuche

Besonders hilfreich in den ersten Tagen sind Hebammenbesuche. Nach der Geburt haben Sie einen Anspruch auf Hausbesuche. Die ersten zehn Tage kann Ihre Hebamme bis zu zweimal täglich nach Ihnen und Ihrem Baby schauen. Sie kümmert sich etwa um die Wundheilung bei Damm- oder Kaiserschnitt oder überwacht die Rückbildung Ihrer Gebärmutter. Auch bei allen Fragen zum Stillen und zur Säuglingspflege steht Sie mit ihrer Erfahrung, ihrem Rat und vielen praktischen Tipps zur Seite. In den acht Wochen nach der Geburt sind 16 weitere Besuche oder Telefonate nach Absprache möglich. Die Kosten dafür übernimmt Ihre Krankenkasse. Ein Anspruch auf acht Beratungen zu Stillen, Ernährung und Beikost besteht das erste Lebensjahr – oder darüber hinaus, solange gestillt wird.

Unterstützung im Haushalt

Manche Frauen sind in der Schwangerschaft oder nach der Geburt sehr geschwächt und können den Haushalt nicht allein führen. Als gesetzlich Versicherte haben Sie Anspruch auf eine Haushaltshilfe. Notwendigkeit, Dauer und Umfang der Unterstützung werden vorab von Ihrer Kasse individuell geprüft, meist ist eine ärztliche Bescheinigung erforderlich. Lassen Sie sich bei der Suche nach einer Haushaltshilfe von Ihrer Hebamme oder Ärztin beraten. Sie dürfen übrigens auch eine Freundin, einen Freund oder Verwandte wählen.

In einigen Städten und Gemeinden gibt es auch die gemeinnützige Organisation „Wellcome" mit ehrenamtlichen UnterstützerInnen – mehr dazu finden Sie unter www.wellcome-online.de.

Das A und O der Babypflege

Das Baby in den Armen wiegen, herumtragen, aufnehmen, stillen, wickeln, baden, schlafen legen: die vielen kleinen und großen Handgriffe, die dafür benötigt werden, wollen gelernt und ausprobiert werden. Niemand erwartet, dass Sie darin von Anfang an perfekt sind.

Manchmal heißt es: „Ach, Sie können das doch!" oder „Das machen Menschen seit Jahrtausenden". Aber es gibt keinen „Wickel-Instinkt", kein intuitives Wissen über Nabelpflege oder darüber, wie man Kopf und Nacken des Babys schont, indem man es über die Seite hoch nimmt.

Ratsam: ein Säuglingspflegekurs

Wir möchten Ihnen deshalb sehr ans Herz legen: Machen Sie schon während der Schwangerschaft einen Säuglingspflegekurs. Das lohnt sich wirklich, schenkt Ihnen neues Wissen, etwas mehr Sicherheit – und Sie lernen andere Eltern kennen.

Stillen: Die ersten Versuche

Manche Babys suchen schnell und gierig nach der Brust. Andere brauchen mehr Zeit und wollen nicht sofort trinken. Die einen saugen ziemlich temperamentvoll, die anderen eher vorsichtig. Lassen Sie sich überraschen, wie die ersten Stillbegegnungen zwischen Ihnen und Ihrem Kind werden. Achten Sie beim ersten Anlegen auf Ruhe und genügend Zeit. Am besten sitzt oder steht niemand um sie herum, der Sie stören könnte. Nehmen Sie Ihre ersten Begegnungen bewusst als „Versuche" wahr – das Stillen spielt sich oft in kleinen Schritten ein, viele innige Stillbeziehungen wachsen erst langsam.

Spürbar: der Milcheinschuss

Meist um den dritten, vierten Tag nach der Geburt werden die Brüste praller oder spannen. Manchmal steigt auch die Körpertemperatur leicht an. Spürbare Zeichen, dass der Körper Muttermilch produziert.

In den nächsten Wochen und Monaten wird er in der Regel so viel Milch produzieren, wie Ihr Baby braucht. Durch die Intensität ihres Hungers können Babys die Milchproduktion beeinflussen: Durch häufiges Stillen wird die Milchmenge gesteigert. Doch auch in den ersten Tagen ist immer Milch für Ihr Baby da.

Bedarfsgerechtes Stillen

Interessant ist, dass sich je nach Entwicklungsphase und den aktuellen Bedürfnissen des Säuglings auch die Muttermilch verändert: Die Muttermilch enthält immer genau die Nährstoffe, die das Kind gerade braucht.

Die Zusammensetzung ändert sich sogar während eines Stillvorgangs – zu Beginn ist die Milch etwas dünner, um den Durst des Säuglings zu stillen, und erst dann wird sie nahrhafter.

EINGEMUMMELT?

SO EINE KUSCHELWEICHE DECKE ist eine schöne Sache, aber für die ganz Kleinen geht nichts über den direkten Hautkontakt.

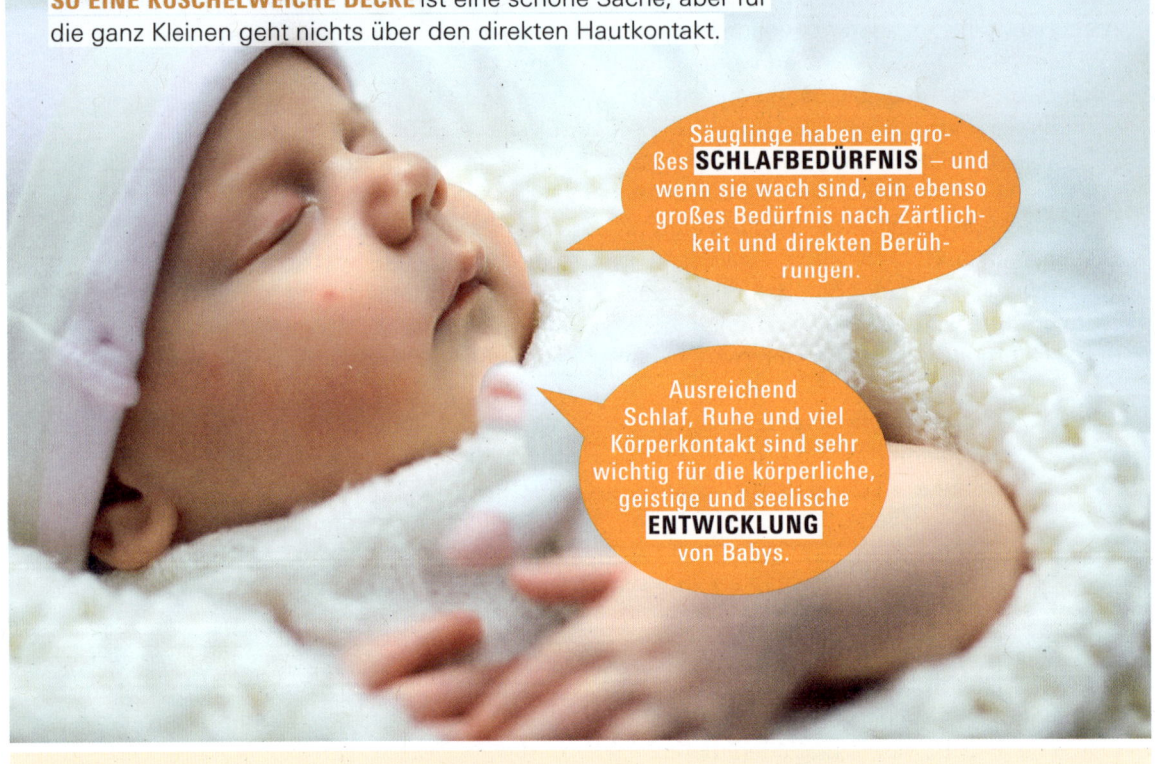

Säuglinge haben ein großes **SCHLAFBEDÜRFNIS** – und wenn sie wach sind, ein ebenso großes Bedürfnis nach Zärtlichkeit und direkten Berührungen.

Ausreichend Schlaf, Ruhe und viel Körperkontakt sind sehr wichtig für die körperliche, geistige und seelische **ENTWICKLUNG** von Babys.

WINDEL, BODY, STRAMPLER: Für Neugeborene ist es sehr ungewohnt, plötzlich nicht mehr von Fruchtwasser umgeben zu sein, sondern in Kleidung zu stecken. Es ist nun für alle wichtigen Körperfunktionen ganz allein zuständig: Atmen, trinken, verdauen, Urin und Stuhl ausscheiden.

Daher genießt Ihr Baby den direkten Körperkontakt – zum Beispiel zu zweit oder zu dritt unter einen warmen Decke. Je mehr nackte Haut es spürt, um so besser und sicherer fühlt es sich. Schöner Nebeneffekt: Kuscheln regt die Milchproduktion an.

HAUTKONTAKT!

GROSSES BEDÜRFNIS NACH NÄHE: Neugeborene brauchen Körperkontakt. Mund, Nase und ihre Haut sind besonders empfindsam.

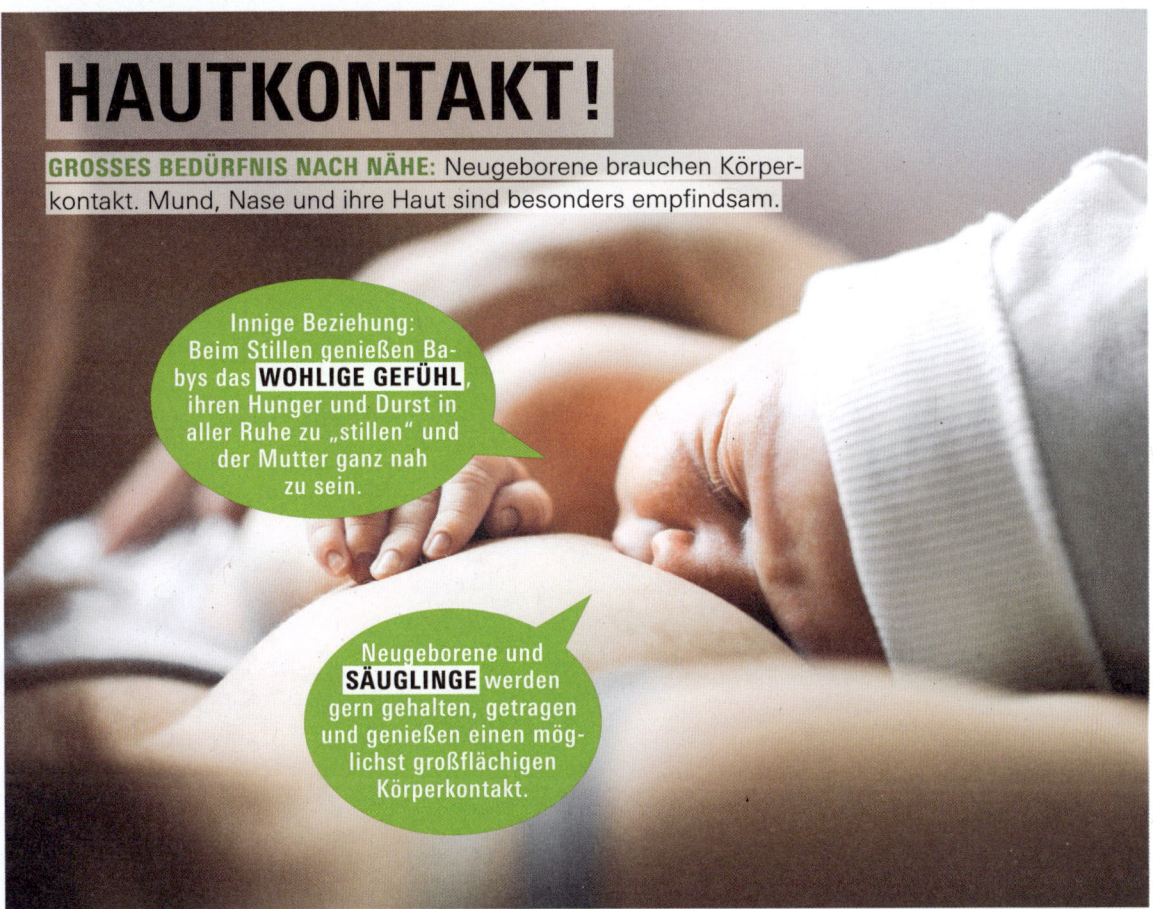

> Innige Beziehung: Beim Stillen genießen Babys das **WOHLIGE GEFÜHL**, ihren Hunger und Durst in aller Ruhe zu „stillen" und der Mutter ganz nah zu sein.

> Neugeborene und **SÄUGLINGE** werden gern gehalten, getragen und genießen einen möglichst großflächigen Körperkontakt.

JE MEHR HAUT, DESTO BESSER. Gehalten, getragen und gestreichelt werden, den Herzschlag der Mutter spüren, vertraute Stimmen hören, an der Brust liegen – alles das tut Ihrem Baby gut und wirkt wunderbar beruhigend. Die meisten Baby genießen es außerdem sehr, nackt zu sein: ohne Windel erleben sie eine große Bewegungsfreiheit. Lassen Sie Ihr Baby deshalb auch gern regelmäßig im angenehm warmen Zimmer „unten ohne" auf einer Decke liegen. Vor allem, wenn die Haut im Windelbereich bereits gerötet oder wund ist.

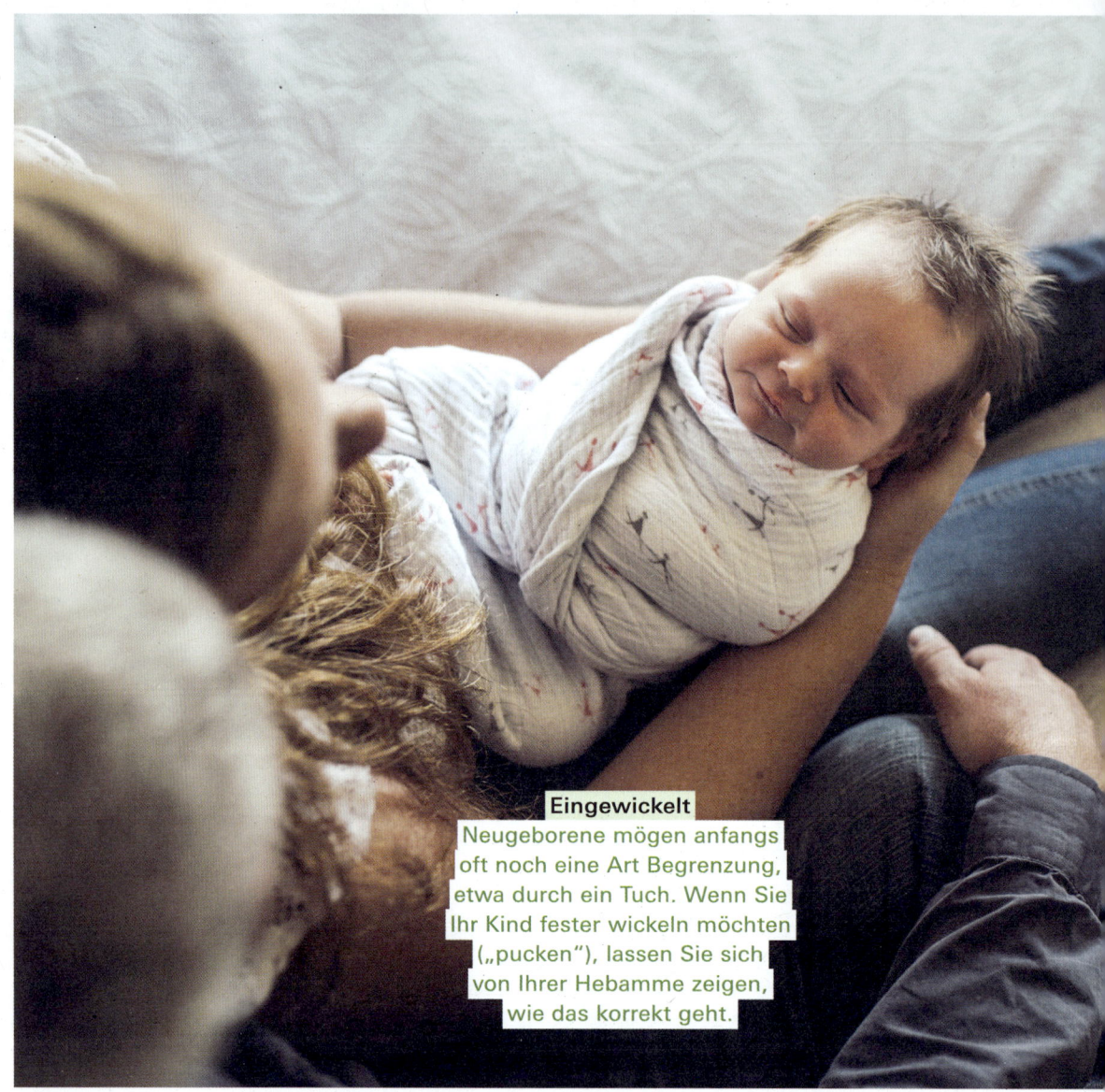

Eingewickelt
Neugeborene mögen anfangs oft noch eine Art Begrenzung, etwa durch ein Tuch. Wenn Sie Ihr Kind fester wickeln möchten („pucken"), lassen Sie sich von Ihrer Hebamme zeigen, wie das korrekt geht.

DIE ERSTE ZEIT ZU DRITT

Am Anfang ist es fast unbegreiflich, nun plötzlich zu zweit oder zu dritt zu sein: Vielleicht werden Sie sich in den ersten Tagen und Nächten manchmal sogar verwundert die Augen reiben: Ja, Ihr Baby ist nun tatsächlich da, es liegt ganz friedlich neben ihnen und schläft, Sie tragen es im Arm, weil es schreit oder es greift nach Ihrem Finger.

Nach der Geburt haben Sie einen gesetzlichen Anspruch auf die Hebammenbetreuung (siehe S. 174). Diese Unterstützung kann sehr beruhigend sein, etwa wenn es Probleme beim Stillen oder der Nabelpflege gibt. Dann tut es gut zu wissen, dass die Hebamme noch vorbeikommt und Sie mit ihrer Expertise unterstützt. Denken Sie daran: Alles ist neu, scheuen Sie sich nicht, nachzufragen.

Bei vielen Aufgaben werden Sie sich zu Anfang gewiss noch etwas unsicher oder vielleicht sogar tollpatschig fühlen. Und bestimmte Gewohnheiten und Tagesabläufe werden sich erst langsam zur Routine entwickeln. Das ist vollkommen normal. Hauptsache, Ihnen und dem Baby geht es gut und Sie nehmen sich viel Zeit, um sich gegenseitig aneinander zu gewöhnen.

1 Kuscheln: Die ersten Monate braucht Ihr Baby jede Menge Körperkontakt und Nähe. Planen Sie deshalb auf jeden Fall genug ungestörte Zeit und Ruhe zum gemeinsamen Kuscheln ein (siehe S. 177).

2 Stillen: Fast immer dauert es ein bisschen, bis Baby und Mutter gut „eingespielt" sind, aber die Mühe lohnt sich meist. Tipps zum Stillen lesen Sie auf S. 184 f.

3 Wickeln: Das Wechseln der Windeln (siehe S. 202 f.) ist anfangs eine Geschicklichkeitsübung, aber wird mit jedem Mal einfacher und selbstverständlicher. Anfangs werden Sie sich vielleicht unbeholfen fühlen – keine Angst, so geht es den meisten frisch gebackenen Eltern.

4 Nabelpflege: Es kann bis zu 14 Tage dauern, bis der Rest der Nabelschnur abfällt. Halten Sie den Nabel trocken, und achten Sie beim Wickeln darauf, dass die Windel unterhalb des Nabels endet.

5 Schlafen: Versuchen Sie, dass Sie alle drei so viel Schlaf wie möglich bekommen (siehe auch S. 183), denn den brauchen Sie ebenso wie Ihr Baby. Auch wenn man es nicht direkt sieht: Die Anpassung an das neue Leben zu dritt kostet sehr viel Kraft.

WAS TUN BEI BABYBLUES?

Bestimmt erinnern Sie sich noch an die Zeit zu Beginn Ihrer Schwangerschaft. Genauso, wie da in den ersten Wochen die plötzlichen hormonellen Veränderungen Ihre Gefühle beeinflusst haben, kann es – aber muss es nicht – auch nach der Geburt sein.

Gefühle und Sorgen annehmen
Viele junge Eltern sind nach dem intensiven Geburtserlebnis besonders offen und sensibel. Jede und jeder spürt das auf eine eigene Art und Weise. Vielleicht erfahren Sie Freude, Dankbarkeit oder tiefe Erfüllung.

Manchmal fließen auch Tränen der Erleichterung oder der totalen Erschöpfung. Möglicherweise mischen sich diese Empfindungen mit Sorgen und Ängsten, der neuen Verantwortung, die jetzt mit diesem kleinen Leben auf Sie zukommt, nicht gewachsen zu sein. Zur Beruhigung: Alle diese Gefühle sind vollkommen normal. Bewerten Sie Ihre Gefühle nicht, denn es gibt hier kein richtig oder falsch. Lassen Sie die verschiedenen Stimmungen einfach zu, und schämen Sie sich nicht dafür.

Eine intensive Zeit
Die ersten Stunden und Tage sind für eine junge Familie sehr intensiv. Am liebsten möchte man alles auf einmal: das Kind bestaunen, Glück teilen, mit Freunden und Familie telefonieren, essen, trinken, sich zurückziehen, schlafen. Es braucht Zeit und Ruhe, bis Sie das große Wunder einer Geburt verarbeitet und verstanden haben. Die vielen Stunden in den Wehen, das Pressen kurz vor der Geburt, der Moment, in dem ein Kind auf die Welt kommt: Es ist viel, was da über junge Eltern hinwegfegt.

Körper und Seele passen sich an
Nicht nur Ihre Seele, sondern auch Ihr Körper hat erneut ein umfangreiches Anpassungsprogramm zu absolvieren: Immer wieder zieht sich die Gebärmutter in den ersten Tagen zusammen, um auf Normalgröße zurückzuschrumpfen. Das kann teilweise schmerzhaft sein.

Gleichzeitig fühlt sich der Bauch merkwürdig leer an. Die Bauchhaut, die in den letzten Wochen stark gedehnt war, ist plötzlich viel zu groß. Das Stillen ist neu und ungewohnt. Vielleicht schmerzen die Brüste. Oder Sie haben das Gefühl, dass Ihr Körper nicht mehr nur Ihnen gehört. Das alles zu spüren und zu durchleben, ist sehr viel auf einmal. Kein Wunder, dass das teilweise überfordernd ist und man sich manchmal gar nicht dagegen wehren kann, dass die Tränen fließen. Auch das ist völlig normal.

Zwischen drittem bis fünftem Tag

Vor allem zwischen dem dritten und fünften Tag nach der Geburt können die eben beschriebenen Stimmungen gegenwärtig sein – diese Phase wird auch als Babyblues bezeichnet. Lassen Sie Ihren Gefühlen und Tränen freien Lauf – das kann erleichtern. Meistens ist der Blues nach einem oder zwei Tagen überstanden.

Gut, wenn Sie sich an diesen Tagen besonders schonen und ausruhen können. Vielleicht werden Sie von Ihrem Partner, Ihrer Partnerin oder lieben Menschen an Ihrer Seite verwöhnt. Hilfreich ist aber auch, keine Leute empfangen zu müssen. Bitten Sie ohne schlechtes Gewissen darum, eventuell anstehende Besuche zu verschieben.

Ein Baderitual kann unterstützen

Möglicherweise tut es Ihnen und dem Baby gut, noch mal eine Extraportion Innigkeit zu tanken: Bitten Sie dazu Ihren Partner, Ihre Partnerin oder die Hebamme, das Baby vorsichtig im warmen Wasser zu wiegen und zu baden, während Sie sich auf dem Sofa oder im Bett ganz bewusst ausruhen.

Dann wird das Baby sanft aus dem Wasser geholt und nass und nackt wie es ist zu Ihnen auf Ihre nackte Haut gelegt – auf Brust oder Bauch. Dort, wo es Ihnen angenehm ist. Kuscheln Sie sich in ein weiches Handtuch oder eine Decke und genießen Sie je nach Ihren Bedürfnissen die innige Zweisam- oder auch Dreisamkeit.

Dieses Ritual lehnt an das von der Schweizer Hebamme Brigitte Renate Meissner entwickelte „Babyheilbad" an. Es wird auch eingesetzt, um traumatische Geburtserfahrungen abzumildern.

Mehr als ein Babyblues

Manchmal kann nach der Geburt auch eine postpartale Depression oder auch Wochenbettdepression ausgelöst werden. Während man sich beim Babyblues meist nur kurz überfordert oder depressiv fühlt, leiden die von einer Depression betroffenen Mütter oft darunter, ihr Baby nicht richtig lieben zu können. Typisch ist eine tiefe Verzweiflung bis hin zu Selbstmordgedanken.

Beruhigend: Eine postpartale Depression kann wirksam mit Antidepressiva behandelt werden. Diese gehen allerdings in die Muttermilch über, sodass Sie eventuell nicht weiter stillen können.

Die Wochenbettdepression

Oft sind Betroffene aufgrund ihrer verzweifelten Stimmung nicht selbst in der Lage, sich um ärztliche Betreuung zu kümmern. Deshalb ist es gut, wenn der Partner, die Partnerin, enge Freunde oder die Familie für die Mutter Rat bei ihrer Hebamme, einem Arzt oder einer Ärztin einholen.

Informationen zu psychischen Erkrankungen nach der Geburt, Hilfe und wichtige Adressen finden Sie auf der Webseite www.schatten-und-licht.de.

SURFEN?

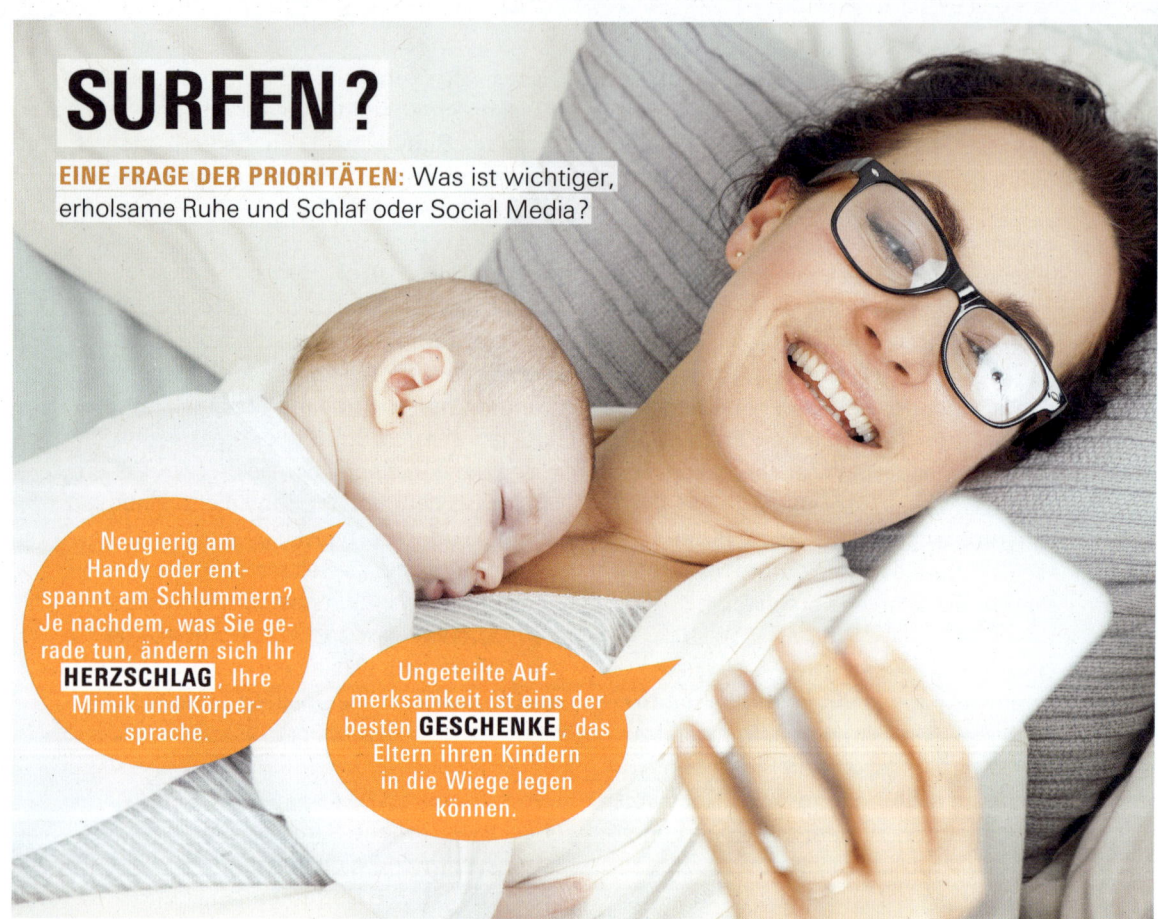

EINE FRAGE DER PRIORITÄTEN: Was ist wichtiger, erholsame Ruhe und Schlaf oder Social Media?

Neugierig am Handy oder entspannt am Schlummern? Je nachdem, was Sie gerade tun, ändern sich Ihr **HERZSCHLAG**, Ihre Mimik und Körpersprache.

Ungeteilte Aufmerksamkeit ist eins der besten **GESCHENKE**, das Eltern ihren Kindern in die Wiege legen können.

WENN DAS BABY SELIG SCHLÄFT, ist es verlockend, das Smartphone in die Hand zu nehmen und in die weite Welt des Internets einzutauchen. Sicher möchten Sie die ersten Fotos verschicken, sich für Glückwünsche bedanken, E-Mails checken, vielleicht mal kurz bei Instagram vorbei ... Dieser Impuls ist verständlich. Ausgeruht sind Sie danach aber nicht unbedingt, vielleicht sogar abgelenkt oder erschöpft von der Flut an Reizen. Seien Sie achtsam mit Ihrem Raum – probieren Sie es mal mit einer kleinen Sendepause oder Surfen mit Zeitlimit.

SCHLAFEN!

DAS WICHTIGSTE IST JETZT: zusammen im Wochenbett ausruhen, ausruhen und nochmal ausruhen.

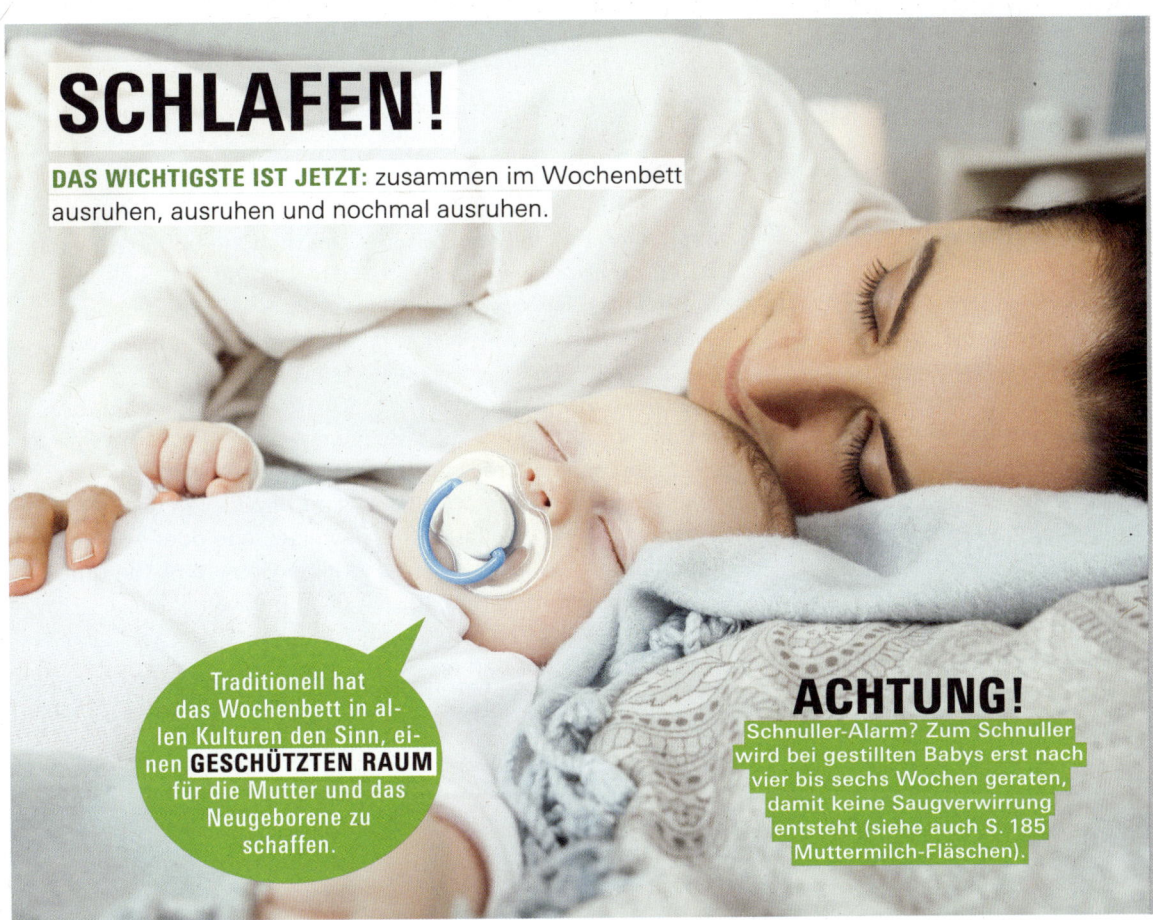

Traditionell hat das Wochenbett in allen Kulturen den Sinn, einen **GESCHÜTZTEN RAUM** für die Mutter und das Neugeborene zu schaffen.

ACHTUNG!

Schnuller-Alarm? Zum Schnuller wird bei gestillten Babys erst nach vier bis sechs Wochen geraten, damit keine Saugverwirrung entsteht (siehe auch S. 185 Muttermilch-Fläschen).

EINFACH MAL MITSCHLUMMERN – die Kraft und Innigkeit, die für Eltern und Kind in so einem friedlichen Powernap steckt, wird noch immer zu wenig abgeschöpft. Eher ist trotz der guten Vorsätze, sich im Wochenbett zu schonen – analog und digital – doch immer wieder Action: Die Wohnung wird aufgeräumt, weil Besuch kommt. Es wird schnell ein bisschen geputzt. Alle wichtigen Social Media Kanäle gecheckt. Eine E-Mail oder Sprachnachricht verschickt. Merken Sie es? Wie viel schöner und ruhiger ist da doch ein süßer Powernap.

STILLEN ODER FLÄSCHCHEN?

Sie haben sich bestimmt schon mit dieser Frage beschäftigt. Am Ende ist es eine ganz persönliche Entscheidung, die von vielen Aspekten abhängt: Wie klappt es mit dem Stillen? Bekommt das Kleine genug Milch? Und wie fühlen Sie sich eigentlich dabei?

Fest steht: Gerade in den ersten Monaten ist Muttermilch für Ihr Baby am besten. Und es ist bequem für Sie. Deshalb lohnt es sich, mithilfe Ihrer Hebamme oder auch einer Stillberaterin zu üben, wenn es nicht gleich klappen will. Nicht zu stillen ist etwas mühsamer und will gut organisiert sein.

Sie können oder möchten nicht stillen? Dann ist Pre-Nahrung die Alternative.

Zu Anfang: Sitzen Sie möglichst bequem – gern in einem Sessel mit Rücken- und Armlehnen, sodass Sie einen guten Halt haben. Frei im Bett zu sitzen und das Kind zu stillen ist gerade für Anfängerinnen schwierig.

Gut zu wissen: Legen Sie Ihr Baby immer an, wenn es hungrig scheint. Lassen Sie es an beiden Brüsten trinken. Gerade zu Anfang brauchen manche Babys viele kleine Mahlzeiten. Dann können sich die Brustwarzen leicht strapaziert anfühlen (siehe auch S. 190).

Extra-Tipp: Ein Extrakissen unter das Baby oder Ihre Arme gelegt sorgt dafür, dass Brust und Gesicht des Babys ungefähr auf einer Höhe sind.

Zu Anfang: Auch ein Seitenschläfer- oder Stillkissen, um Ihre Hüfte gelegt, kann das Baby auf eine entspannte Trinkhöhe bringen. Stilleinlagen für den Still-BH (siehe S. 40) saugen auslaufende Muttermilch auf.

Gut zu wissen: Es gibt Einweg- oder waschbare Stilleinlagen. Empfehlenswert sind Materialien wie Baumwollgewebe oder Wolle-Seide-Gemische. Sie brauchen mehrere Paare.

Extra-Tipp: Kühlpads helfen bei Schwellungen, Hydrogelpads bei leicht strapazierten Brustwarzen. Sanfte Wärme – zum Beispiel ein warmer Umschlag, eine Wärmflasche oder ein Kirschkernkissen – regt den Milchfluss an.

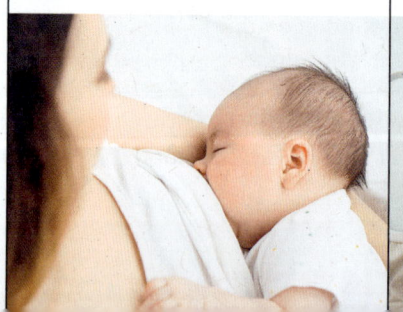

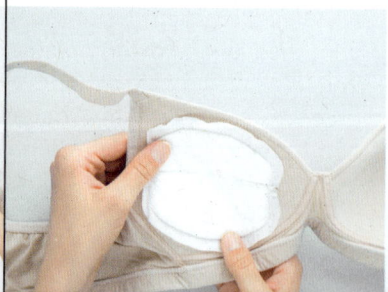

Muttermilch abpumpen

Zu Anfang: Es gibt verschiedene Gründe, Milch abzupumpen. Vielleicht ist es die einzige Möglichkeit, Ihrem Baby Muttermilch zu geben. Vielleicht wünschen Sie sich auch kleine Auszeiten vom Stillen und möchten Ihrem Partner oder Ihrer Partnerin ermöglichen, das Baby selbst mit der Flasche zu füttern.

Gut zu wissen: Die Milch hält sich ungekühlt sechs bis acht Stunden, im Kühlschrank (max. 6 °C) 72 Stunden, tiefgefroren (−18 °C) bis zu sechs Monate.

Extra-Tipp: Verwenden Sie am besten verschließbare Gefäße aus Glas oder Polypropylen. Es gibt auch spezielle Muttermilchbeutel.

Muttermilch-Fläschchen

Zu Anfang: Idealerweise geben Sie Ihrem Baby das erste Muttermilch-Fläschchen erst, wenn das Stillen gut und selbstverständlich klappt (etwa sechs Wochen nach der Geburt). Trinken aus der Flasche erfordert nämlich eine neue Technik, die es erst lernen muss.

Gut zu wissen: Babys, die trinken wollen, öffnen ihren Mund. Führen Sie den Sauger von unten seitlich zum Mund des Babys. Achten Sie darauf, dass es den Sauger vollkommen umschließt.

Extra-Tipp: Damit sich das Fläschchen nicht zu sehr von Ihrer Brust unterscheidet, sollte der Sauger keine zu große Öffnung haben und die Milch nicht von allein aus der Flasche fließen.

Fläschen mit Pre-Nahrung

Zu Anfang: Können oder möchten Sie Ihr Baby nicht stillen, so ist industrielle Fertigmilch die einzige Alternative. Nur sie enthält alle Proteine, Vitamine, Laktose, Fette und Mineralstoffe, die Ihr Baby braucht. Selbst gemachte Flaschennahrung würde das nicht schaffen.

Gut zu wissen: Über die Inhaltsstoffe entscheiden nicht die Hersteller, sondern die „Verordnung über diätetische Lebensmittel".

Extra-Tipp: In Bezug auf Nährstoffe bietet die Pre-Nahrung Ihrem Baby im gesamten ersten Lebensjahr alles, was es braucht. In Sachen Immunabwehr und Allergievorbeugung ist Muttermilch allerdings nach wie vor überlegen.

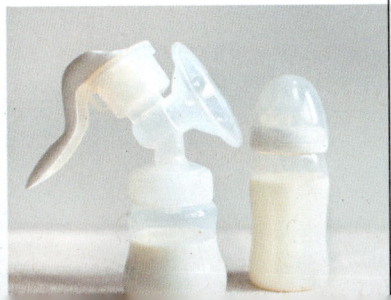
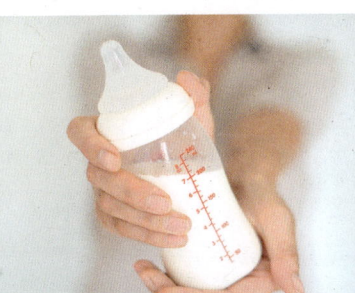
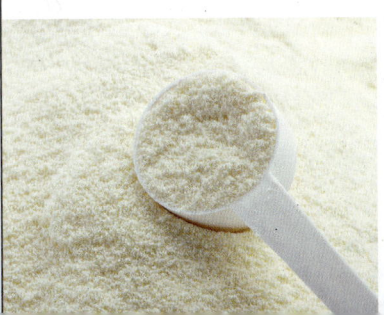

FRISCH KOCHEN?

KEINE FERTIGGERICHTE, KEINE DOSENPRODUKTE: Wer selbst einkauft und kocht, weiß, was alles im Essen drin ist. Aber: Von allein geht das nicht!

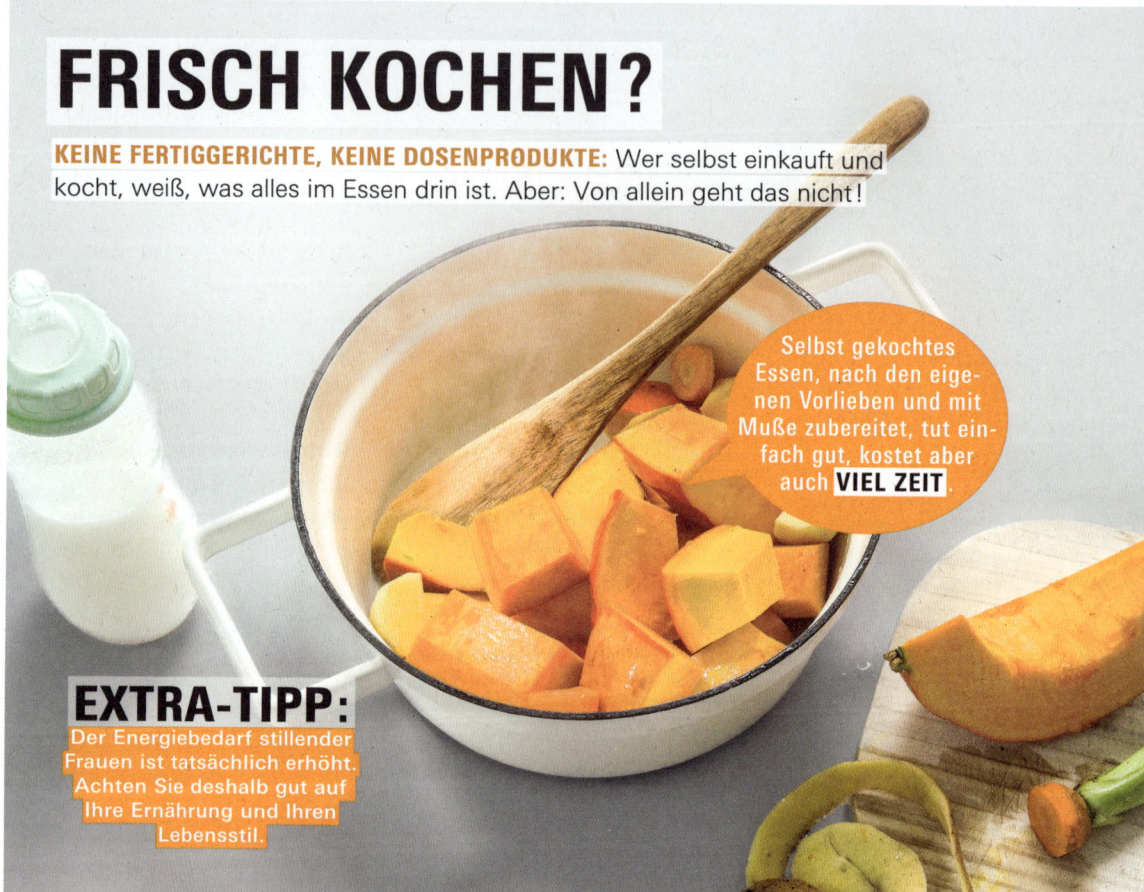

Selbst gekochtes Essen, nach den eigenen Vorlieben und mit Muße zubereitet, tut einfach gut, kostet aber auch **VIEL ZEIT**.

EXTRA-TIPP:

Der Energiebedarf stillender Frauen ist tatsächlich erhöht. Achten Sie deshalb gut auf Ihre Ernährung und Ihren Lebensstil.

EINKAUFEN, SCHÄLEN, SCHNIPPELN: Was im „normalen" Alltag wie von selbst geht, kann in der ersten Zeit mit Baby plötzlich zu einer enormen Zusatzbelastung werden. Es muss jemand aus dem Haus gehen, um frische Sachen einzukaufen, sie müssen verarbeitet und gekocht werden, die Küche danach wieder aufgeräumt werden, das Timing soll mit den Schlaf- und Wachzeiten des Babys zusammenpassen … Unterschätzen Sie also nicht, wie viel Arbeit hinter dem simplen Wunsch nach frisch gekochtem Essen im Wochenbett stecken kann:

CLEVER AUFTAUEN!

EIN GESUNDES ESSEN NACH IHREM GESCHMACK: Das genießen Sie auch, wenn Sie dieselbe leckere Suppe vorab zubereiten und einfrieren.

Was darf ich essen? Und was ist beim **STILLEN** bekömmlich? Im Gegensatz zu früher gibt es heute keine allgemeinen Empfehlungen mehr.

Alles, was Sie selbst **PROBLEMLOS** vertragen, bekommt in der Regel auch dem Baby gut. Und umgekehrt: Was Ihnen nicht guttut, kann auch beim Kleinen Bauchweh verursachen.

PERFEKT!

Kochen Sie Ihre Lieblingssuppe, Quiches oder Reispfannen vor (zum Einfrieren geeignet sind Jasmin- oder Basmatireis) und frieren Sie portionsweise ein (siehe S. 105).

AUS DEM EIS HOLEN UND GENIESSEN: In der ersten Zeit nach der Geburt ist es beruhigend, zu wissen, dass die Grundversorgung mit gesunden Speisen ohne großen Extraaufwand funktioniert. Clever: Wenn Sie zusammen ein paar Ihrer Lieblingsspeisen bereits gegen Ende der Schwangerschaft „vorproduzieren", können Sie das frische Kochen sogar doppelt genießen. Der Trick dabei: Bereiten Sie jeweils so viel vor, dass Sie eine Runde davon sofort gemeinsam verspeisen können und eine zweite Runde für die Wochenbettzeit einfrieren.

WIEDER ALLES NEU: IHR KÖRPER NACH DER GEBURT

Nach der Geburt stehen Sie vor einer ähnlich umfassenden körperlichen Umstellung wie zu Anfang Ihrer Schwangerschaft – und wieder werden all diese körperlichen Veränderungen hormonell begleitet: Sobald sich die Plazenta ablöst, fällt der Spiegel der dort gebildeten Hormone ab und löst verschiedene Vorgänge aus wie beispielsweise die Rückbildung der Gebärmutter oder den Beginn des Wochenflusses (siehe S. 191).

Zeit für Heilung und Rückbildung

Die hormonellen Umstellungen können zu leichtem Unwohlsein oder Stimmungsschwankungen führen (siehe Babyblues S. 180 f). Manche Frauen haben nach der Geburt auch Verdauungsbeschwerden (siehe S. 191) oder bekommen Haarausfall. Das hängt mit dem Absinken des Östrogenspiegels zusammen. Doch keine Sorge: Nach einigen Monaten wird sich Ihr Haarwuchs wieder normalisieren.

Vielleicht passiert es auch, dass beim Husten, Niesen oder Lachen unfreiwillig etwas Urin abgeht. Trösten Sie sich: Auch eine Blasenschwäche nach der Geburt ist nicht ungewöhnlich. Fast immer lassen sich die Beschwerden durch Kräftigung der Beckenbodenmuskulatur aufheben. Führen Sie Übungen aus, um Ihre Muskulatur und damit auch Ihren Blasenschließmuskel zu stärken (siehe auch S. 209).

Wundheilung nach Kaiserschnitt

Nach einem Kaiserschnitt braucht es Zeit, bis die Wunde heilt. Direkt nach der Operation können Wundschmerzen entstehen, die mit Schmerzmitteln behandelt werden. Fäden (falls nicht selbstauflösend) werden etwa eine Woche nach der OP gezogen.

Nach der OP sind Sie in Ihrer Beweglichkeit eingeschränkt. Für etwa sechs Wochen dürfen Sie weder schwer heben noch sich körperlich anstrengen. Stellen Sie sich darauf ein, dass Sie Unterstützung beim Wickeln und Tragen des Babys brauchen. Da durch den Schnitt neben Muskeln auch Nerven durchtrennt werden, kann sich der Bereich um die Narbe einige Wochen oder gar Monate taub oder komisch anfühlen.

Schonen Sie sich und nehmen Sie sich Zeit und Ruhe, um sich von der Operation und Geburt zu erholen. Das wirkt sich auch positiv auf die Wundheilung aus.

TIPP: Gegenseitige Geduld

Während im Krankenhaus durch die Abläufe auf der Station eine gewisse Struktur vorgegeben ist, muss sich zu Hause erst wieder ein neuer Rhythmus einpendeln. Sie sind zu dritt, Ihr Baby will gestillt, gewickelt, beruhigt, gepflegt und umsorgt werden. Sie selbst brauchen auch Zuwendung und Fürsorge. Damit stehen plötzlich neue Bedürfnisse im Zentrum Ihres Lebens. Den gemeinsamen Rhythmus, um alle diese Bedürfnisse zu stillen, müssen Sie erst einmal finden. Das gilt auch in Bezug auf so alltägliche Dinge wie Schlafen, eigene Körperpflege und gemeinsame Mahlzeiten. Seien Sie gerade in der ersten Zeit großzügig, fürsorglich und geduldig miteinander.

Die Haut verändert sich

Mehr als die Hälfte aller schwangeren Frauen bekommt sogenannte Dehnungsstreifen. Diese können sich bei größeren Gewichtszunahmen am Bauch, den Brüsten, dem Po oder den Oberschenkeln herausbilden.

Schwangerschaftsstreifen sind zu großen Teilen Veranlagung und hängen vor allem von der Empfindlichkeit des Bindegewebes ab – „verhindernde" Effekte von speziellen Pflegeölen sind durch Studien nicht belegt.

Dennoch freuen sich Ihre Haut und Ihre Seele sowohl während als auch nach der Schwangerschaft bestimmt über ein gutes Körperöl und sanfte Streicheleinheiten.

Auch an sich selbst denken

Tun Sie sich und Ihrem Körper etwas Gutes: etwa den Bauch von oben nach unten streicheln und massieren, so wie es sich gut anfühlt. Dann quer von links nach rechts. Sie können auch im langsamen Wechsel streicheln. Verwenden Sie ein angewärmtes, reichhaltiges Massageöl. Lassen Sie Ihre Hände danach noch einen Moment still auf Ihrem Bauch ruhen. Atmen Sie ein paar Mal tief ein und aus und bedanken Sie sich für das Wunder, das Ihr Körper vollbracht hat.

Körpergefühl, Sex & Verhütung

Für den ersten Sex nach der Geburt oder den richtigen Zeitpunkt dafür gibt es keine festen Regeln. Vertrauen Sie auf Ihren Körper, Ihre Lust und das Wissen, dass zu gutem Sex immer beide bereit sein müssen. Mögliche körperliche Verletzungen wollen erst einmal in Ruhe abheilen, ein neues und oft verändertes Körpergefühl will gespürt und verarbeitet werden. Lassen Sie sich also gegenseitig die Zeit, die Sie brauchen.

Wenn Sie wieder Sex haben, denken Sie an Verhütungsmittel. Frauen, die nur kurz oder gar nicht stillen, können ihre Regel manchmal schon sechs Wochen nach der Geburt wieder bekommen. 12 bis 14 Tage vor der ersten Blutung kann bereits ein Eisprung stattfinden – Sie könnten dann also wieder schwanger werden. Infos zum Thema „Verhütung nach der Geburt" finden Sie auch auf www.familienplanung.de.

TIPPS BEI NOT IM WOCHENBETT

Es tut weh. Es ist stressig, nervig, belastend, beunruhigend. Zur ersten Zeit mit Baby können leider auch mal weniger gute Tage und unangenehme körperliche Beschwerden gehören. Aber die müssen Sie zum Glück nicht hilflos aushalten.

Wichtig an schwierigen Tagen ist, sich Hilfe zu holen und sich gegenseitig beizustehen. Dann macht es auch stark, die ersten Krisen gemeinsam zu bewältigen. Sorgen Sie für extraviel Ruhe im Wochenbett, damit Sie sich aufeinander einstellen können und wissen, wie die gegenseitige Unterstützung am besten funktioniert.

Und vergessen Sie nicht: Jede Familie hat Anspruch auf Hausbesuche durch eine Hebamme.

Entzündete Brustwarzen

Das kann passieren: In den ersten Tagen nach der Geburt können die Brustwarzen durch falsches Anlegen wund werden.

Das hilft: Achten Sie von Anfang an auf die richtige „Anlegetechnik" (siehe auch S. 170). Verlassen Sie sich beim Stillen auf Ihr Gefühl, Ihre Intuition und stillen Sie nach Bedarf des Kindes – dann gibt es erfahrungsgemäß die wenigsten Probleme.

Extra-Tipp: Geben Sie Muttermilch auf die wunden Stellen und lassen Sie diese an der Luft trocknen. Oder Sie fragen Ihre Hebamme nach einer geeigneten Salbe. Auch eine Rotlichtlampe kann die Beschwerden lindern.

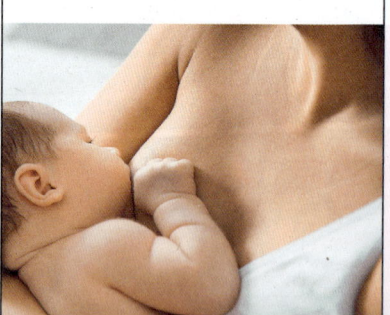

Milchstau

Das kann passieren: Wenn der Körper Milch produziert, aber die Brust nicht leer getrunken wird, entsteht ein Milchstau. Die Brust fühlt sich fest und prall an und ist sehr druckempfindlich.

Das hilft: Streichen Sie zur Entlastung die Brüste unter warmem Wasser oder der Dusche sehr sanft mit den Händen aus. Ein bewährtes Hausmittel sind warme Brustumschläge vor dem Stillen. Nach dem Stillen kühlen Quarkpackungen oder ein Kirschkernkissen aus dem Kühlschrank. Jetzt ganz wichtig: Ausruhen!

Extra-Tipp: Wenden Sie sich sofort an Ihre Hebamme – ein Milchstau kann sich zu einer Brustentzündung ausweiten.

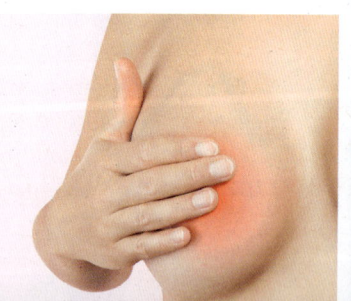

Wochenfluss stoppt abrupt

Das kann passieren: Der Wochenfluss ist die ersten Tage stärker als jede Monatsblutung und kann abgelöstes Gewebe sowie geronnenes Blut enthalten. Nicht erschrecken: Das ist normal. Ungut ist eher, wenn die Blutung abrupt stoppt.

Das hilft: Ausruhen in der Bauchlage unterstützt den Wochenfluss. Fragen Sie Ihre Hebamme, Ärztin oder Ihren Arzt, wenn Sie unsicher sind, ob Ihr Wochenfluss zu stark oder zu schwach ist oder zu lange dauert (etwa sechs Wochen sind normal).

Extra-Tipp: In vielen Geburtskliniken liegen extragroße Binden bereit. Besorgen Sie sich die auch für zu Hause. Die Binden 6 bis 8 mal täglich wechseln.

Verstopfung

Das kann passieren: Wie zu Anfang der Schwangerschaft haben die Hormone erneut einen Einfluss auf verschiedene Körperfunktionen – auch und gerade auf die Verdauung. Dazu kommt nach der Geburt die Angst vor Schmerzen beim Stuhlgang.

Das hilft: Trinken Sie viel warmes Wasser, am besten schon morgens vor dem Aufstehen. Auch eine sanft kreisende Bauchmassage im Uhrzeigersinn kann die Verdauung anregen.

Extra-Info: Der erste Toilettengang ist meist erst am zweiten oder dritten Wochenbetttag. Gut zu wissen: Das Gewebe zwischen Vagina und Anus erholt sich recht schnell.

Das Baby schreit

Das kann passieren: Wenn ein Baby sich nicht beruhigt und immer weiter schreit, kann das sehr anstrengend und belastend sein. Mögliche Ursachen können Hunger, Bauchweh, volle Windeln oder Anpassungsschwierigkeiten sein.

Das hilft: Bleiben Sie ruhig, und denken Sie daran, dass Ihr Baby nichts dafür kann. Es schreit nicht, um Sie zu ärgern. Lassen Sie es in seiner Verzweiflung nicht allein, halten Sie es weiter im Arm oder wechseln Sie sich ab, wenn das möglich ist.

Extra-Info: Auf der Webseite www.elternsein.info finden Sie hilfreiche Unterstützung und lernen verschiedene Beruhigungsmethoden kennen.

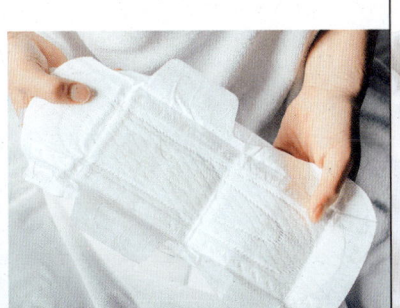
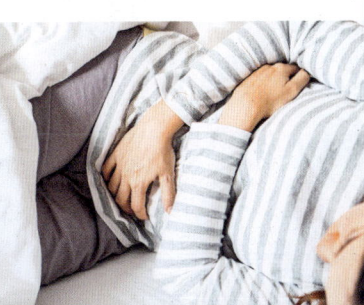
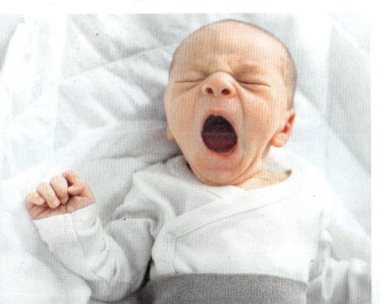

BESUCHSZEIT?

JUCHU, ALLE WOLLEN DAS NEUE BABY SEHEN! Aber Hand aufs Herz:
Wie viel Besuch vertragen Sie und Ihr Baby?

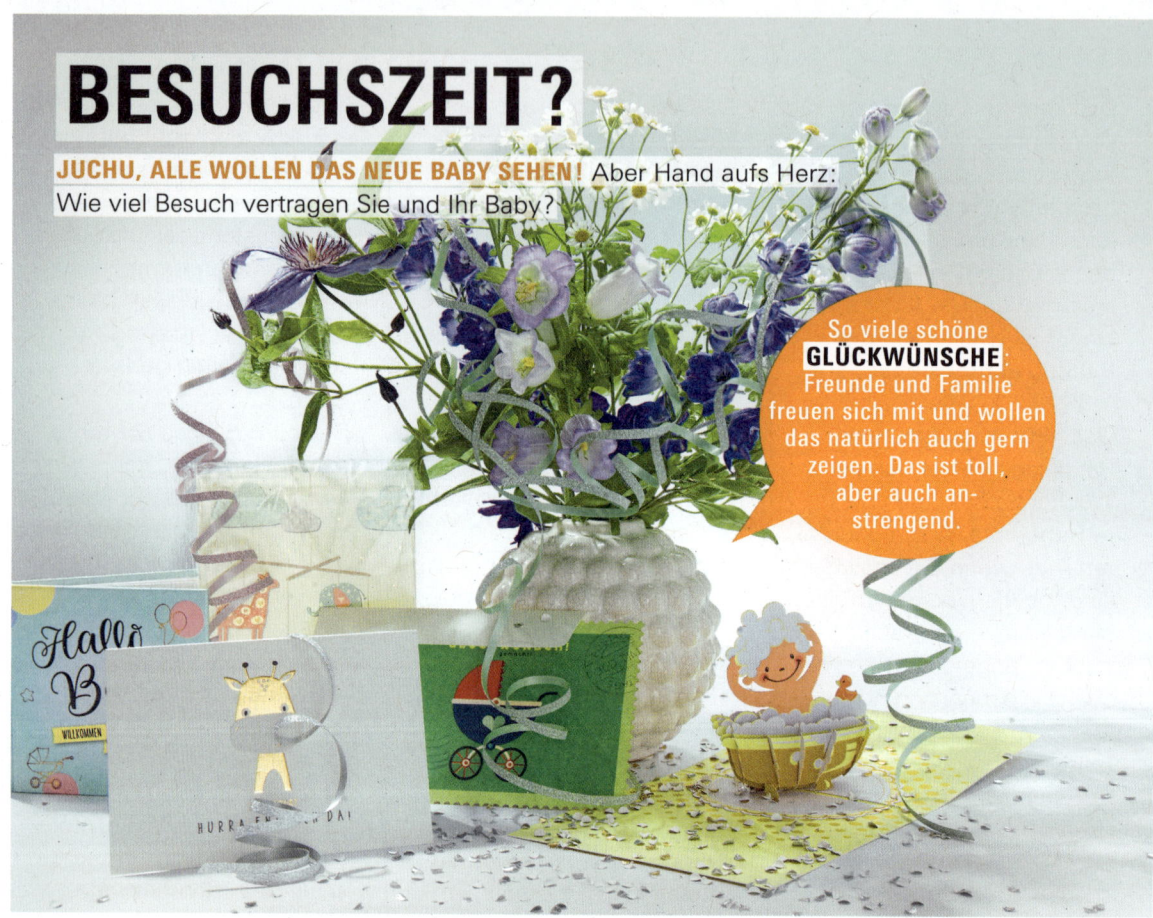

So viele schöne **GLÜCKWÜNSCHE**: Freunde und Familie freuen sich mit und wollen das natürlich auch gern zeigen. Das ist toll, aber auch anstrengend.

BESUCH IST NICHT GLEICH BESUCH: Es macht einen Unterschied, ob sich Besuch ankündigt und vielleicht sogar etwas zu essen mitbringt oder spontan vorbeikommt und dann auch noch erwartet, bewirtet zu werden. Viele Freunde und Verwandte sind achtsam und spüren, wie es Ihnen gerade geht und was Sie brauchen. Was Sie in den ersten Tagen unbedingt vermeiden sollten, sind Besuche und Kontakte, zu denen Sie sich verpflichtet fühlen. Dann besteht nämlich die Gefahr, dass Sie nicht genug auf sich selbst und das Baby achten.

RUHEZEIT!

IHR LIEBEN, WIR MELDEN UNS! Sagen Sie allen Verwandten und Freunden am besten, dass Sie jetzt erst mal ganz viel Ruhe brauchen.

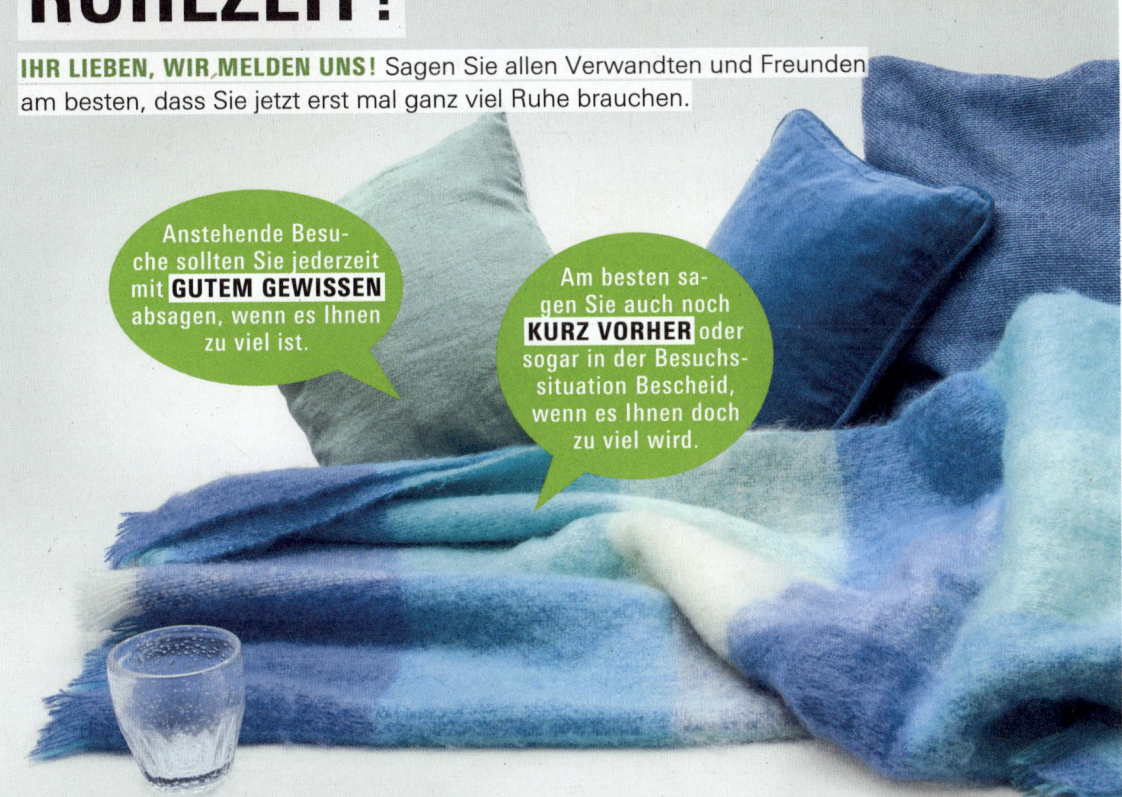

Anstehende Besuche sollten Sie jederzeit mit **GUTEM GEWISSEN** absagen, wenn es Ihnen zu viel ist.

Am besten sagen Sie auch noch **KURZ VORHER** oder sogar in der Besuchssituation Bescheid, wenn es Ihnen doch zu viel wird.

GUT FÜR SICH SORGEN! In den ersten 14 Tagen nach der Geburt sollten Sie und das Baby wirklich genug Ruhe haben. Es gibt im Rahmen des Mutterschutzgesetzes sogar ein absolutes Beschäftigungsverbot für Mütter in den ersten acht Wochen nach der Geburt. Eine gute Gastgeberin wollen Sie trotzdem sein? Das müssen Sie jetzt wirklich nicht. Verplanen Sie Ihre Zeit so wenig wie möglich. Sie melden sich, wenn Sie empfangsbereit sind. Und vielleicht bitten Sie Ihren Besuch sogar, etwas Leckeres zu essen mitzubringen.

OH WIE SÜSS?

EIN DUTZEND KUSCHELTIERE in allen Farben und Größen – brauchen Sie und Ihr Baby die wirklich?

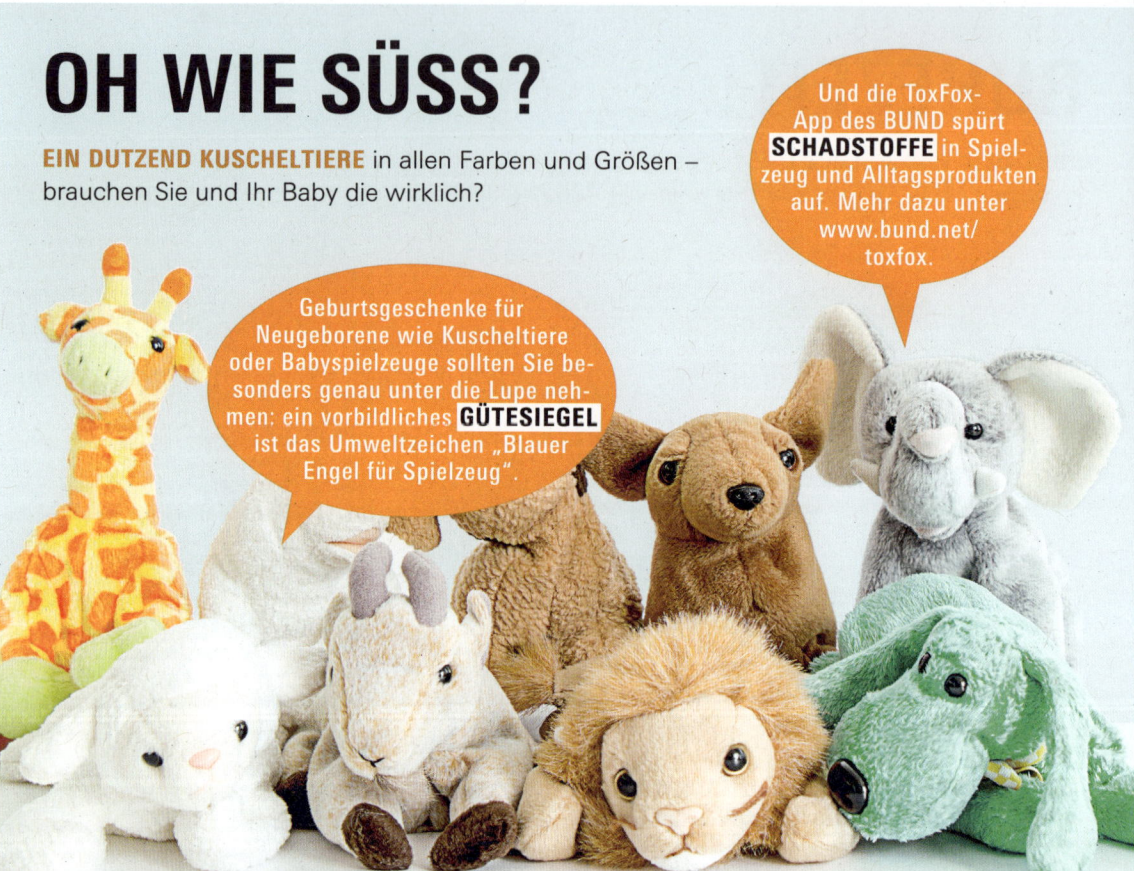

Und die ToxFox-App des BUND spürt **SCHADSTOFFE** in Spielzeug und Alltagsprodukten auf. Mehr dazu unter www.bund.net/toxfox.

Geburtsgeschenke für Neugeborene wie Kuscheltiere oder Babyspielzeuge sollten Sie besonders genau unter die Lupe nehmen: ein vorbildliches **GÜTESIEGEL** ist das Umweltzeichen „Blauer Engel für Spielzeug".

WAS WÜNSCHEN SIE SICH ZUR GEBURT? Das ist letztendlich eine persönliche Frage, aber die Antwort darauf lautet wahrscheinlich nicht: bitte ein paar Dutzend bunter Kuscheltiere zweifelhafter Herkunft. Auch Plastikrasseln oder Mini-Strampler mit Sprüchen oder gummierten Applikationen treffen vermutlich nicht Ihren Geschmack – und sind möglicherweise schadstoffbelastet. So landen Babygeschenke letztlich oft im Müll oder in einer Spendenbox. Was tun? Bringen Sie bei Familie und Freunden gern nützliche Geschenke ins Gespräch.

OH WIE NÜTZLICH!

SIE DÜRFEN SICH WAS WÜNSCHEN – zum Beispiel Windeln auf Vorrat oder „Wochenbett-Gutscheine" für ein gekochtes gesundes Essen.

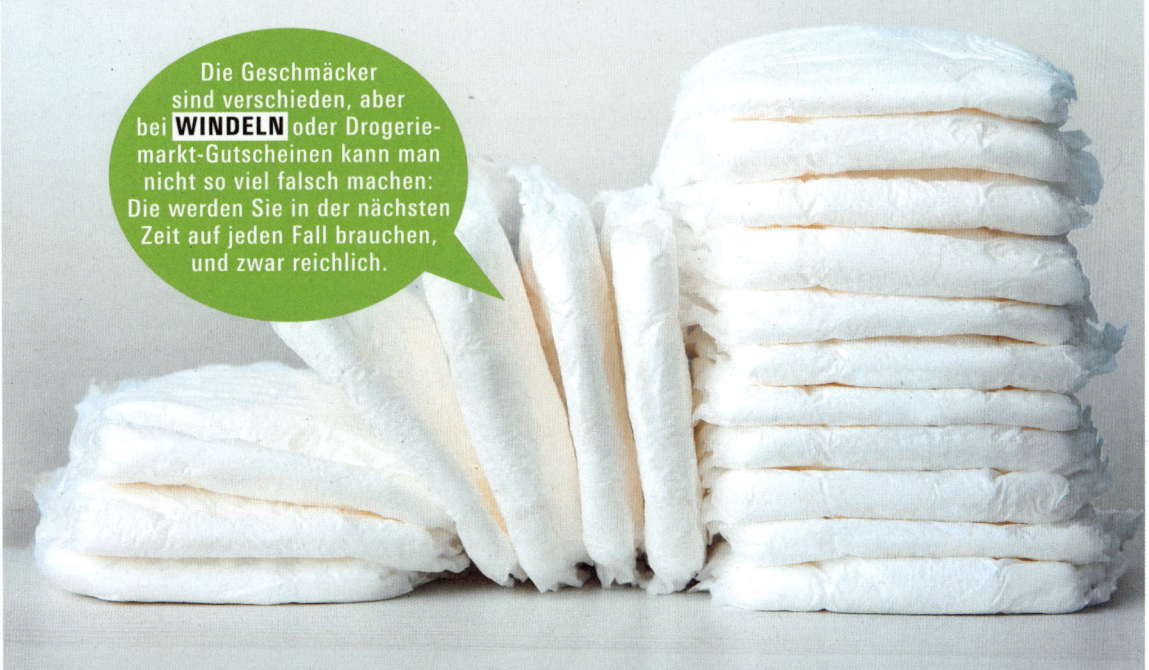

Die Geschmäcker sind verschieden, aber bei **WINDELN** oder Drogeriemarkt-Gutscheinen kann man nicht so viel falsch machen: Die werden Sie in der nächsten Zeit auf jeden Fall brauchen, und zwar reichlich.

WÜNSCHEN SIE SICH NÜTZLICHES: Scheuen Sie sich nicht, Freunden und Familie ein paar Tipps zu geben. Denn: Eine Babydecke zu haben ist nützlich, zwei sind praktisch, aber drei? Vielleicht wünschen Sie sich auch Gutscheine für Freundschaftsdienste wie Einkaufen, Fenster putzen oder bekocht werden? Oder etwas ganz Bestimmtes, das Ihnen noch fehlt? Einige Ideen finden Sie auf der nächsten Seite. Auch in Sachen Babykleidung (siehe S. 108 ff.) können Sie schon vor der Geburt darauf hinweisen, was Sie gut gebrauchen können.

GUTE DINGE FÜRS BABY

DIESE TEILE KÖNNEN SIE IMMER GUT GEBRAUCHEN – es ist schön und praktisch, sie schon mit der Geburt des Babys oder kurz darauf im Haus zu haben.

Badesachen

Die Grundausstattung ist einfach: Sie brauchen eine Babywanne oder Badeeimer, ein Thermometer, das die optimale Wassertemperatur von 37 °C anzeigt und klares Wasser ohne Zusätze.

Emaille-Geschirr

Die ersten fünf bis sieben Monate sind alle Babys im wahrsten Sinne des Wortes Säuglinge – trotzdem ist es schön, schon mal das erste kleine Geschirr im Schrank stehen zu haben.

Mulltücher

Beim Stillen, nach dem Stillen, beim Bäuerchen oder Wickeln: Weiche, einfach waschbare Mulltücher oder -windeln sind immer praktisch.

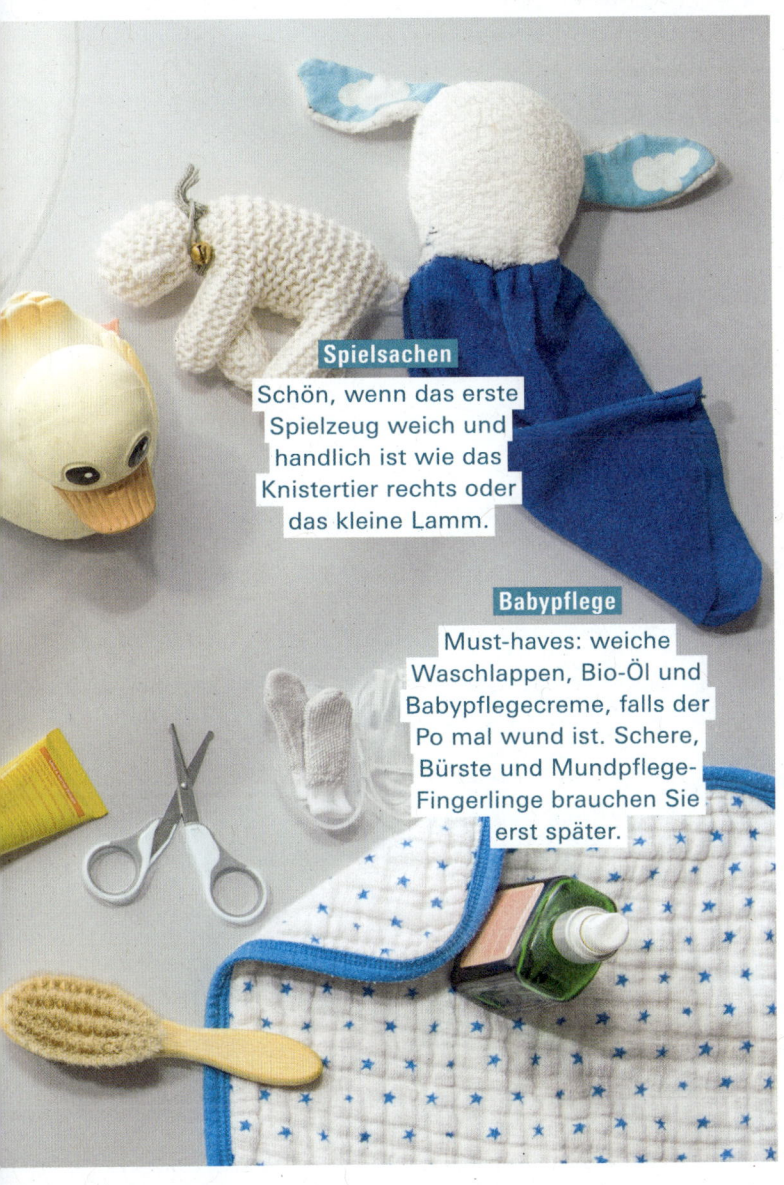

Spielsachen
Schön, wenn das erste Spielzeug weich und handlich ist wie das Knistertier rechts oder das kleine Lamm.

Babypflege
Must-haves: weiche Waschlappen, Bio-Öl und Babypflegecreme, falls der Po mal wund ist. Schere, Bürste und Mundpflege-Fingerlinge brauchen Sie erst später.

SCHÖN ÜBERSICHTLICH: Für die erste Zeit braucht es nur wenige Dinge, um ihr Baby liebevoll zu pflegen. Am wichtigsten sind Ihre Zeit und volle Aufmerksamkeit. Einige der hier abgebildeten Dinge sind kleine Investitionen in die Zukunft wie die Quietsche-ente oder das Geschirr. Auch die weiche Babybürste brauchen Sie vielleicht erst in einigen Monaten, denn viele Babys haben kaum Haare oder werden nach der Geburt wieder kahl. Bis die Haare wirklich wachsen, kann es bis zu einem Jahr und länger dauern.

■ **Baden:** Ein- bis zweimal Baden pro Woche in klarem Wasser ist ausreichend. Prüfen Sie unbedingt die empfohlene Wassertemperatur von 37 °C mit einem Thermometer. Beim Trockentupfen auch hinter den Ohren nicht vergessen.

■ **Pflegen:** Die noch ganz weichen Nägel lösen sich von selbst. Sollten sie kratzen, können Sie sie vorsichtig abfeilen. Erst nach vier bis sechs Wochen brauchen Sie eine Baby-Nagelschere mit abgerundeten Spitzen. Nägel schneiden klappt gut, wenn Ihr Baby schläft.

WINDELBEUTEL?

DA PASST GENAU EINE WINDEL REIN: Erstens sind Plastiktüten nicht wirklich geruchshemmend – und zweites umweltschädlich.

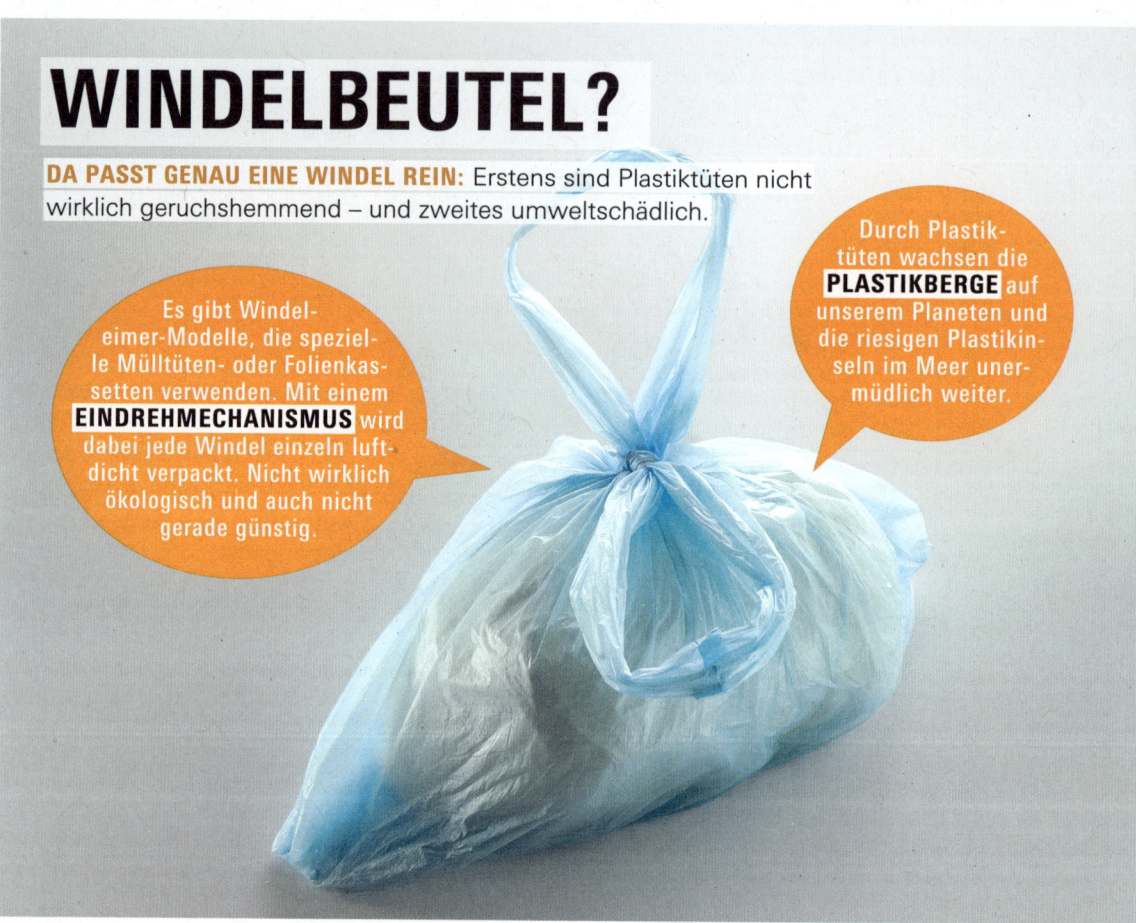

Es gibt Windel-eimer-Modelle, die spezielle Mülltüten- oder Folienkassetten verwenden. Mit einem **EINDREHMECHANISMUS** wird dabei jede Windel einzeln luftdicht verpackt. Nicht wirklich ökologisch und auch nicht gerade günstig.

Durch Plastik-tüten wachsen die **PLASTIKBERGE** auf unserem Planeten und die riesigen Plastikinseln im Meer unermüdlich weiter.

KOMMT GAR NICHT IN DIE TÜTE! Jahr für Jahr werden weltweit Milliarden an dünnen Plastik- und Hygienebeuteln verbraucht – ob für den Windelmüll wie hier oder ob im Supermarkt für frische Ware. Alle diese Plastiktüten landen nach kurzer und einmaliger Nutzung im Abfall. Zeit, den Verbrauch an Plastiktüten einzuschränken – das ist auf die Dauer auch deutlich günstiger. Übrigens hält eine einfache Plastiktüte den Geruch einer vollen Windel auch nicht wirklich im Zaum, sofern Sie sie nicht umgehend draußen in der Mülltonne entsorgen.

WINDELEIMER!

DA PASSEN MEHR ALS ZWANZIG WINDELN REIN: Und die sind im Eimer so gut aufgehoben, dass garantiert nichts müffelt.

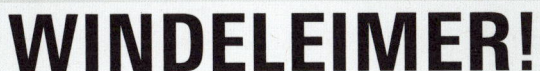

Achten Sie beim Kauf auf einen Windel-eimer, der mit **NORMALEN** Müllbeuteln funktioniert. So sammelt ein Beutel viele Windeln und es fallen keine zusätzlichen Kosten an.

Ebenfalls wichtig: ein **DOPPELTER DECKEL**, denn damit wird die Ge-ruchsentwicklung maxi-mal unterdrückt.

WINDEL REIN, KLAPPE ZU, Klappe wieder auf – und weg ist die Windel. Modelle mit doppeltem Deckel sorgen unkompliziert für den Geruchs-stopp. Ganz im Gegenteil zu normalen Müll-eimern, bei denen man nur den Deckel anhebt: Aus Angst vor Gerüchen wird dabei oft jede Windel einzeln in kleine Plastiktüten verpackt. Für Windeleimer mit doppeltem Boden gibt es Modelle, die sich per Handgriff bedienen lassen und solche per Fußtritt. Tipp: Neugeborene brauchen etwa acht Windeln pro Tag (Windel-größe 1 für Babys zwischen 2 bis 5 kg).

FEUCHTTÜCHER?

PRAKTISCH SIND SIE JA, die Feuchttücher aus der Packung. Doch viele enthalten chemische Inhalts- und Konservierungsstoffe.

Feuchttuch ist nicht gleich Feuchttuch: Kaufen Sie wenn, dann nur die für Babys – am besten **OHNE PARFUM** und gesundheitsschädliche Zusatz- und Inhaltsstoffe.

Selbst wenn Sie unterwegs sind: Benutzen Sie keine Pflegetücher, wenn der **PO WUND** ist. Reinigen Sie ihn dann auf jeden Fall nur mit handwarmem Wasser.

LEIDER NICHT SEHR ÖKOLOGISCH – und dann können die in Feuchttüchern enthaltenen Substanzen die zarte Neugeborenenhaut auch noch reizen oder sogar Allergien auslösen. Babyhaut ist nämlich noch viel durchlässiger als die Haut erwachsener Menschen. Deshalb ist besonders in den ersten Monaten eine sanfte und möglichst natürliche Hautpflege sehr wichtig. So sind jetzt warmes Wasser und ein weiches Tuch oder ein Waschlappen die allerbeste Wahl. Falls Sie doch mal Pflegetücher benutzen: Bitte in den Müll werfen, nie in die Toilette.

(BIO-OLIVEN)ÖL!

EINE SANFTE ALTERNATIVE sind weiche Tücher oder Waschlappen und lauwarmes Wasser – und statt Seife verwenden Sie ein Pflanzenöl.

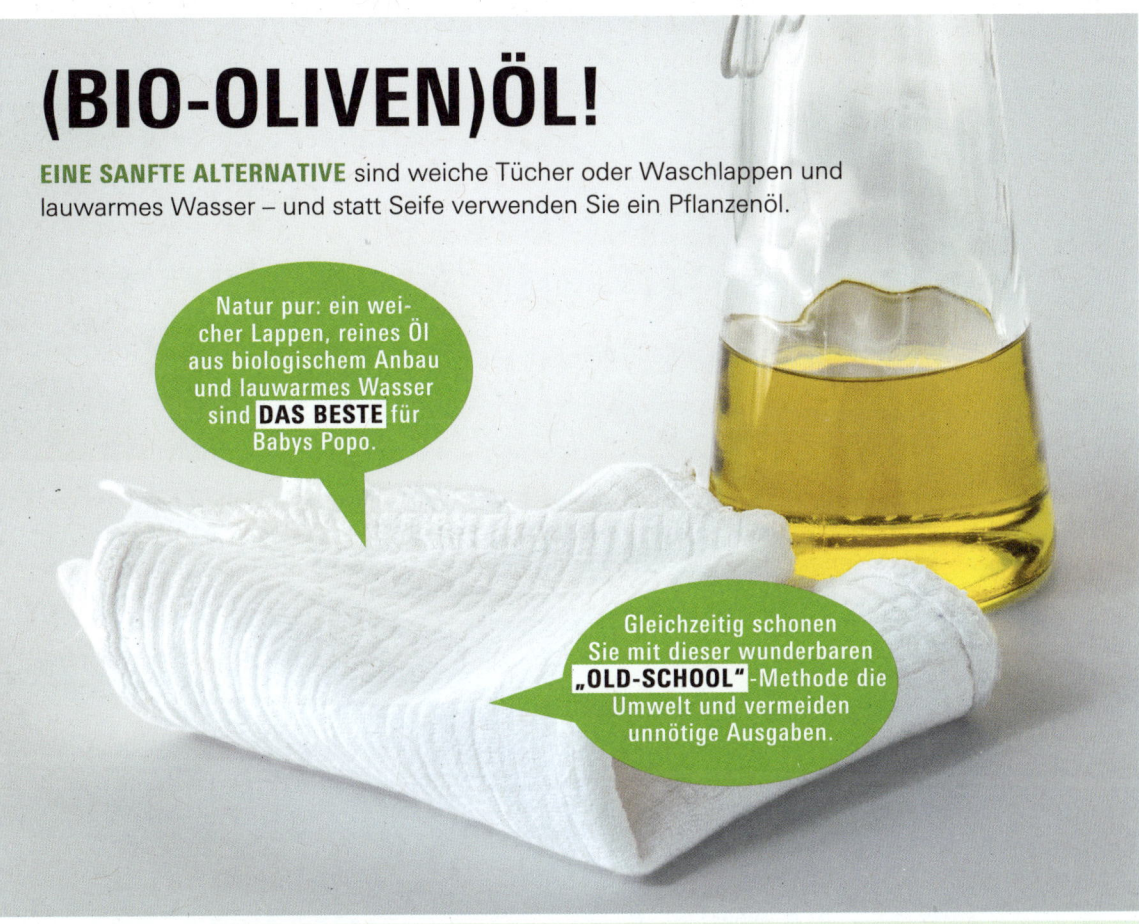

Natur pur: ein weicher Lappen, reines Öl aus biologischem Anbau und lauwarmes Wasser sind **DAS BESTE** für Babys Popo.

Gleichzeitig schonen Sie mit dieser wunderbaren „OLD-SCHOOL"-Methode die Umwelt und vermeiden unnötige Ausgaben.

DER REINSTE LUXUS: Säubern Sie die zarte Haut der Windelzone am besten nur mit einem weichen nassen Tuch oder Waschlappen. Seife oder Babybadezusätze sind unnötig und trocknen die Haut nur aus. Sind Stuhlreste zu entfernen, geben Sie am besten einige Tropfen eines hochwertigen, parfümfreien Pflanzenöls auf einen kleinen Lappen, um sie abzuwischen. Manche Dermatologen raten von Olivenöl ab, viele Hebammen schwören darauf. Gern wird auch Mandelöl empfohlen. Auf jeden Fall sollten Sie beim Kauf auf Bio-Qualität achten.

SCHRITT FÜR SCHRITT – WICKELN EINFACH ERKLÄRT

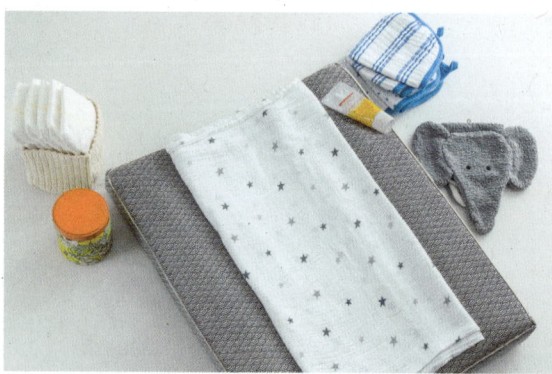

1. **Startklar** Bevor Sie beginnen, legen Sie sich alles schön zurecht: frische Windeln, weiche Tücher und Wasser oder einen feuchten Waschlappen und ggf. etwas Öl und Creme.

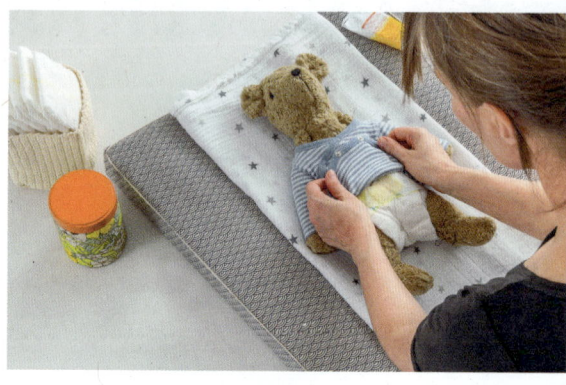

2. **Es geht los** Kurz die Hände warmreiben, das Baby über die Seite auf den Rücken legen, behutsam ausziehen, Body öffnen, Windel frei legen und dann die Klebestreifen auf dem Bauch lösen.

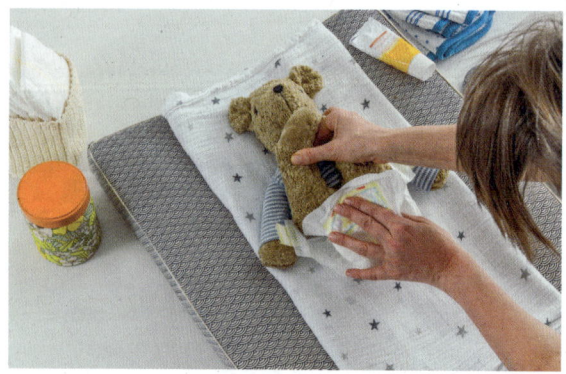

3. **Erst mal abwischen** Windel zur Seite aufklappen, mit einer Hand den oberen mittleren Teil der Windel greifen und damit den Windelbereich säubern - von vorn nach hinten Richtung Po.

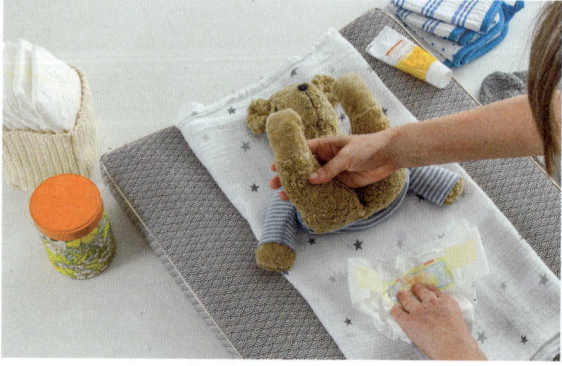

4. **Dann den Po heben** Für sicheren Halt unter einem Bein des Babys hindurchgreifen und den Oberschenkel des anderen Beins anfassen, sanft anheben und die Windel nach vorn ziehen.

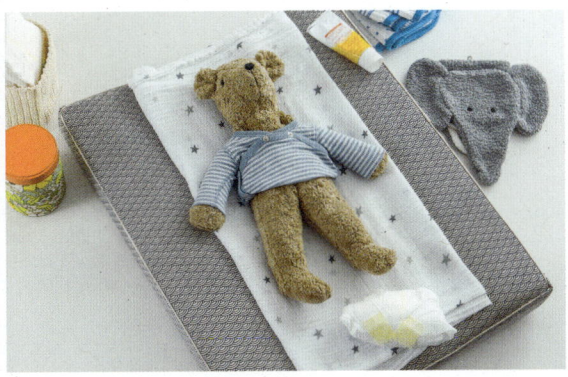

5. **Die Windel einrollen** Ein kompaktes Paket entsteht, wenn Sie zunächst den Mittelteil der Windel nach hinten klappen, dann die Seiten nach oben. Stramm festkleben, fertig!

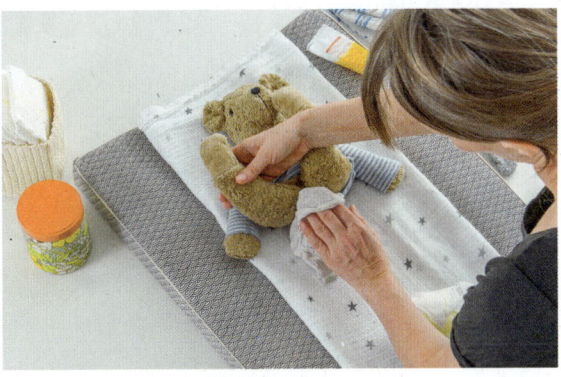

6. **Sanft säubern** Nun den Genitalbereich und den Po mit lauwarmen Wasser, eventuell etwas Öl und einem weichen Tuch oder Waschlappen gründlich säubern. Danach trocken tupfen.

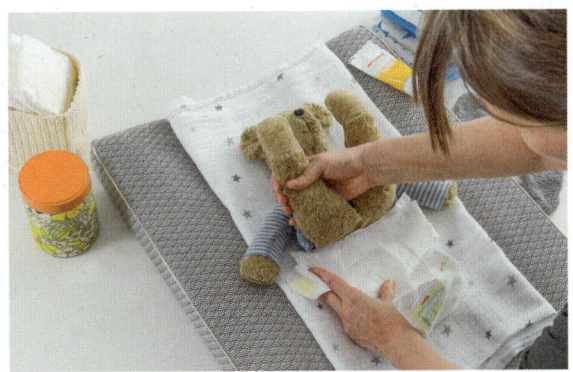

7. **Frisch wickeln** Schon fast fertig: Po noch einmal kurz mit einer Hand anheben und mit der anderen eine frische Windel unter Po und Hüfte schieben. Vorher die Windel bereits aufklappen.

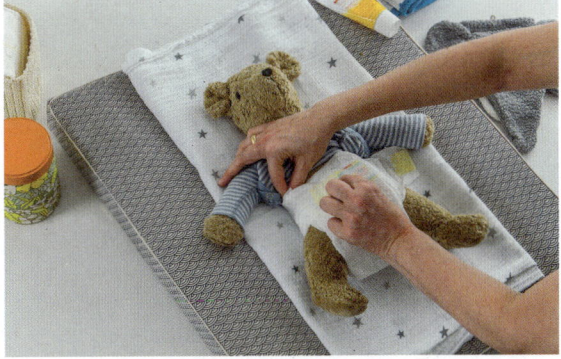

8. **Alles sitzt wieder** Windelmittelteil zwischen den Beinen durch auf den Bauch des Babys klappen, dann die Seitenflügel dazuklappen. Leicht festziehen, mit den Klebestreifen fixieren.

WIPPEN LASSEN?

ES SIEHT JA NIEDLICH AUS, wenn so ein Winzling relaxt in einer Babywippe liegt, aber ist das wirklich gut fürs Baby?

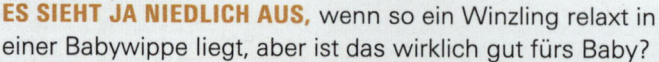

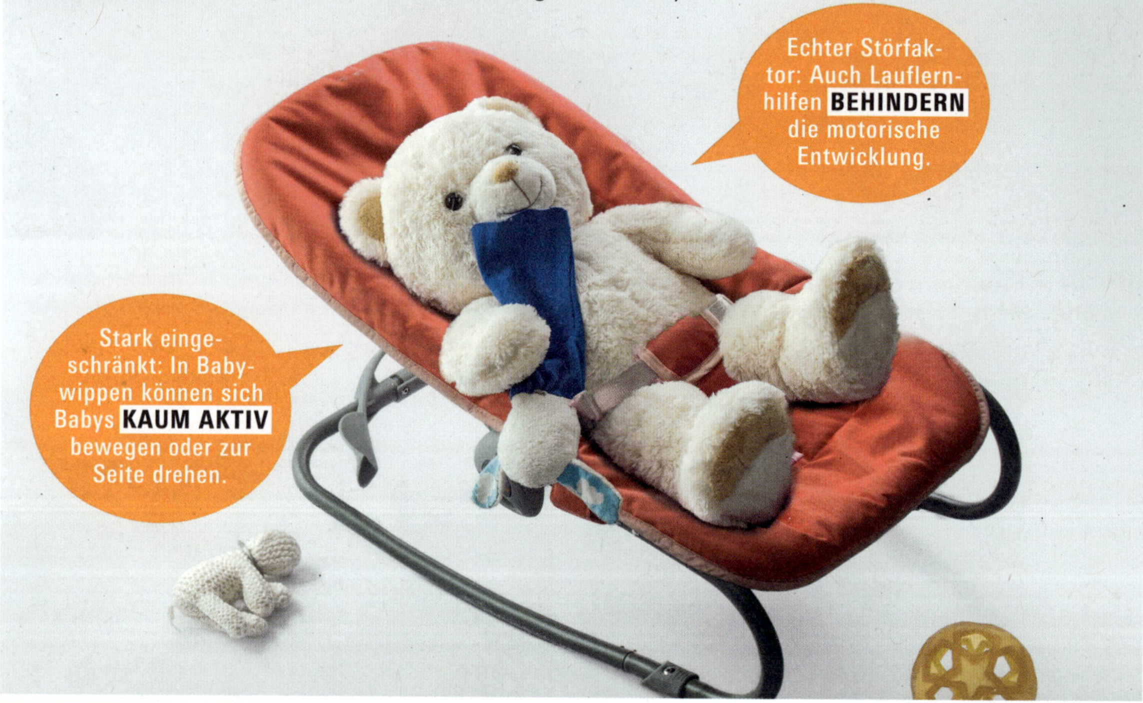

Echter Störfaktor: Auch Lauflernhilfen **BEHINDERN** die motorische Entwicklung.

Stark eingeschränkt: In Babywippen können sich Babys **KAUM AKTIV** bewegen oder zur Seite drehen.

EXPERTINNEN UND EXPERTEN SAGEN NEIN!
Regelmäßiges Liegen in Babyschalen oder Wippen hemmt sogar die motorische Entwicklung, da die Babys in schaukelstuhlähnlichen Sitzen oder Gestellen ihre Lage kaum verändern können. Folgen: Der natürliche kindliche Bewegungsdrang wird gebremst. Plus: Zu frühes Sitzen mit und ohne Unterstützung schadet der Wirbelsäule, die Blutgefäße in der Bandscheibe werden zusammengedrückt, die Bandscheibenzellen nicht mehr genügend ernährt. Also: Tschüss Babywippe!

LIEGEN LASSEN!

VIEL BESSER IST ES, DAS BABY auf dem Boden auf eine weiche Decke zu legen. Da genießt es alle Freiheiten.

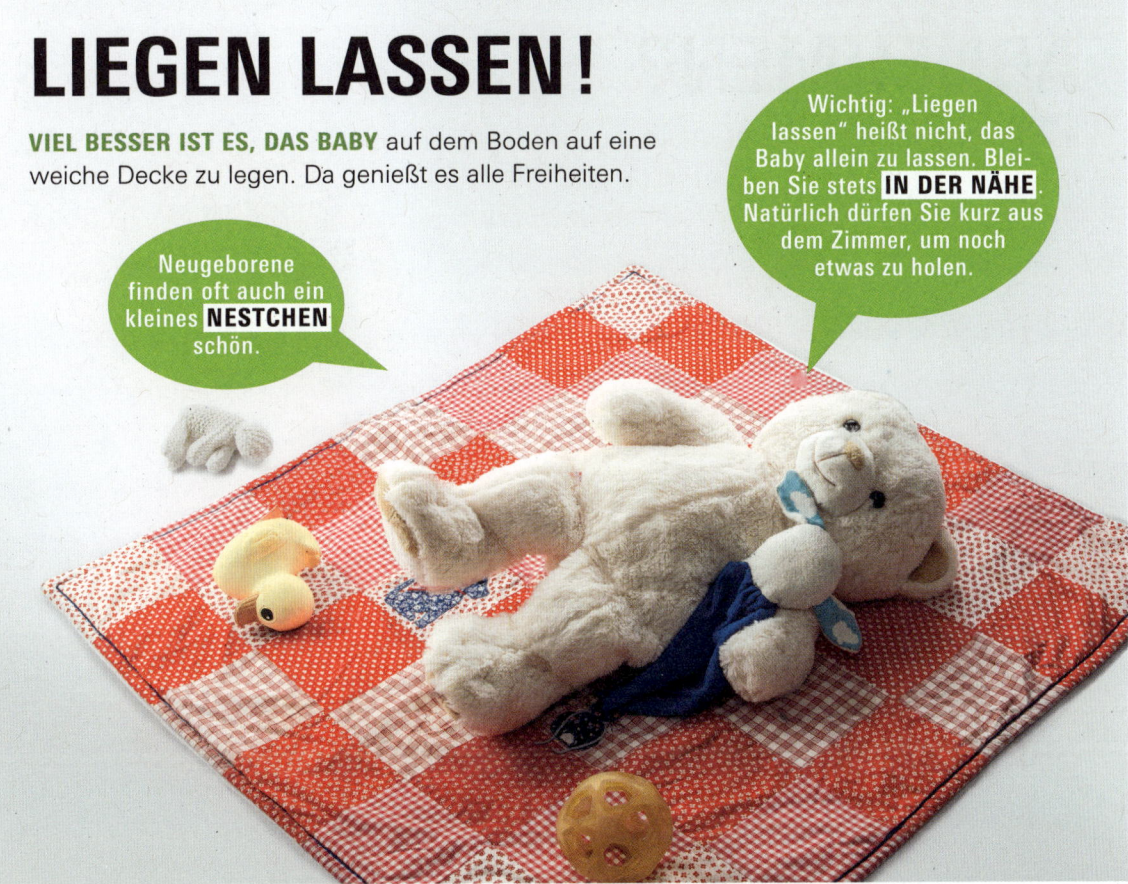

> Neugeborene finden oft auch ein kleines **NESTCHEN** schön.

> Wichtig: „Liegen lassen" heißt nicht, das Baby allein zu lassen. Bleiben Sie stets **IN DER NÄHE**. Natürlich dürfen Sie kurz aus dem Zimmer, um noch etwas zu holen.

TUN SIE IHREM BABY ETWAS GUTES: Gönnen Sie ihm viel Bewegungsfreiheit – am besten ohne Extrageräte. Neugeborene mögen beim wachen Liegen auch gern eine Begrenzung (Nest) wie im Mutterleib – eine „Handtuchwurst" in U-Form reicht schon. Ältere Säuglinge, die frei auf dem Boden liegen, sammeln wichtige Erfahrungen mit der Schwerkraft: den Kopf heben, Arme und Beine bewegen, strampeln. Das mag mühelos aussehen, doch der Anblick täuscht. Gerade beim einfachen Liegen trainieren Babys ihre Bauch- und Rückenmuskulatur.

ABNEHMEN?

JETZT KEIN STRESS MIT DEM GEWICHT: Vertrauen Sie darauf – es wird sich mit der Zeit von ganz allein wieder einpendeln.

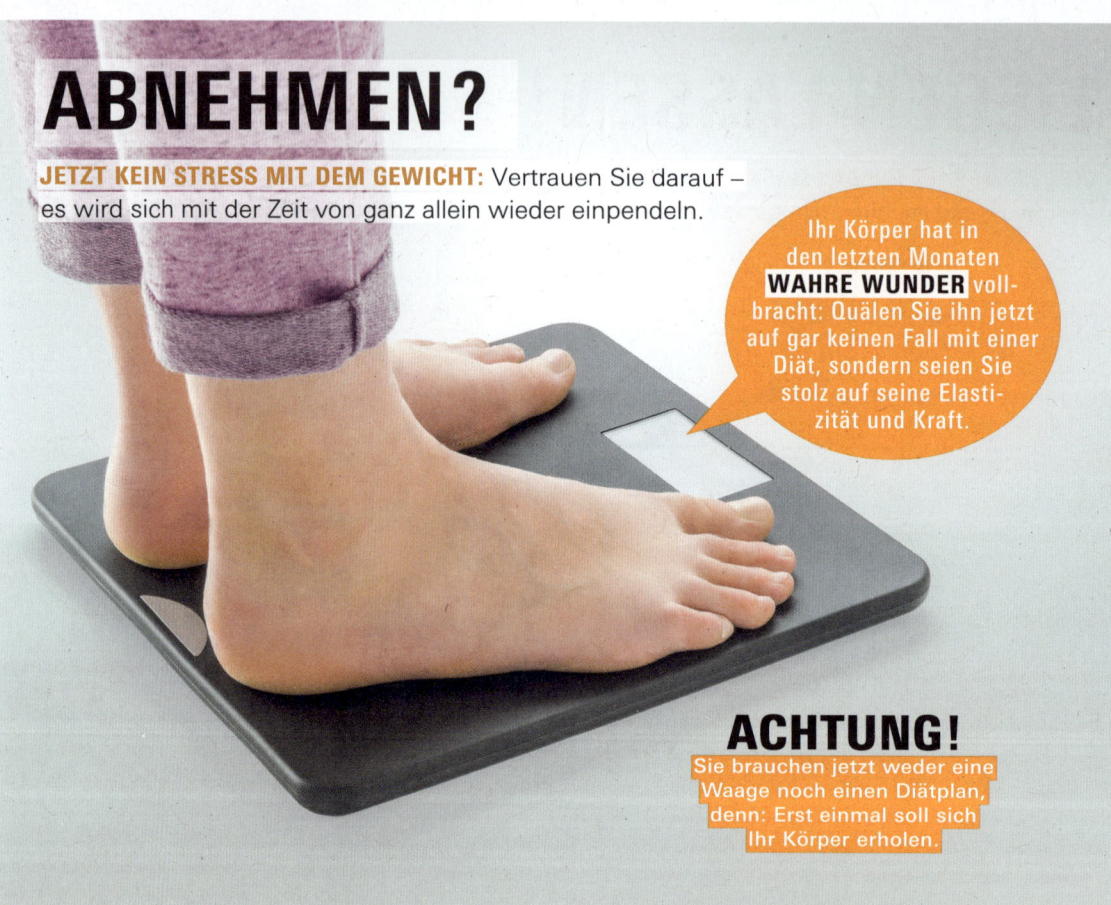

Ihr Körper hat in den letzten Monaten **WAHRE WUNDER** vollbracht: Quälen Sie ihn jetzt auf gar keinen Fall mit einer Diät, sondern seien Sie stolz auf seine Elastizität und Kraft.

ACHTUNG!

Sie brauchen jetzt weder eine Waage noch einen Diätplan, denn: Erst einmal soll sich Ihr Körper erholen.

SCHNELL WIEDER ZUR ALTEN FIGUR: Viele wünschen sich, am liebsten gleich nach der Schwangerschaft wieder in die Lieblingsjeans zu passen. Doch Schwangerschaft und Geburt haben Ihren Körper beansprucht. Lassen Sie sich Zeit, diese Veränderungen zu spüren. Begegnen Sie Ihrem Körper und seinen Bedürfnissen mit Großzügigkeit und Freundlichkeit statt Selbstkritik. Übrigens: Wenn Sie stillen, brauchen Sie jetzt tatsächlich größere Portionen, damit Sie und Ihr Kind mit allen wichtigen Nährstoffen versorgt werden.

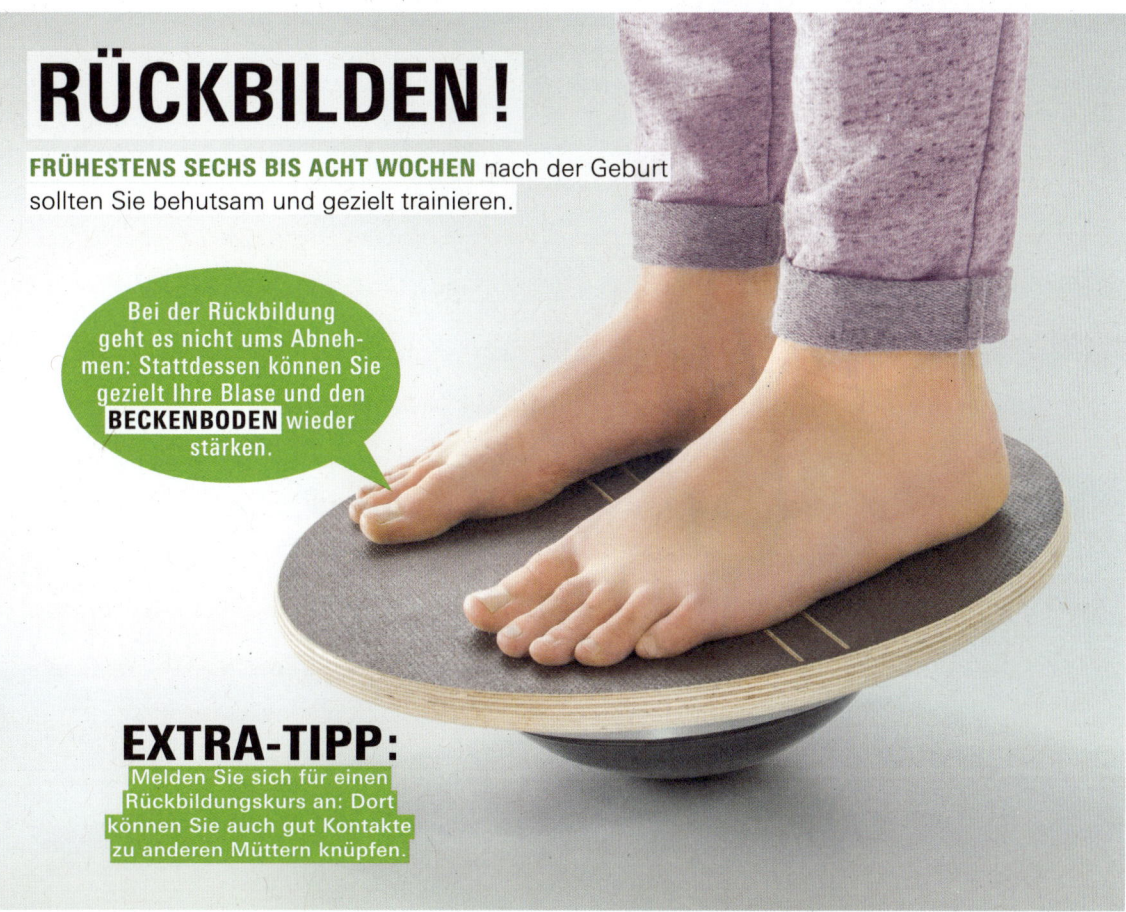

RÜCKBILDEN!

FRÜHESTENS SECHS BIS ACHT WOCHEN nach der Geburt sollten Sie behutsam und gezielt trainieren.

Bei der Rückbildung geht es nicht ums Abnehmen: Stattdessen können Sie gezielt Ihre Blase und den **BECKENBODEN** wieder stärken.

EXTRA-TIPP:

Melden Sie sich für einen Rückbildungskurs an: Dort können Sie auch gut Kontakte zu anderen Müttern knüpfen.

EINE LANGSAME STABILISIERUNG und Kräftigung – das braucht Ihr Körper jetzt. Eine alte Weisheit und viele Erfahrungen zeigen: Der weibliche Körper nimmt für die Schwangerschaft und Entwicklung des Babys neun (heute rechnet man zehn) Monate in Anspruch und mindestens genau so lange dauert auch die Rückbildung. Die „offiziellen" Rückbildungskurse, auch Rückbildungsgymnastik genannt, werden meist von Hebammen angeboten. Die Krankenkassen tragen in der Regel die Kosten für einen solchen Kurs.

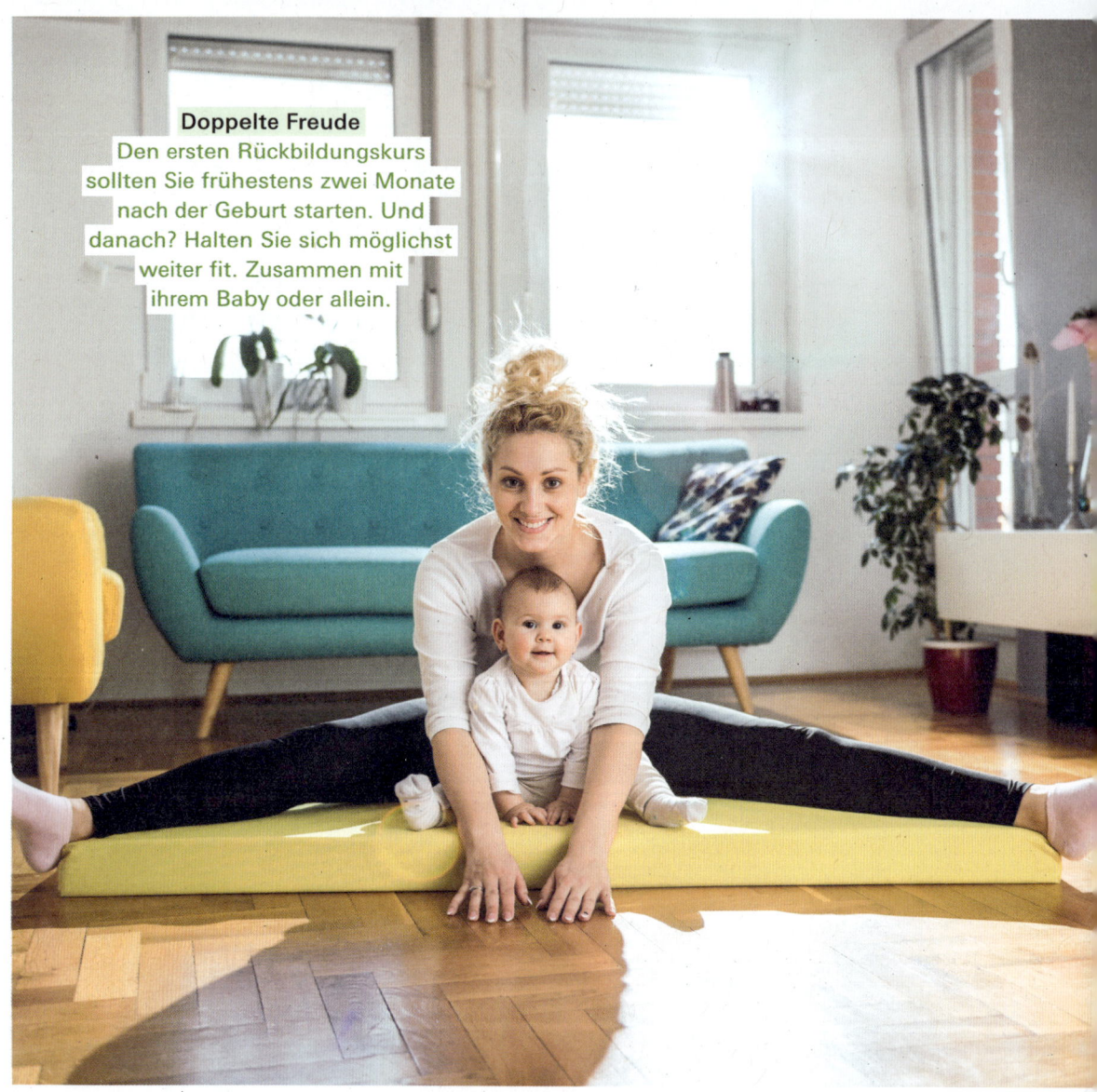

Doppelte Freude
Den ersten Rückbildungskurs
sollten Sie frühestens zwei Monate
nach der Geburt starten. Und
danach? Halten Sie sich möglichst
weiter fit. Zusammen mit
ihrem Baby oder allein.

JETZT: KÖRPER STÄRKEN!

Schon das Stillen allein unterstützt in den ersten Tagen und Wochen nach der Geburt verschiedene körperliche Rückbildungsprozesse und bestimmte Hormonausschüttungen, damit sich Ihr Körper wieder gut von der Schwangerschaft erholt. Und: Ihre Hebamme wird sicher auch den einen oder anderen Tipp haben, mit dem Sie Ihren Beckenboden jetzt ganz behutsam wieder stabilisieren und kräftigen können. Übrigens können Beckenbodentrainings auch die Orgasmusfähigkeit stärken.

Selbstwahrnehmung trainieren: Anfangs ist es gar nicht leicht, die Muskulatur des Beckenbodens zu spüren. Eine gezielte Anleitung kann Ihnen dabei helfen. Erst wenn Sie wissen, welche Muskeln wie angespannt werden sollen, können Sie auch gut allein gezielt weiter trainieren.

1 Wann? Empfehlenswert ist ein Start frühestens sechs bis acht Wochen nach einer vaginalen Geburt und acht bis zwölf Wochen nach einem Kaiserschnitt.

2 Wie lange? Ein Rückbildungskurs geht meist über insgesamt zehn Stunden. Die Kosten für den ersten Kurs übernimmt die Krankenkasse.

3 Wo? Ihren ersten Rückbildungskurs belegen Sie am besten bei einer Hebamme, denn sie ist dafür besonders gut ausgebildet. Kurse finden zum Beispiel in Geburtskliniken, Krankenhäusern, Yoga- oder Fitnessstudios statt.

4 Warum? Zum Beispiel, um den stark beanspruchten Beckenboden und die Blase zu stärken, einer Senkung der Gebärmutter vorzubeugen oder langsam Ihre Bauch- und Rückenmuskulatur zu kräftigen.

5 Mit oder ohne Baby? Gezielter und konzentrierter können Sie der Anleitung in der ersten Rückbildungsgymnastik folgen, wenn Sie ohne Ihr Kind teilnehmen. Manchmal klappt das aber vielleicht nicht.

6 Und danach? Bleiben Sie rückbildungsmäßig am Ball: Vielleicht mit einem Kurs oder Vereinsangebot für Mutter-Kind-Gymnastik? Oft werden auch kombinierte Yoga-Rückbildungskurse oder Pilateskurse für junge Mütter angeboten.

7 Und Sport? Etwa ab dem fünften Monat nach der Geburt können Sie – falls gewünscht – wieder mit einem Sport- oder Fitnesstraining für den ganzen Körper starten.

MENTAL LOAD: UNSICHTBARE ARBEIT FAIR VERTEILEN

Noch ist alles neu, ungewohnt und vieles tun Sie wahrscheinlich zum ersten Mal. Aber mit der Zeit werden Sie merken: Einen Familienalltag zu bewältigen und zu managen – das braucht mehr Energie und Kraft als ein Alltag zu zweit und ohne Kind. Behalten Sie deshalb am besten von Anfang an im Blick, welche sichtbaren und unsichtbaren Aufgaben in Ihrer neu gegründeten Familie anstehen, und achten Sie auf eine partnerschaftliche Lastenverteilung der verschiedenen Arbeiten.

Sichtbar: die Hausarbeit

Einen funktionierenden Haushalt führen, einkaufen, Mahlzeiten zubereiten, kochen, aufräumen, putzen, die Wäsche machen, das Kind oder die Kinder versorgen und pflegen, schlafen legen und trösten: Es sind viele sichtbare Aufgaben, die in puncto Haushalt und Kindererziehung partnerschaftlich geteilt werden wollen.

Verschiedene Studien zeigen, dass Frauen in Deutschland deutlich mehr Zeit mit unbezahlter Haus- und Sorgearbeit verbringen als Männer – auch dann, wenn beide einen Vollzeitjob haben.

Unsichtbar: die mentale Last

Zu all diesen sichtbaren To-dos kommen mit den Wochen, Monaten und Jahren noch eine Menge auf den ersten Blick nicht sichtbarer Aufgaben dazu, die ebenfalls erledigt und bewältigt werden wollen. Für diese Art der unsichtbaren Familien- und Sorgearbeit gibt es einen neuen Begriff: „Mental Load" oder auch „mentale Belastung". Gemeint sind damit die vielen kleinen (und manchmal auch größeren) täglichen Gedanken und Handlungen, die dafür sorgen, dass eine Familie gut funktioniert.

Extra-Tipp: Mehr Informationen zu Gerechtigkeit und Gleichstellung in Gesellschaft, Familie und Beruf finden Sie unter www.equalpayday.de.

Wer kümmert sich um ... ?

Wer kümmert sich um die anstehenden Vorsorgeuntersuchungen und Arzttermine für das Kleine? Wer beantwortet Glückwünsche, Anrufe, familiäre Anfragen und organisiert Besuche? Wer packt die Wickeltasche für den nächsten Tag oder das geplante Wochenende mit Freunden? Wer denkt an neue Kinderkleidung für den Sommer oder Winter? Sortiert Sachen aus, die nicht mehr passen? Wer hat die Geburtstage im Freundes- und Familienkreis im Blick? Organisiert einen Babysitter? Die Liste lässt sich noch um viele weitere Aufgaben ergänzen.

Neben der für beide Eltern klassischen Familienherausforderung – der Vereinbarkeit von Beruf, Haushalt und Kindererziehung – tut sich hier noch ein weiteres Feld auf, für das sich oft Frauen verantwortlicher fühlen als Ihre Partner. Aber das muss ja nicht so sein und auch nicht so bleiben. Eine erste gute Grundlage für eine faire Verteilung der Verantwortung und Aufgaben kann sein, die mentale Belastung dahinter überhaupt zu erkennen und die unsichtbaren To-dos sichtbar zu machen.

TIPP: Eine Tabelle für Mental Load

Alle sichtbaren und unsichtbaren To-dos zu überblicken, Erwerbsarbeit und Fürsorgearbeit gleichermaßen zu berücksichtigen und wertzuschätzen, dabei können eine Tabelle und ein Mental-Load-Selbsttest helfen.

Sie können den Test unter equalcare day.de/mentalload-test.pdf herunterladen. Der Test und die dazu gehörige Tabelle geben einen guten Überblick, welche Aufgaben täglich, wöchentlich, monatlich und jährlich in einer Familie anfallen und wie man die damit verbundenen Fürsorgearbeiten gewichten kann.

Extra-Tipp: Die Initiative Equal Care Day setzt sich für neue Wege in eine fürsorgliche Demokratie ein.

Wie wäre ein Familienkalender?

Auch ein gemeinsamer Kalender, in den alle Termine und Projekte eingetragen werden, kann Eltern bei der Organisation und Planung helfen. Denn: Mit einem Eintrag in den für alle sichtbaren Kalender sind Termine präsent.

Vielleicht ist es nach einem Arbeitstag manchmal mühsam, sich am Abend noch über Organisatorisches auszutauschen? Einerseits verständlich. Andererseits haben ja beide Eltern einen Arbeitstag hinter sich – ob in der Erwerbs- oder Fürsorgearbeit. Für die Planung ist es oft wichtig, schon die nächste Woche im Kopf zu haben. Deshalb braucht es die partnerschaftliche Einsicht, dass organisatorische Fragen gemeinsam besprochen werden sollten. Vielleicht ist es sogar sinnvoll, jeden Tag zehn Minuten dafür fest einzuplanen.

Das geht doch alles nebenbei ... ?!

Vielleicht denken Sie jetzt: „Ach, kein Ding. Orga mache ich immer gern, das geht bei mir nebenbei." Kann sein, aber bedenken Sie auch: In den ersten Lebensjahren bis zur Einschulung sind mehrere Infekte pro Jahr gerade bei kleinen Kindern vollkommen normal. Im Durchschnitt sind es sieben bis acht, manchmal bis zu 12 Infekte im Jahr, die gemeinsam überstanden werden wollen. Gerade mit einem kranken Kind ist es gut, wenn alle anderen Belastungen partnerschaftlich geteilt werden.

BABADADAH?

DER GANZ NORMALE ALLTAG MIT BABY: Rund um die Uhr stillen, wickeln, kuscheln, tragen, lachen, baden, wiegen, trösten – und wo bleiben Sie?

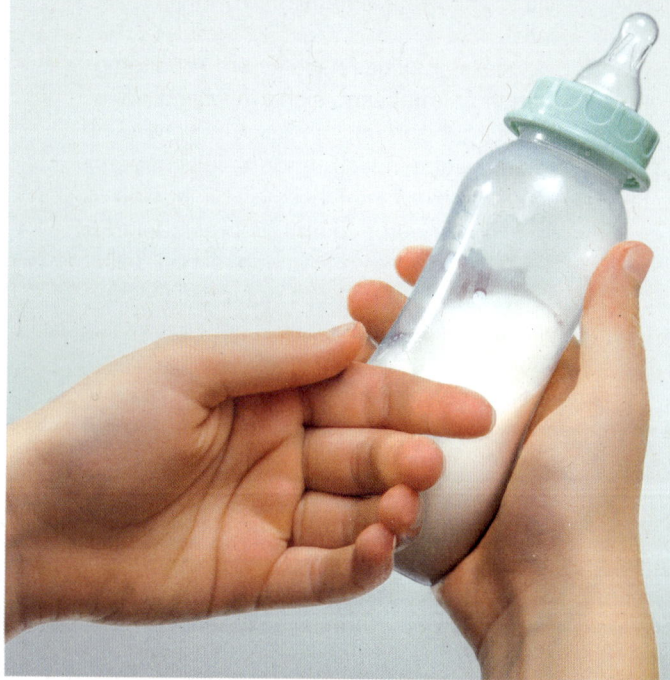

Ab und zu braucht es jemanden, mit dem Sie auf **AUGENHÖHE** kommunizieren können. Knüpfen Sie Kontakte zu anderen Eltern am besten schon vor der Geburt: im Geburtsvorbereitungs- oder Säuglings- pflegekurs.

IN DEN ERSTEN WOCHEN nach der Geburt ist es schön und wichtig, viel Zeit und Ruhe miteinander zu haben. Aber Sie müssen nicht alles zu dritt machen und sich nur noch und ausschließlich für Ihr Baby interessieren. Das kann nämlich auch anstrengend sein. Über kurz oder lang merken Sie vielleicht selbst, dass auch Sie als erwachsener Mensch Bedürfnisse haben, die gern gestillt werden wollen. Zeit, um mal in Ruhe zu baden, ungestört mit einer Freundin zu telefonieren oder sich auf einen Tee oder Kaffee zu treffen. Was sind Ihre Herzenswünsche?

HALLO BARBARA!

PLANEN SIE PAUSEN VOM ELTERNALLTAG EIN: Denn es tut gut, auch mal über etwas anderes zu sprechen als über Windeln & Co.

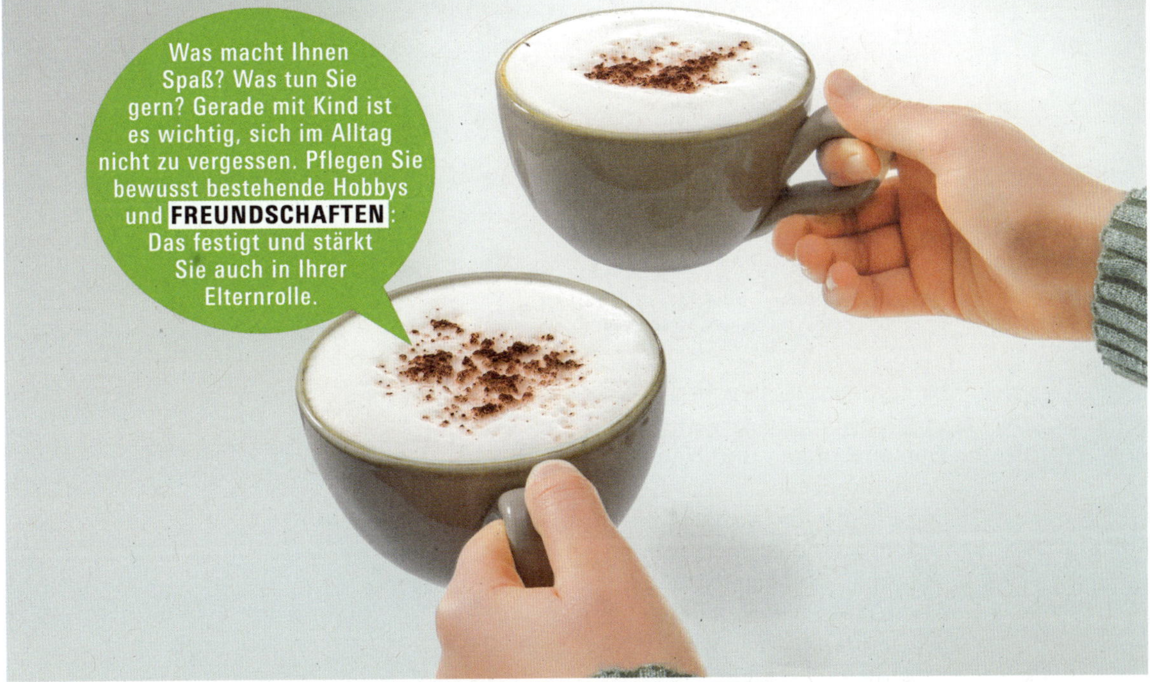

Was macht Ihnen Spaß? Was tun Sie gern? Gerade mit Kind ist es wichtig, sich im Alltag nicht zu vergessen. Pflegen Sie bewusst bestehende Hobbys und **FREUNDSCHAFTEN**: Das festigt und stärkt Sie auch in Ihrer Elternrolle.

DENKEN SIE AUCH AN IHRE BEDÜRFNISSE.

Na klar, mit einem neugeborenen Baby stehen die kindlichen Bedürfnisse an allererster Stelle. Aber niemandem ist geholfen, wenn Sie sich dabei selbst völlig vergessen. Wechseln Sie sich also mit der Kinderbetreuung ab, schenken Sie sich gegenseitig die Möglichkeit, mal wieder das Alleinsein oder die Begegnung mit Freunden zu genießen und Kraft zu tanken. Am Anfang erleben Sie die „kinderfreie Zeit" vielleicht auch als etwas schmerzlich. Aber keine Sorge: Das schaffen Sie bestimmt.

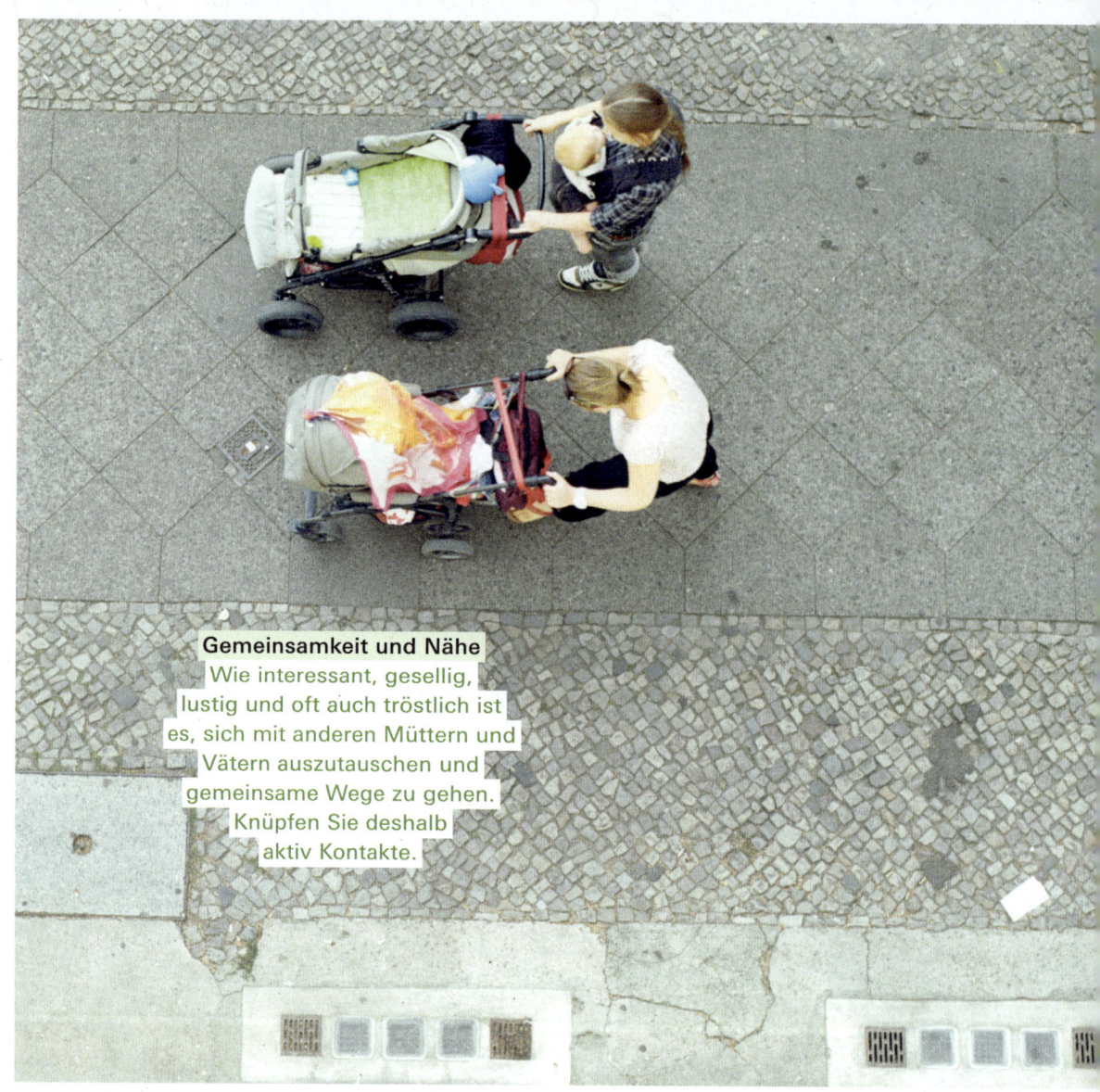

Gemeinsamkeit und Nähe
Wie interessant, gesellig, lustig und oft auch tröstlich ist es, sich mit anderen Müttern und Vätern auszutauschen und gemeinsame Wege zu gehen. Knüpfen Sie deshalb aktiv Kontakte.

NETZWERKEN GEGEN ALLTAGS-FRUST

Reisen Sie in Gedanken mal ein oder zwei Jahre in die Zukunft: Wer holt Ihr Kind aus der Kita ab, wenn Sie beide länger arbeiten müssen? Wer kümmert sich, wenn es krank ist und Sie beide wichtige Termine nicht absagen können? Dann ist es gut, auf ein Netzwerk zurückgreifen zu können: Andere Eltern, die Ihr Kind erst mal mitnehmen, Großeltern oder gute Nachbarn, die einspringen. Am besten, Sie bauen sich so ein Netzwerk gezielt auf.

Augen und Ohren offen halten: Suchen Sie im Alltag den Kontakt zu anderen Eltern in der Nachbarschaft. Mit Kinderwagen oder Baby im Tragetuch sind sie gut erkennbar. Oder Sie pflegen Begegnungen aus dem Geburtsvorbereitungs- oder Babymassagekursen.

Je kontaktfreudiger Sie sind, desto größer ist die Chance, Menschen zu finden, die mit Ihnen auf einer Wellenlänge sind und mit denen Sie ein eigenes kleines und auf Gegenseitigkeit beruhendes Netzwerk aufbauen können.

1 Probieren Sie Neues aus: Widerstehen Sie gerade bei Frust oder Sorgen der inneren Tendenz, Ihren Alltag nur mit bisher bereits bewährten Methoden und Handlungsmustern zu managen. Ihr Leben verändert sich gerade, verändern Sie sich mit.

2 Seien Sie mutig: Sprechen Sie andere Eltern an. Schließen Sie sich zusammen, um Ideen und Erfahrungen miteinander auszutauschen. Haben Sie den Mut, möglicherweise auch neue Wege zu gehen, die bisher in Ihrem Alltagsrepertoire noch nicht vorkommen.

3 Suchen Sie Unterstützung: Zum Beispiel von Freunden, Großeltern, Geschwistern, Bekannten oder Verwandten. So lernt Ihr Baby von Anfang an weitere Bezugspersonen kennen, zu denen es später auch im Notfall gern geht.

4 Respektieren Sie Grenzen: Auch das beste Netzwerk kann nicht immer helfen. Wird der Alltagsfrust zu belastend, holen Sie sich Rat in einer Erziehungs- oder Familienberatungsstelle. Die Beratung ist meist kostenlos.

5 Pflegen Sie Rituale: Vielleicht bauen Sie in Ihrem Netzwerk eigene kleine Rituale auf: feste Termine oder nette Gewohnheiten, die Sie gemeinsam schätzen und pflegen. Zum Beispiel ein Eltern-Kind-Brunch jeden ersten Sonntag im Monat.

SERVICE

RAT UND HILFE PER MAUSKLICK

GESUNDHEIT

Gesundheitsinformationen

Erkennen Sie seriöse Informationen – mit dem Institut für Qualität und Wirtschaftlichkeit im Gesundheitswesen (IQWiG).
www.gesundheitsinformation.de/wie-finde-ich-gute-gesundheits informationen-im.3234.de.html

Erste Adresse für alle Fragen

Die beste Adresse für Fragen rund um Schwangerschaft, Geburt und Beratung ist das wissenschaftlich fundierte Internetportal der Bundeszentrale für gesundheitliche Aufklärung (BZgA). Hier gibt es verständlich geschriebene Artikel zu wichtigen aktuellen Themen.
www.familienplanung.de

Allergieinformationsdienst

Der Allergieinformationsdienst bietet aktuelle, wissenschaftlich geprüfte Information gut verständlich aufbereitet. Im Bereich „Vorbeugung und Schutz" gibt es Infos zu „Schwangerschaft & Allergie" sowie „Kinder & Allergie".
www.allergieinformationsdienst.de

Pränataldiagnostik

Die Bundeszentrale für gesundheitliche Aufklärung (BZgA) bietet einen kostenlosen Flyer zum Download an: „Pränataldiagnostik – Beratung, Methoden und Hilfen. Ein Überblick" (im Bereich Familienplanung/Infomaterialien). Auf der Webseite unten werden einzelne Methoden vorgestellt:
www.familienplanung.de/pnd

Sport und Bewegung

Im Info- und Serviceportal der Sporthochschule Köln zum Thema Sport und Schwangerschaft finden Sie auch ein Online-Coaching-Team, das kostenlos weiterhilft.
www.dshs-koeln.de/sport-und-schwangerschaft/
www.dshs-koeln.de/sport-und-schwangerschaft/coaching/coaching-team/

Medikamente

Das Beratungszentrum für Embryonaltoxikologie der Charité-Universitätsmedizin bietet unabhängige Informationen zur Verträglichkeit von mehr als 400 Arzneimitteln in Schwangerschaft und Stillzeit basierend auf aktuellen wissenschaftlichen Daten. Außerdem können Sie sich über Erkrankungen wie Asthma, Diabetes, Migräne oder Depressionen und deren Behandlung in der Schwangerschaft informieren.
www.embryotox.de

Gesundheitsrisiken

Ernährung, Umweltgefahren, Alltagsprodukte: Sie wollen Risiken während der Schwangerschaft und Kleinkindzeit kennen und richtig einschätzen? Dann empfehlen wir Ihnen den Ratgeber „Ist das schädlich für mein Kind?" – beruhend auf neuesten wissenschaftlichen Untersuchungen – von Silvia Höfer (Hebamme) und Dr. Thomas Höfer (Toxikologe). Kösel Verlag, 304 Seiten.

ERNÄHRUNG

Deutsche Gesellschaft für Ernährung (DGE)

Die Deutsche Gesellschaft für Ernährung e. V. untersucht alle bezüglich unserer Ernährung auftretenden Fragen und gibt anhand wissenschaftlicher Bewertung Empfehlungen ab. Die DGE verfolgt ausschließlich gemeinnützige Zwecke.
www.dge.de

Bundeszentrum für Ernährung

Das Bundeszentrum für Ernährung (BZfE) ist das Kommunikationszentrum für Ernährungsfragen und gehört zum Bundesministerium für Ernährung und Landwirtschaft (BMEL). Über den dazugehörigen Medienservice und das Suchwort „Schwangerschaft" können Sie kostenlos verschiedene Flyer downloaden oder bestellen.
www.bzfe.de
www.ble-medienservice.de

GEBURT

Doulas

Der Verein Doulas in Deutschland e. V. fördert die Begleitung von Schwangeren, Gebärenden und Wöchnerinnen durch geburtserfahrene Frauen mit einer Ausbildung zur Doula. Die Webseite bietet eine Suchfunktion.
www.doulas-in-deutschland.de

Vertrauen und Geburtswissen

Vertrauen aufbauen in die eigenen Fähigkeiten, persönliche Wünsche und Vorstellungen in Bezug auf die Geburt entwickeln: Dabei hilft das liebevoll und empathisch geschriebene Buch „Geburt – Was eine Hebamme ihrer Tochter mitgeben würde" von Siliva Höfer, Kösel Verlag, 160 Seiten.

Kaisergeburt

Die Klinik für Geburtsmedizin der Charité Berlin hat interessante Informationen und Stellungnahmen zur Kaisergeburt zusammengestellt – angeregt durch positive Erfahrungen aus Australien. Auch einen kurzen Filmausschnitt kann man sich dort anschauen.
https://geburtsmedizin.charite.de/leistungen/kaisergeburt/

Traumatische Erfahrungen

Erschreckender Umgangston, vielleicht sogar erlebte Gewalt: Manche Mütter und Väter machen bei der Geburt ihres Kindes traumatische Erfahrungen. Bei der Bewältigung können die Bücher der Psy-chologin und Traumatherapeutin Tanja Sahib helfen – zum Beispiel „Es ist vorbei – ich weiß es nur noch nicht". Gut zu wissen: Manche Geburtskliniken bieten „nachgeburtliche" Gespräche an, um Erlebtes auszusprechen und besser verarbeiten zu können.
www.tanja-sahib.de

Stille Geburt und Abschied

Ein Kind zu verlieren gehört zum Traurigsten, was Eltern widerfahren kann. Die beiden folgenden Artikel im Portal Familienplanung.de der Bundeszentrale für gesundheitliche Aufklärung (BZgA) sind einfühlsam geschrieben und unterstützen mit hilfreichen Links.
www.familienplanung.de/schwangerschaft/fehlgeburt-totgeburt/ein-kind-frueh-verlieren/
www.familienplanung.de/schwangerschaft/fehlgeburt-totgeburt/stille-geburt/

FRAGEN UND SORGEN

Schwangerenberatungsstellen

Hier können Sie sich zu allen Fragen, Problemen und Sorgen rund um Schwangerschaft und Familienplanung kostenfrei und auf Wunsch anonym beraten lassen. Infos zu den verschiedenen Beratungsarten und -möglichkeiten finden Sie unter:
www.familienplanung.de/beratung/

Beratungsstellen in Ihrer Nähe

Um eine Beratungsstelle in Ihrer Nähe zu finden, können Sie hier suchen:
www.familienplanung.de/beratung/beratungsstelle-finden/
www.dajeb.de/beratungsfuehrer-online/beratung-in-ihrer-naehe/

FINANZEN

Unterstützung für Familien

Das umfangreiche Familienportal liefert Informationen zu allen staatlichen Familienleistungen (mit vielen praktischen Beispielen und kurzen Erklärfilmen zum Elterngeld). Es gehört zum Bundesministerium für Familie, Senioren, Frauen und Jugend (BMFSFJ). Auch einen Rechner sowie alle Anträge finden Sie hier.
www.familienportal.de

Bundesamt Soziale Sicherung

Die Mutterschaftsgeldstelle im Bundesamt für Soziale Sicherung bearbeitet Ihre Anträge dafür.
www.bundesamtsozialesicherung.de/de/

Bundesstiftung Mutter und Kind

Die Bundesstiftung Mutter und Kind hilft schwangeren Frauen in Notlagen und bietet unbürokratisch finanzielle Unterstützung an.
www.bundesstiftung-mutter-und-kind.de

STICHWORTVERZEICHNIS

A

Abführmittel, pflanzliche 133
Abnabeln 170
Acetylsalicylsäure (ASS) 76
Achtsamkeitsübungen 97
Adrenalin 96, 133
Akupressur 21
Alkohol 22, 167
Allergien 33
Ammely 51
Anmeldefristen 141
Antidepressiva 181
Antikörper 47
Anträge 140, 141
Apgar-Test 171
Aquafitness 95
Arbeitgeber 9, 105, 106, 141
Arbeitslosengeld 100, 101
Arbeitsmodelle, flexible 107
Arzneimittel, pflanzliche 80
Arzt 14
Ascorbinsäure 29
Aspirin 76
Asthma, allergisches 33
Atmen 64, 65, 164
Aufstehen 19, 60, 129
Autofahrt 70, 118
Autogenes Training 97

B

Baby schreit 191
Babybauchshooting 44
Babyblues 180, 188
Babymoon 69
Babypflege 175, 197
Babyschale 118, 204
Babywippe 204

Baden 164
– Baby 181, 196, 197
Bahnreisen 70
Ballaststoffe 86
Basiselterngeld 138, 139
Bauchhaut 180
Bauchmuskeln 95
Bauchumfang 91
Beckenbodenmuskulatur 188
– trainieren 207, 209
Bedürfnisse, eigene 212, 213
Beine 23, 62, 63, 104
Beratung 100
Berufstätigkeit 9
Beschäftigungsverbot 21
Beschwerden mindern 132
Besuche nach der Geburt 192, 193
Bett 60, 127
– Baby 104, 115
Bewegung 46, 63, 64, 104, 129
– bei Babys 204, 205
Binden 191
Biotin 29
Bisacodyl 133
Blähungen 130
Blasenschließmuskel stärken 188, 207, 209
Blasensprung, vorzeitiger 166
Blumen 61
Blutuntersuchungen 171
Blutzucker testen 46
Bonding 170
Brüste 13, 175, 180, 184
Bürokratie 43, 141
Buscopan 164

C, D

Cobalamin 29
Cytotec 168
Dammschnitt 174
Dehnung 66
Dehnungsstreifen 189
Depression, postpartale 181
Diabetes 167
Dimenhydrinat 21
Dimeticon 130
Diphenhydramin 21
Docosahexaensäure (DHA) 87
Dokumente 122
Doula 155
Düfte 61
Durchfall 79

E

Eier 35
Einfrieren 105
Einkommen, geringes 101
Einleitungsversuch 167
Einteiler 110
Eisen 26, 27, 32, 33, 87
Eiweiß 33
Elterngeld 43, 138, 139, 141
Elternzeit 138, 139, 141
– beantragen 43
– planen 105, 106, 107
Endphase 169
Energy-Drinks 25
Entlastung 21
Entlastungsfreibetrag 140
Entscheidungen treffen 42, 150
Entspannung 59, 97, 183
Erbrechen 18, 20
Erkrankungen 56, 78, 181

Eröffnungsphase 157, 169
Erstausstattung 104, 110
Erziehungs- oder Familienberatungsstelle 215
Essen 30, 31, 34, 35, 82, 83
   – bei Heißhunger 130
   – nach der Geburt 186, 187

F
Familienkalender 211
Familienzimmer 161
Faszienrolle 92
Fentanyl 164
Fettgewebe, Ausbildung 13
Fettquellen 85
Fettschicht des Babys 47
Feuchttücher 200
Fieber 79
Finanzamt 141
Fisch 35
Fitness 64, 95
Fläschchen 184, 185
Fleisch 34, 35, 85
Flugzeug 71
Folsäure 26, 27, 29, 87
Freistellungszeiten 106
Fruchtblase 45, 145, 166
Fruchtwasser 45
Früherkennung 1717
Frühgeburt 167
Füße entspannen 63, 92

G
Gebärmutter 13, 91, 174, 180, 188
Geburt 149, 150, 167
   – , nach der 170, 172, 179, 188
Geburtsanzeige 43, 141
Geburtsbegleitung 146, 147, 155
Geburtshaus 149
Geburtsklinik 148, 151
Geburtsort 43

Geburtsphasen 169
Geburtsplan 161
Geburtspositionen 151
Geburtstermin, errechneter 15,
   16, 17, 43, 166
Geburtsverletzungen 134
Gefühle 8, 180
Gehirn 45, 47, 98
Geldsorgen 100
Gemüse 30, 35, 86
Gerbsäuren 33
Geruchssensibilität 20
Geschenke für das Baby 194, 195
Geschlecht 42, 48, 89
Geschmackseindrücke 85
Gestose 166, 167
Getränke 24
Getreide 35
Gewicht verlieren nach
   Geburt 206
Gewichtszunahme 82
Grundausstattung Baby 196
Gynäkologe 14

H
Haare 91, 188
Hämoglobin-Wert (Hb) 171
Hämorrhoiden 132
Handbidet 135
Hausgeburt 149
Haushalt 21, 174, 210
Hausmittel bei Krankheiten 78
Haut 13, 91, 189
Hautkontakt 170, 176, 177
Hautpflege 73, 93
   – für Babys 200
Hebamme 14, 15, 49, 51, 125,
   149, 174, 179, 190
Heben 129
Heißhunger 130
Herz 15, 45, 91

Heuschnupfen 33
Hilfe 100
Hormone 12, 13, 188
Humanes Choriongonadotropin
   (HCG) 13, 18, 44
Husten 78
Hypnobirthing 164

I
Ibuprofen 77, 131
Impfen 81
Individuelle Gesundheits-
   leistungen (IGeL) 15, 57
Infoabende 150, 160
Informationen 15, 124
Informieren, andere 9
Insulin 130
Intimzone 135

J, K
Jod 26, 27, 33, 87
Kaffee 25, 33
Kaiserschnitt 162, 163, 174, 188
Kalorienbedarf 82
Kalzium 26, 33, 87
Katze 52, 53
Kinderbetreuung 107, 14
Kindergeld 43, 140, 141
Kinderwagen 118, 119
Kinderzuschlag 140
Kleidung 38, 39, 40, 41
   – Baby 104, 108, 109, 111, 112
Klinik 105, 156, 160, 161
Klinikkoffer 43, 105, 120, 121,
   122, 152
Kochen 186
Kohlenhydrate 85
Kontakte knüpfen 37, 214, 215
Kopfschmerzen 79
Körper 33, 92
   – nach der Geburt 188

Körperkontakt 170, 176, 177, 179
Kortisol 96
Krampflösende Mittel 164
Krankenkasse 9, 43, 57, 105, 141
Kreislauf 91, 131
Kreißsaal besichtigen 150
Kündigungsschutz 9
Kuscheltiere 115, 194

L
Lachgas 165
Lichtschutzfaktor 71
Lidokain 132
Liegeposition 127
Linea Nigra 13
Lust 73
– nach der Geburt 189

M
Magnesium 26, 87
Massage 73, 93, 164, 189
Matratze 115
Medikamente 80
– bei Geburt 164
– bei Krankheit 78
– gegen Übelkeit 21
– , wehenhemmende 166
Meerestiere 35
Mehrlinge 167
Melanozyten-stimulierendes
  Hormon (MSH) 13, 71
Mental Load 210, 211
Meptazinol 164
Milchbildung 13, 91, 175, 176
Milchfluss anregen 184
Milchprodukte 33, 34, 35, 85
Milchstau 190
Mineralstoffe 26, 28, 86
Misoprostol 167, 168
Mittagsschlaf 61
Monatsübersicht 44

Müdigkeit 23, 62
Musik 60, 98, 152
Mutterkuchen 169
Muttermilch 175, 184, 185
Muttermund 145, 157, 169
Mutterpass 9, 14, 42
Mutterschaftsgeld 101, 138
Mutterschutz 9, 43, 45, 47,
  105, 106, 138

N
Nabelschnur 170, 179
Nachgeburtsphase 169
Nachhaltigkeit 3, 41, 109
Nachwehen 169
Nährstoffe 82, 83
Nahrungsergänzungsmittel 27
Namen 48
Nasenbluten 131
Natriumpicosulfat 133
Nein sagen 37, 60, 97
Neonatologie 151, 160
Nervensystem 45, 47
Neurodermitis 33
Niacin 29
Nikotinkonsum 167
Notkaiserschnitt 148, 149, 162

O
Obst 25, 35, 86
Ödem (siehe Wassereinlagerung)
Omega-3-Fettsäuren 33
Opiathaltige Mittel 164
Organe 45, 47
Östrogene 13
Oxytocin 91, 164, 167, 168

P
Paarbeziehung 11, 75, 107
Panthothensäure 29
Paracetamol 77, 79, 131

Partnerschaftsbonus 138, 139
Pausen 58, 59, 70, 104, 105, 213
Periduralanästhesie (PDA) 148,
  165
Perinatalzentrum 151
Pethidin 164
Pflanzenöl 85, 201
Pilates 95
Plazenta 13, 169, 188
Po, wunder 197, 200
Position verändern 159
Pränataldiagnostik 15, 56
Pre-Nahrung 184 f.
Progesteron 13, 18, 91
Progressive Muskel-
  entspannung 97
Prolaktin 12, 91
Prostaglandine 167, 168
Pyridoxin 29

R
Radfahren 95
Ranitidin 132
Reisen 69, 70, 71
Reizhusten 78
Riboflavin 29
Risiken 57
Risikoschwangere 57, 148, 149
Rohkost 20, 25, 30
Rooming-in 148
Rückbildung 188, 207, 208, 209
Rücken 64, 65
Rückenlage 115, 127
Rückenschmerzen 104, 131
Ruhe 99, 193

S
Säuglingspflegekurs 175
Säuglingsstation 148
Säuglingstod, plötzlicher 115
Schadstoffe in Kleidung 108

Schamlippen, Verdunkelung 13
Schlafen 104, 115, 127, 179
 – Baby 114, 115, 176
Schluckreflex 45
Schmerzbehandlung 148
Schmerzempfinden 164
Schmerzen bei Geburt 145, 164
Schmerzmittel 76, 77
Schmerzstiller, natürliche 164
Schuhe 41, 131
Schwangerschafts-
 beschwerden 104
Schwangerschaftsdiabetes 46,
 104
Schwangerschaftsübelkeit, schwe-
 re (Hyperemesis gravidarum) 21
Seitenschläferkissen 127, 184
Sekundäre Pflanzenstoffe 86
Selen 33
Sex 73
 – nach der Geburt 189
Simeticon 130
Sitzen 64, 65
Smoothie 25, 35
Sodbrennen 104, 132
Sonnenlicht 28, 71
Sorgerecht, gemeinsames 43, 141
Sozialhilfe 101
Spazierengehen 61, 127
Spielzeug 194, 197
Spinalanästhesie 165
Sport 64, 94, 95
 – nach der Geburt 209
Spurenelemente 26, 28
Steiß- oder Querlage 148, 162
Steuererklärung 140
Still-BH 40, 184
Stillen 170, 175, 179, 184, 190
Stillkissen 127, 184
Stoffwechsel 91
Stress 96, 97

Stützstrümpfe 71
Sufentanil 164
Sushi 35
Süßigkeiten 85

T
Tee 23, 33, 130, 153
Thiamin 29
Toilettenpapier 134
Toxoplasmose 52, 53
Tragen 129
Tragetuch 118, 119
Trinken 23, 24, 64, 65, 93

U
U1 / U2 171
Übelkeit 18, 19, 42
Überwärmung 115
Übungswehen 144
Ultraschall 9, 15, 46, 47, 89
 – , 3D- / 4D- 57, 88
 – , dritter 104
 – , erster 15, 42, 45
 – , zweiter 46, 56
Umstandshosen 39, 40
Unterstützung 100, 215
Untersuchungen, vor-
 geburtliche 56
Unterwegs 70, 118
Unverheiratet 43
Urlaubsansprüche klären 42
Urtikaria (Nesselsucht) 33

V
Vaginainfektion, bakterielle 167
Vater 12, 17, 105, 139, 146
Vaterschaft anerkennen 43, 141
Vegan 32, 33, 87
Vegetarisch 32
Verdauung 23, 133
 – nach der Geburt 188, 191

Verhütung nach der Geburt 189
Vitamine 26, 28, 29, 32, 33, 61,
 86, 87
Vorräte 105, 136, 137
Vorsorge 9, 14, 15, 43, 105

W
Wärme 164, 184
Wärmflasche 79, 115, 153, 164,
 184
Wassereinlagerung 95, 133
Wassergeburt 151
Wehen 145, 155, 156, 159, 163,
 164, 166, 168, 169
Wellcome 174
Wellness 92
Wickelkleidung 110, 111, 112, 113
Wickeln 104, 117, 179, 202
Wiedereinstieg im Job 107
Windeln 137, 195, 198, 199
 – wechseln (siehe Wickeln)
Wochenbett 43, 183, 190
Wochenbettdepression 181
Wochenfluss 188, 191
Wohngeld 101
Wohnung 68
Wundheilung 174, 188
 – nach Kaiserschnitt 188
Wurst 34, 85

X – Z
Xylometazolin 78
Yoga 66, 97
Zähne 133
Zahnfleischbluten 133
Zink 33, 87
Zucker 85
Zuckerbelastungstest 104
Zuhause, nach der Geburt 189
Zusatzleistungen, ärztliche 57
Zwillinge 167

© 2021 Stiftung Warentest, Berlin

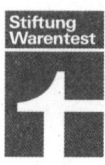

Stiftung Warentest
Lützowplatz 11–13
10785 Berlin
Telefon 0 30/26 31–0
Fax 0 30/26 31–25 25
www.test.de
email@stiftung-warentest.de

USt-IdNr.: DE136725570

Vorstand: Hubertus Primus
Weitere Mitglieder der Geschäftsleitung:
Dr. Holger Brackemann, Julia Bönisch, Daniel Gläser

Programmleitung: Niclas Dewitz

Autorin: Kirsten Khaschei, Hamburg
Projektleitung: Lisa Frischemeier, Johannes Tretau
Lektorat: Lisa Frischemeier

Mitarbeit: Merit Niemeitz
Korrektorat: Kathrin Nick, Köln
Fachliche Unterstützung: Silvia Höfer, Berlin
Art-Direktion, Layout, Satz: Büro Brendel, Berlin
Titel: Florian Brendel, Berlin; Christian Königsmann
Fotografie: Knut Koops, Berlin
Bildnachweis: Adobe Stock 72, 74, 114, 154;
Florian Brendel (Titel) 2, 3; mauritius images 125, 182, 183;
plainpicture 12, 36, 84, 124, 128, 158, 178, 214;
shutterstock 20, 21, 29, 44 – 47, 50, 60, 61, 65, 67, 70, 71, 78, 79, 86, 88, 89, 94, 116, 126, 130 – 133, 137, 153, 164, 165, 176, 177, 184, 185, 190, 191, 194, 195, 208
Produktion: Vera Göring
Verlagsherstellung: Rita Brosius (Ltg.), Romy Alig, Susanne Beeh
Litho: tiff.any, Berlin
Druck: Westermann Druck Zwickau GmbH

ISBN: 978-3-7471-0320-3

Wir haben für dieses Buch 100 % Recyclingpapier und mineralölfreie Druckfarben verwendet. Stiftung Warentest druckt ausschließlich in Deutschland, weil hier hohe Umweltstandards gelten und kurze Transportwege für geringe CO_2-Emissionen sorgen. Auch die Weiterverarbeitung erfolgt ausschließlich in Deutschland.